간염 치료 이렇게 쉬웠어?

PYD
면역 이야기

간염 치료 이렇게 쉬웠어?

PYD
면역 이야기

창해

인간은 요람에서 무덤까지 평생 크고 작은 많은 일을 겪으며 살아갑니다. 인간이 겪는 크고 작은 많은 일 중에서 가장 중요한 게 바로 건강일 것입니다. 요람에서 태어나 10대, 20대를 거치며 인체의 면역력이 점점 튼튼해지고 양기가 최고조로 올라갑니다. 30대는 음양의 조화를 이루면서 최고의 건강 밸런스를 유지합니다. 하지만 40대에 들어서면서 양기가 떨어지고 서서히 음양의 밸런스도 무너지기 시작합니다.

이렇게 세월의 흐름에 따라 양기는 계속 떨어지고 인체의 면역력도 떨어집니다. 인체의 면역력이 떨어지면 각종 질환에 노출되기 시작합니다. 이런 흐름이 더욱 진행되어 양의 기운이 다하면 우주님의 품으로 돌아가는 것이 인간의 일생이라 볼 수 있습니다.

인체는 60조에서 100조의 세포로 구성되어 있고, 세포 하나하나가 건강한 기능을 유지함으로써 인간도 건강한 삶을 유지할 수 있습니다. 100조 가까이 되는 세포들은 아주 복잡하게 긴밀히 연결되어 있으며 인간이 헤아릴 수 없는 수많은 신진대사 작용을 함으로써 인체를 건강하게 유지해 줍니다.

세포가 건강하면 혈액도 건강하고, 혈액이 건강하면 인체의 모든 장기와 조직도 건강한 밸런스를 유지할 수 있습니다. 반대로 인체를 구성하는 세포의 건강이 무너지면 혈액의 건강도 무너지고, 모든 장기와 조직의 건강도 무너지는 것입니다. 인간이 건강한 삶을 영위하려면 인체를 구성하는 세포가 건강해야 되는 것이죠.

인간은 외부에서 음식물을 제공받아 그 영양소를 이용함으로써 ATP라는 에너지원을 생산하여 건강한 세포를 유지할 수 있습니다. 이 에너지원을 이용하여 인체의 모든 신진대사 작용을 일으킴으로써 건강 밸런스를 유지하는 것입니다.

인체 세포는 장기와 조직에 따라 그 주기가 다르지만, 주기적으로 파괴되고 재생되기를 반복합니다. 적혈구는 120일, 피부 세포는 30일, 혈관 세포는 90일, 장내 상피세포는 3~4일의 주기로 파괴되고 재생되기를 반복합니다. 이런 재생 주기에 따라 인체 세포는 하루에 3000억 개 정도 파괴되는데 상당히 많은 양입니다.

다행히 우리의 인체는 이 노폐물을 깔끔히 처리하는 능력이 있고, 그 능력이 충분히 남을 정도로 설계되어 있습니다. 하지만 인체의 노폐물 처리 능력 이상으로 들어온 과잉의 영양소와 독소는 간 기능의 과부하를 유발하고, 모든 장기와 조직에 과부하를 유발합니다. 대사 작용, 해독 작용, 면역 작용을 비롯한 수많은 기능을 수행하는 간에 과부하가 걸리면 혈액은 탁해지고 몸은 산성화가 진행됨으로써 인체는 만성 염증과 각종 질병에 노출됩니다. 이런 환경이 지속되면 체내 면역 부대인 백혈구 부대의 방어력도 약해지기 때문에 모든 장기와 조직에 각종 질환이 발생하는 환경이 조성되는 것입니다.

과잉의 영양소뿐만 아니라 우리가 섭취하는 음식에는 아주 다양한 독소가 함유되어 있습니다. 이 독소를 간이 해독하고 중화해서 인체 밖으로 배출해야 하는데 간의 처리 능력 이상으로 독소가 들어오면 혈액이 탁해집니다. 이렇게 되면 인체 모든 장기와 조직에 영향을 미칩니다.

우리가 섭취하는 음식물 속에는 인공 감미료, 인공 색소, 화학 첨가제, 방부제, 중금속, 정제염, 단백질 독소, 약물, 세균, 바이러스 등 다양한 독소가 함유되어 있습니다. 이런 과잉의 영양소와 독소는 1차로 소화기관에 나쁜 영향을 끼치고, 2차로 간에 나쁜 영향을 끼칩니다. 간에서 중화되어 해독 처리되면 좋겠지만 간 능력 이상의 독소들은 간 과부하를 야기합니다.

간에서 처리되지 못한 독소들은 림프구를 비롯한 우리의 백혈구 부대가 뒤처리를 합니다. 백혈구 부대는 세포 사이의 공간인 세포간질액에서 독소를 처리하기도 하고, 간으로 끌고 와서 처리하기도 하고, 림프절로 끌고 가서 처리하기도 합니다. 림프절은 림프구 부대의 주둔지로서 우리 인체에 없어서는 안 될 중요한 면역 기관입니다.

이렇게 백혈구 부대에 의해 독소가 깔끔하게 처리되면 좋겠지만 백혈구 부대의 처리 능력 이상으로 독소가 들어오면 백혈구 부대의 과부하를 초래하고 맙니다. 이렇게 되면 3차로 백혈구 부대뿐만 아니라 인체의 모든 장기와 조직에 해를 끼치는데, 이것은 인체의 건강 밸런스 붕괴를 의미합니다.

간은 혈액을 스펀지처럼 빨아들여서 혈액 속에 존재하는 각종 독소와 노폐물을 정화하는 필터 역할을 함으로써 혈액을 맑고 건강하게 유지해 줍니다. 비장, 흉선, 림프절과 더불어 림프구가 분화 증식되는 곳으로 NK세포를 비롯한 많은 백혈구와 항체가 존재하는 곳입니다.

간은 혈액 정화와 면역 작용에서 선봉에 있는 면역사령부라 할 수 있습니다. 간이 건강하게 유지되면 혈액도 건강해지고, 혈액이 건강해지면 인체의 모든 장기와 조직도 건강하게 유지될 수 있습니다. 면역사령부인 간세포의 기능이 떨어지면 인체는 각종 질환에 노출되기 쉬운 환경이 됩니다.

B형간염 환자는 간염 바이러스의 침입에도 불구하고 간이 대항하기는커녕 바이러스와 동거해 버리는 형국입니다. 바이러스에 대항할 간의 힘이 없다는 것이죠. 간세포 하나하나의 능률이 10퍼센트만 올라가도 간 전체에서 막강한 힘을 발휘할 수 있습니다. 간의 힘이 막강해지면 함께 동거하던 간염 바이러스와 전투를 치르고, 그 결과 항체가 생기면서 간염과는 영원히 이별할 수 있는 것입니다.

간세포 하나하나의 능률이 올라감으로써 간 기능이 전체적으로 크게 향상되고, 이것은 혈액의 정화 능력 상승과 함께 인체의 면역력 상승으로 이어집니다. 간 기능이 튼튼해지고 간이 건강해지면 면역력 상승뿐만 아니라 인체의 모든 장기와 조직이 건강해지고, 각종 질환에서 인체를 보호할 수 있는 것이죠. 간염도 마찬가지입니다. 간세포의 능률이 올라가면 항체가 생기고 간염을 물리칠 수 있는 것입니다.

이 책을 통해 간염을 비롯한 다양한 질환에 대처하고 극복할 수 있는 간장약과 영양제를 제시하고, 모든 사람이 좀 더 건강한 삶을 유지할 수 있도록 일상의 건강법도 제시하겠습니다. 면역 이야기, 음식 이야기, 미네랄 이야기, 간 이야기, 이렇게 4개의 큰 틀에서 다양한 이야기를 상세히 전개함으로써 간의 건강과 인체의 건강, 면역에 대해 알아보겠습니다.

박진만(경기 평촌, 60대, 남)

하늘이 축복하는 이 시대 명품 약사! 박용덕 선생님, 감사합니다.

지금부터 20여 년 전 40대 한창 나이에 B형간염이 발병하여 병원 신세를 져야만 했다. 복수가 차서 서울 아산현대중앙병원 응급실로 실려 갔고, 아산병원 간병동에서 임신 8~9개월처럼 남산만한 배를 끌어안은 많은 환자를 보았다. 그들 중 몇 명은 심지어 죽어 나가는 모습까지 보았다.

무염식을 하며 한 달여간 입원 치료로 복수를 제거하는 과정에서, 남아공 선교사 동생 부부에게 '예수가 모든 문제의 해결자'란 복음을 들었고, 비로소 나는 하나님의 자녀가 되었다. 그리고 3년 6개월 이상 대전에서 서울 아산병원까지 성실하게 통원 치료를 받으러 다녔다. 그런데 변화는 없었다.

아산병원, 삼성병원은 국내 최고의 명의들이 모여 있다는 곳인데, 의사들의 치료를 가만히 보니 정말 별것 없었다. 간염 수치를 재 보고 악화되면 단계적으로 더 센 약을 쓰는 거 외에는 전혀 근본적인 치료 행위가 없었다. 주치의는 "간염 완치란 없습니다. 그런 약 개발하면 바로 노벨의학상 받습니다."라고 말하며 죽을 때까지 관리해 가며 그냥 사는 거란다.

나는 분노했다. 그리고 한방 등 다른 대체 치료 방법을 찾다가 결국 병원과 약을 다 포기해 버렸다. 대신 내가 믿는 하나님께 간절히 기도했다. "하나님, 저를 지금 이 세상에서 하늘나라로 데려가는 것이 하나님께 유익하다면 저를 당장 데려가시고, 이 지구상에 놓아두는 것이 하나님께 유익하다면 부디 병을 낫게 하여 주십시오! 병원 약은 다 끊겠습니다."

그때부터 매일 깨끗한 물, 가벼운 운동, 채식 중심의 식단을 유지하며 죽으면 죽으리라, 주 하나님께서 원하시는 대로 될지어다, 라는 강한 믿음으로 생사에 연연하지 않고 담대하게 스트레스 없이 지냈다. 그러기를 수년 후 어느 날 직장에서 주기적으로 실시하는 건강 검진 결과, 간염이 치료되어 보균자 상태로 돌아갔다는 사실을 확인할 수 있었다. 물론 항체는 아직 생기지 않았다.

그 후 나의 믿음과 생각은 조금도 달라지지 않았고, 간염을 내 의식에서 완전히 쫓아낸 양 까맣게 잊은 채 20여 년을 그냥 잘 살아왔다. 그러다 2개월여 전, 사랑하고 존경하는 우리 박용덕 선생님 부부와 자리를 함께 하는 만남이 있었다.

첫인상부터 유쾌 상쾌 발랄 유머가 넘치는 아주 재미있는 분들이라는 걸 직감했고, 이런저런 대화를 하다가 간염과 간경화에 대한 이야기에 이르렀다. 그때 박용덕 선생님께서 "간은 제게 맡기세요. 간은 제가 책임집니다."라고 하셨다.

그냥 지나가는 말인 줄 알았는데 웬걸, 만난 지 이틀째인가 간장약 1년 치 한 박스를 보내 주셨다. 나는 간염 항체에 연연하지 않는 터라 이걸 과연 먹어야 할까, 잠시 고민하다가 하나님께서 무슨 역사를 하시려고 박 선생님 부부를 만나게 하신 것 같으니까 그대로 따라 보자, 생각하여 규칙적으로 먹기 시작했다. 그리고 불과 2개월여 만에 항체 1000이란 기적이 바로 내게 일어난 것이다.

박용덕 선생님! 과연 그는 누구인가? 명의와 명약을 쫓아 지푸라기라도 잡는 심정으로 수년을 헤매다가 결국 모든 걸 포기하고 오직 신앙 안에서 "죽으면 죽으리라! 주 하나님 뜻대로 될지어다!" 하며 20여 년을 그냥 살아왔는데, 불과 2개월여 만에 완치의 기적을 만들어 내신 분이다. 전지전능하신 주 하나님께서 필요하시므로 박 선생님을 이 시대의 명품 약사님으로 들어 쓰신 게 틀림없다.

그러므로 나는 고백한다.

"이 시대의 명품 약사 박용덕 선생님! 내 간을 책임져 주셔서 정말 감사합니다. 당신은 저의 은인이고 이 난폭한 시대에 주 하나님께서 들어 쓰시는 위대한 명품 약사님이십니다. 저희보다 열배 백배 천배 더 큰 열정과 꿈을 가지신 선생님 부부를 위하여 전지전능하신 하나님 축복이 두 분께 가득 넘치기를 열렬히 응원하며 기도하겠습니다. 정말 감사합니다."

간염 완치 체험을 있는 사실 그대로 기록하다 보니 혹시 종교가 달라서 읽기 불편하거나 거북한 부분이 있었다면 넓은 아량으로 이해하고 용서하기를 부탁드립니다. 모두 항상 건강하게 파이팅하세요.

김설화(서울 광진, 30대, 여)

몸 어딘가 아픈 분이 있다면 이 글을 봤으면 좋겠습니다. 저는 웨딩플래너 일을 하는데, 코로나19가 창궐하던 2월 중순경 웨딩업계도 큰 타격을 받았고, 극도의 스트레스로 몸이 많이 아팠습니다. 병명은 갑상선항진증.

갑상선은 우리 몸의 에너지를 만들어 내는 역할을 하는데, 항진증은 갑상선호르몬이 비정상적으로 작동해서 가만히 누워 있어도 100미터 달리기를 24시간 동안 하는 느낌이 드는 증상입니다. 그런데 항진증 중에서도 급성으로 온 데다 갑상선 조직이 깨져서 호르몬이 염증을 일으키는 등 여러 가지 문제가 있었어요.

심장이 정말 심하게 뛰고, 숨이 차서 계단은 오르지도 못하고, 일반 감기몸살의 10배 정도로 감기를 앓는 느낌이었어요. 정신이 멀쩡하다는 기분이 안 들었죠. 영혼이 빠져나간 느낌을 받았습니다. 게다가 한 달 만에 9kg이 빠져 버린 앙상한 몸을 보고 있자니 다른 병이 있는 건 아닌가 싶을 정도로 고통스러운 시간이었죠.

매일매일 일기를 쓰는데 그 당시 일기를 보면 그렇게 처참할 수가 없습니다. 투병 생활 수준이었어요. 진통제가 없으면 살 수가 없다, 우울하다, 죽고 싶다……. 당연히 병원을 찾았지만 약효가 없는 게 가장 큰 문제였습니다.

갑상선항진증은 대학병원이나 동네병원이나 똑같은 약을 처방하는데 심하면 약을 늘리고 나아지면 줄여 가는 방법을 쓰더군요. 일단 발병하면 최소 1년은 약을 먹어야 하고 수년간 혹은 10년 이상 약을 먹는 경우도 있다는 것입니다. 피검사를 하면서 지켜보자고 하는데 약을 아무리 먹어도 항진증 수치는 계속 올라가기만 했습니다.

갑상선 관련 카페에 가입해서 사람들의 경험담을 확인하는데 알면 알수록 무서웠어요. 항진증 부작용 중 하나가 눈이 튀어나오는 건데, 심하면 눈알을 빼서 살을 도려내는 수술을 해야 한다는 겁니다. 저는 목이 튀어나왔는데 달걀 한 알이 목에 박혀 있는 느낌이었어요. 안 들어가는 사람도 있다고 해서 얼마나 우울했는지 모릅니다.

이런 와중에 생각난 분이 우리의 브렛 박용덕 선생님이었습니다. 언젠가 대표님께서 브렛 선생님의 연락처까지 카페에 남겨 주며 아플 때는 조언을 구하라고 했던 기억이 났어요! 바쁘신데 민폐를 끼치면 어떡하나 싶기도 했지만, 살면서 이렇게 아픈 적이 없었기에 그냥 연락을 드렸습니다. 그리고 바로 약국까지 찾아갔어요.

그동안의 피검사 자료와 현재 몸 상태 등을 말씀드렸죠. 저는 박용덕 선생님께 좋은 영양제를 추천받겠단 생각으로 간 거였어요. 노니, 홍삼, 암브로시아 등 영양제만 100만 원어치쯤 구입해

둔 상태였습니다. 근데 선생님의 접근은 다르더군요. 병원의 해결책은 갑상선항진증 → 호르몬 이상 → 호르몬 조절 약 처방이었죠. 반면 브렛 선생님은 산성화된 몸을 알칼리성으로 바꾸기, 깨끗한 혈액, 간의 중요성, 몸이 산성화된 이유인 식습관의 근본적인 해결 등을 중심으로 정말 자세하게 설명하셨습니다. 그리고 제게 맞는 한약+간장약+스피루리나를 추천해 주셨습니다.

1주 2주 3주 쭉쭉 시간이 지나면서 몸이 조금씩 회복되는 걸 느꼈어요. 중간중간 피검사 수치가 떨어지는 걸 확인하면서 선생님과 상의도 하고 피드백도 드리고 했죠. 선생님은 항상 긍정의 마음으로 무조건 낫는다, 목이 튀어나온 것도 반드시 들어간다, 라고 계속 얘기해 주셨어요.

브렛 선생님이 1개월 치 약을 딱 먹고 나서 피검사 다시 하자고, 결과 어떻게 나오는지 보자고, 분명히 회복할 거라고 하셨는데, 피검사 결과는 놀랍게도 정상으로 나왔습니다. 병원에서 신기하다고 할 정도였죠. 어떻게 이렇게 갑자기 수치가 확 떨어질 수 있냐고.

그러면서 약을 최소한으로 줄여서 먹어 보자고 했는데 저는 이미 브렛 선생님과 상의해서 2주째 병원 약을 끊은 상태였어요. 병원에서도 약을 끊는 게 목적이고, 저 역시 몸이 거의 회복된 것 같으니 그만 먹고 싶었거든요. 정상 판정을 받았고, 튀어나온 목도 다 들어갔죠. 지금 3주째예요. 5주간 병원 약을 끊었는데 문제가 없으니 정말 멀쩡해진 겁니다. 1년 정도는 약을 먹어야 할 것 같다고 했는데 2개월 반 만에 끝났어요.

정말 브렛 선생님께 무한한 감사를 드립니다. 훌륭한 약사님이세요. 카페가 아니었다면 저는 브렛 선생님과 아무 인연도 없었을 텐데, 정말 감사합니다! 죽다가 살아난 기분이에요. 어딘가 몸이 아프다면 꼭 찾아가서 상의해 보기 바랍니다. 약값도 죄송할 정도로 말도 안 되는 가격입니다. 다시 한 번 브래드 피트보다 잘생기고 멋있는 박용덕 선생님께 감사 인사를 전합니다.

위영민(경기 동탄, 40대, 남)

저는 선천적인 B형간염 보균자입니다. B형간염 예방주사가 효과 없다는 것을 알고 건강 관리에 힘써야 했으나 무리한 업무 스트레스와 음주로 인해 2014년 활동성 B형간염 진단을 받았습니다.

B형 만성간염 진단과 함께 평생 '비리어드'를 복용해야 한다는 처방을 받았고, 처방받은 약을 복용하자 DNA 수치와 간 수치가 내려가기 시작했습니다. 하지만 간염을 공부하면서 아직까지 B형간염 치료제는 개발이 안 된 상태이며 억제제를 복용하는 것뿐이라

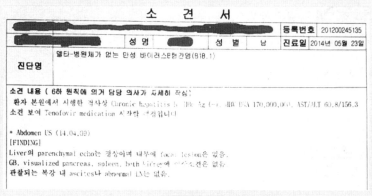

간염 소견서

■ B형간염 바이러스 수치(HBV DNA) 170,000,000. 간 수치 AST 60.8 / ALT 156.3

는 사실을 알았습니다. 약 복용과 더불어 건강 관리가 필요하고 일상생활과 식습관 또한 관리해야 한다는 점을 알았습니다.

그때부터 민간요법과 양약, 한약을 통해 B형간염을 다스리는 방법들을 시도해 보았습니다. 어느 정도 건강을 위해 노력하며 생활했는데 2017년 10월 초기 간경화 진단을 받았습니다. 멘탈이 많이 흔들렸습니다. 그동안 관련 서적을 많이 읽은 터라 B형간염이 간경화로 진행된다는 걸 알고 있었으나 진행이 너무 빠른 것 같았습니다.

그러다 2018년 9월 어느 강연장에서 저의 사연을 들으신 박용덕 약사님의 메일을 받았습니다. 지금 복용하는 약은 근본적인 치료를 못 한다, 간장약을 통해 간염 항체가 생기는 사례를 많이 경험했다, 라는 편지와 함께 무려 1년을 복용할 수 있는 간장 영양제를 보내 주셨습니다. 살아가면서 이런 감동을 처음 느껴 보았습니다. 그리고 2019년 5월 혈액 검사를 통해 B형간염 항체가 생기는 놀라운 결과가 나왔습니다.

2019년 12월 혈액 검사, 초음파 검사, 섬유화 스캔 검사를 받고 간경화에서 정상인의 간으로 돌아왔다는 의사의 소견을 받았습니

구 분	17년	18년	19년 5월	19년11월	20년 5월	참고치
HBs Ag	양성 / 4455.17		양성 / 6492	양성 / 7078	양성 / 6441	< 1.00 COL
HBs Ab(Anti-HBs)	음성 / 5.17		양성 / 17.39	양성 / 11.76	양성 / 12.18	< 10.00 IU/L
HBe Ag	양성 / 169.96	양성 / 4.539	양성 / 2.86	양성 / 2.36	양성 / 2.42	< 1.0 COL
HBe Ab(Anti-HBe)	음성 / 8.01	음성 / 1.95	음성 1.51	음성 / 1.39	음성 /1.3	1.0 ~ 999 COL
HBV DNA	< 20 IU/ML	< 20 IU/ML	< 20 IU/ML	< 10 IU/ML	< 10 IU/ML	< 10 IU/ML
		18년 9월부터 간장약 복용				

혈액 검사 결과

다. 세상에 알려진 치료법과 민간요법이 아닌 간장 영양제만으로 큰 효과를 볼 수 있다는 게 참으로 놀랍습니다. 《간염 치료, 이렇게 쉬웠어?-PYD 면역 이야기》를 통해 B형간염 환자들이 건강하게 완치하기를 간절히 바랍니다. 건강을 선물해 주신 박용덕 약사님께 감사의 말씀을 다시 한 번 전합니다.

차례

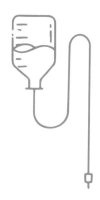

PART 04 간 이야기

P Professional
Y Your
D Drug

PART **01**

면역 이야기

비타민
이야기

이제 비타민은 기본이 된 것 같습니다. 여러 대중매체에 광고하지 않아도 비타민은 누구나 복용해야 하는 영양제로 알고 있으니 말입니다. 비타민과 미네랄은 체내 합성이 되지 않는 필수영양소로서 탄수화물, 단백질, 지방과 더불어 5대 영양소에 속하는 두말할 필요 없이 중요한 영양소입니다.

20여 년 전 지상파 TV에 출연한 교수가 비타민C 1000mg 고함량 복용이 질병 예방에 좋다고 언급함으로써 비타민C 1000mg 고함량 시대가 시작되었습니다. 요즘은 1000mg을 넘어 2000mg, 3000mg도 나오는 걸로 아는데 이러다가 10000mg도 나오는 게 아닐까요?

비타민의 효능은 아주 다양하지만 비타민 하나하나의 효능을 전부 다 알아 둘 필요는 없습니다. 그 효능이 모두 옳다고 볼 수도 없으니까요. 비타민이 만병통치약으로 소개된 글을 접하기도 하는데 이건 뭐, 안 먹으면 죽을 것 같다는 생각이 들기도 합니다. 비타민C에 이어 어느 순간부터 비타민B군도 고함량 제품이 출시되더니 경쟁적으로 함량을 높인 제품이 출시되고 있습니다. 이제 일반적인 종합비타민은 뒷전이고 고함량 비타민이 대세를 이루고 있습니다. 예전에 비해 몇 배나 높은 함량, 심지어는 10배 가까이 함량이 높은 제품도 나오고 있습니다.

비타민은 부족하면 결핍증을 일으키기 때문에 우리 몸에서 아주 중요한 역할을 하는 없어서는 안 될 영양소입니다. 하지만 고함량으로 복용하는 게 옳은가 하는 생각을 해 봅니다. 근육통이 잦은 사람, 구내염 같은 염증이 자주 생기는 사람, 철분 결핍성 빈혈이 아닌 빈혈 증상이 있는 사람, 만성질환자 등 특수한 경우에는 고함량 비타민B군 제품을 복용하는 게 좋다고 생각합니다. 다른 비타민제도 마찬가지겠죠. 고용량 요법인 메가비타민 요법은 만성질환이나 특수한 경우에만 필요한 것입니다. 일반적인 영양제로서의 비타민은 용량이 아니라 밸런스가 중요합니다.

대부분의 전문가가 비타민C와 비타민B군은 수용성이라 배출이 잘되기 때문에 인체에 아무런 해가 없다고 주장합니다. 과연 그럴까요? 수용성이라도 매일 고함량으로 복용하면 배출과 흡수가 지속적으로 반복되어 우리 몸에 늘 고함량의 비타민이 남습니다. 며칠도 아니고 몇 달씩 지속되면 몇 달 동안 고함량이 인체에 남아 있는 것입니다. 비타민은 결핍 증상을 유발하지 않을 정도만 복용해도 충분하고, 소량의 비타민으로도 충분히 그 기능을 발휘할 수 있습니다. 게다가 우리는 먹을 게 없어서 굶는 것도 아닙니다. 넘쳐서 질병이 생기고 남아서 질병이 생기는 시대에 살고 있습니다. 사실 20, 30대는 먹을 필요도 없는 것이 비타민이라고 판단합니다. 물론 편식이 심하거나 특정 질환을 앓는 특별한 경우는 예외겠죠. 과연 비타민이 좋다고 해서 무조건 고함량으로 복용해도 아무 문제가 없겠냐는 것입니다. 아직까지는 문제가 없어 보입니다.

하지만 과연 그럴까요? 일부 지용성 비타민을 제외하고는 고함량 비타민의 부작용에 대한 연구 결과가 없습니다. 부작용에 대해 알지도 않고 알려고 하지도 않습니다. 왜냐고요? 무조건 좋은 거라고 생각하기 때문이겠죠. 아무리 좋은 것도 넘치면 문제가 생길 수 있습니다. 비타민뿐만 아니라 모든 영양소는 함량이 아닌 체내 밸런스가 중요합니다. 음양의 밸런스라고 볼 수도 있습니다.

조선 시대로 가 볼까요? 왕들의 수명에 대해 들어 본 적이 있을 것입니다. 마흔을 못 넘긴 왕이 수두룩하고 평균 수명도 40대 초반입니다. 한 나라의 왕이니 좋은 음식을 얼마나 잘 먹었을지 안 봐도 알겠지요. 게다가 코앞의 거리라도 가마를 타고, 운동량은 제로에 가깝고, 스트레스가 엄청 많았을 것입니다.

스트레스는 현대인도 많이 받으니 제쳐 두고 한번 볼까요. 몸에 좋다는 음식과 기름진 음식을 많이 먹으면서 운동량은 제로에 가까운 생활을 하는 터, 요즘 시각으로 본다면 질병이 안 생길 수가 없는 것이죠. 왕은 많이 먹어서 죽고 백성은 못 먹어서 죽는 형국입니다. 참으로 아이러니한 인간사입니다. 칠순을 넘긴 태조와 팔순 넘게 살다 간 영조는 특이한 경우입니다. 태조는 원래 장수인

데다 강한 기질을 타고났으며 영조는 무수리였던 어머니의 건강한 유전자 덕분에 오래 살았다고 유추해 볼 수도 있습니다. 지금 우리가 가진 의학 지식이 있었다면 왕들이 그렇게 많이 먹었을까요? 무조건 가마를 타고 다녔을까요? 수라상을 건강식으로 채우고 궁궐에 헬스클럽을 만들어 열심히 운동했을 것 같습니다.

지금 우리가 비타민을 고함량으로 장복하는 것도 깊이 고민해 볼 필요가 있습니다. 현대의학이 발달하면서 우리 인간이 많은 걸 안다고 생각하겠지만, 태산 앞의 뫼도 안 되고 태산 앞의 언덕도 안 된다고 판단합니다. 인체 음양의 균형이 깨지면 인체가 흔들리고, 이렇게 무너진 균형이 지속되면 질환이 생길 수 있습니다. 넘쳐도 문제가 생기고 모자라도 문제가 생기는 만큼 체내 밸런스 유지가 중요합니다. 고함량 비타민보다 비타민과 미네랄이 골고루 다양하게 들어 있는 종합비타민을 선택함으로써 체내 밸런스를 균형 있게 유지하는 것이 좋겠습니다.

세월이 흐르면 우리 몸이 조금씩 식어 가고 양기도 떨어집니다. 이때 좋은 영양제를 선택해서 몸을 보충해야 하는데, 저는 그 시기가 40대라고 생각합니다. 첫 번째 영양제로 간장약을, 두 번째 영양제로 스피루리나를 추천합니다. 영양제의 종류와 효능은 이어지는 이야기에서 자세히 설명해 나가겠습니다. 거기에 더해 자신의 체질이나 특성에 맞는 영양제를 추가하면 될 것 같습니다. 세월이 흐를수록 우리 몸의 양기는 계속 떨어질 것입니다. 자기 체질에 맞는 영양제를 잘 선택해서 건강한 생활을 유지해야겠습니다.

단백질
이야기 ①

단백질은 3대 영양소의 하나인데 그중에서도 으뜸으로 중요한 영양소입니다. 기본적으로 단백질은 뼈, 근육, 피부, 장기 등의 신체를 구성하는 1차 구조물 역할을 합니다. 하지만 가장 중요한 건 단백질의 기능입니다. 스테로이드호르몬을 제외한 대부분의 호르몬 구성 성분이자 알부민과 항체의 구성 성분으로 인체 면역에 아주 중요한 물질입니다. 또한 인체의 신진대사 기능에서 다양한 효소로 작용하여 우리 몸을 건강하게 유지하도록 해 줍니다. 모든 물질의 합성, 분해, 해독 과정에서 단백질이 효소 역할을 하는데, 우리 인체의 모든 화학 반응에서 촉매 역할과 제어 역할을 담당하는 것이 단백질입니다.

이런 단백질에 문제가 생기면 우리 몸의 모든 기능이 정지된다고 볼 수 있습니다. 효소로서의 단백질 기능에 비타민과 미네랄은 촉매 작용을 돕는 조효소 역할을 하는데, 비타민과 미네랄뿐만 아니라 단백질도 아주 중요한 영양소입니다. 이렇게 중요한 단백질은 20개의 아미노산으로 구성되는데, 아미노산은 수백 개에서 수천 개 이상이 불규칙적으로 배열되어 있습니다.

만약 단백질의 아미노산 배열이 200개라면 경우의 수를 한번 계산해 볼까요? 아미노산 배열 순서에 따라 단백질의 기능은 다 달라집니다. 20가지 아미노산으로 200개가 배열되어 있다면 20을 200번 곱해야 되는데 그럼 도대체 몇 개의 가짓수가 나오나요? 언뜻 계산이 안 되는데 암튼 어마어마하겠습니다. 만약 1000개의 아미노산이 얽혀 있다면 그 숫자는 상상 초월입니다. 거기에 더해 각종 당류와 지질류, 미네랄 등이 결합하면 경우의 수는 거의 무한대로 이어집니다.

이쯤 되면 우리가 우주를 우주님이라고 부르듯이 단백질도 단백질님이라고 불러야 하지 않을까요? 우리가 잘 안다고 생각하는 것이 단백질인데 가짓수가 이렇듯 어마어마하게 나옵니다. 우리 인간들이 단백질을 과연 잘 안다고 할 수 있을까요? 만약 그렇다면 우주를 잘 안다는 것인데 그럴 수는 없는 일이죠. 《3억 빚을 진 내게 우주님이 가르쳐 준 운이 풀리는 말버릇》이란 책이 있습니다. 훌륭한 책입니다. 그렇다면 《3억 빚을 진 내게 단백질님이 가르쳐 준 운이 풀리는 말버릇》이란 책도 나올 수 있겠네요. 우리는 단백질을 잘 모르고 앞으로도 잘 안다고 확신할 수 없을 것 같습니다.

그럼 우리 인체로 단백질이 이동하는 과정을 살펴보겠습니다. 음식으로 단백질을 섭취하면 이런저런 소화 효소에 의해 아미노산으로 잘립니다. 그런데 희한한 사실은 단백질을 소화하는 효소가 단백질이라는 것입니다. 단백질이 단백질을 자르는 것이죠. 서프라이즈한 상황입니다.

단백질은 그 구조가 얼마나 복잡하든 20개의 아미노산으로 쪼개져서 우리 몸으로 들어오는 것입니다. 쪼개지지 않은 단백질은 대장으로 흘러가겠죠. 대장으로 흘러간 단백질은 장내 미생물에 의해 분해되는데 이때 독소가 많이 생깁니다. 이런 독소가 장내의 건강 밸런스를 깨뜨리고 장을 자극해서 대장염을 일으키기도 하며, 더 나아가 암도 유발할 수 있습니다.

이런 독소는 대장에 진을 치고 있는 우리의 면역 부대를 뚫고 혈액 속으로 들어오기도 합니다. 하지만 대장의 1차 방어선을 뚫고 들어와도 우리의 소중한 간이 2차 방어선을 구축하고 해독합니다. 이렇게 그냥 대장으로 흘러가는 사례를 들자면 닭발, 돼지 껍질 등 분자량이 큰 콜라겐, 글루텐과 같은 불용성 단백질, 단백질 과잉 섭취 등이 있습니다. 서구화된 음식 문화로 인한 단백질 과잉 섭취가 우리의 대장 건강을 위협하는 것입니다.

이렇듯 우리 몸에 흡수된 아미노산은 간으로 가서 효소에 의해 다시 단백질로 합성됩니다. 단백질을 합성하는 효소도 단백질이고 단백질을 분해하는 효소도 단백질입니다. 단백질끼리 북 치고 장구 치며 다 해먹는 상황입니다. 단백질이 수행하는 일도 정말 많고, 단백질이 참으로 영리하다는 생각이 들 정도입니다.

대부분의 전문가, 아니 전부라고 해도 과언이 아닐 것 같은데,

보통 단백질은 동물성보다 식물성이 더 좋다고 이야기합니다. 콜레스테롤, 중성지방, 필수아미노산 등 여러 가지 이유로 식물성 단백질이 더 좋다는 의견은 저도 동감합니다. 하지만 저는 식물성보다 동물성 단백질이 인체에 더 좋다고 판단하는데, 그 이유를 한번 살펴보겠습니다.

일단 지방류 같은 성분은 제쳐 두고 오직 단백질만 보며 생각하겠습니다. 식물성이든 동물성이든 우리 몸에 들어와 흡수될 때는 다 같은 아미노산으로 쪼개져서 들어오는데, 이렇게 쪼개져서 들어온 20가지 아미노산을 보면 그 성분 비율이 다르겠죠. 하지만 비율이 좀 달라도 동물성이든 식물성이든 크게 다를 것이 없다고 봅니다. 사실 쪼개지면 도긴개긴입니다.

근데 왜 동물성 단백질이 더 좋다고 주장하는 걸까요? 콜라겐 흡수율 관찰을 위해 동위원소 표식으로 추적한 결과를 보면 쪼개진 아미노산이 흡수되어 인체 내에서 다시 콜라겐으로 합성되는 것을 확인할 수 있습니다. 예전에 광우병 때문에 크게 들썩인 적이 있습니다. 그 광우병이 바로 단백질입니다.

단백질은 소화기관에 들어와서 효소에 의해 아미노산으로 쪼개집니다. 아미노산으로 쪼개지면 일반 단백질과 다를 게 없습니다. 이렇게 되면 일반 단백질과 마찬가지로 도긴개긴인데, 광우병에 걸린 사람이 있다는 것입니다. 단백질이 그 자체적으로 스스로 합쳐지는 유전자 성질을 갖고 있기 때문에 가능한 일입니다. 우리가 미처 알지 못하는 어떤 당김의 힘이 존재한다고 생각하는 것이죠.

한마디로 단백질은 '헤쳐 모여' 기능이 있다고 보는 것입니다. 일명 '단백질합체론'입니다.

그 어디에서도 이런 내용을 본 적이 없지만 개인적으로 단백질은 스스로 합체하는 능력이 있다고 판단하는 것입니다. 이렇게 생각하지 않으면 설명할 수 없는 현상이 아주 많습니다. 근데 단백질합체론으로 판단하면 많은 것이 술술 풀립니다. 지금은 당연하다고 여기는 정설들도 처음 주장할 때는 가설에서 시작합니다. 이것도 가설인 것이죠. 어느 정도의 근거를 대야 할 것 같은데 쉬운 일은 아닙니다.

앞에서 말씀드렸듯이 단백질을 쪼개고 합성하는 효소는 단백질 자기 자신입니다. 여러 단백질이 자신의 기질로서 무엇인가를 능동적으로 판단하고 행동한다고 보는 것입니다. 우리 인체의 DNA, RNA는 유전자와 그 유전자의 실행자로 볼 수 있습니다.

그 유전자의 중심 기능을 나타내는 염기라는 물질은 모두 질소를 함유하고 있습니다. 탄수화물, 지질에는 함유되지 않은 질소야말로 아미노기를 함유한 단백질만의 고유한 특징입니다. 물론 비타민에도 질소가 들어 있지만 3대 영양소에서는 단백질이 유일합니다. 콜라겐의 재합성과 광우병 단백질의 재합성도 이 단백질합체론으로 설명이 가능하다고 생각합니다.

우리는 전통적으로 김치, 된장을 많이 먹어 왔습니다. 김치와 된장이 몸에 좋다는 것은 익히 아는 사실입니다. 그렇다면 김치찌개와 된장찌개는 끓여서 먹는 음식인데 효과가 있을까요? 끓여서 먹어도 효과가 있을 수밖에 없습니다. 끓이더라도 그 안에 함유된 효소 단백질은 우리 인체 내에서 원래대로 합성된다고 판단하기 때문입니다. 물론 유산균은 파괴되겠죠.

이렇게 '단백질합체론'으로 살펴보면 동물성 단백질이 식물성 단백질보다 더 좋다는 결론에 도달합니다. 사람도 동물이기 때문에 동물성 단백질이 훨씬 더 많이 필요하고, 식물성 단백질은 덜 필요하기 때문입니다. 식물성 단백질보다는 동물성 단백질이 우리 인간에게 활용도가 더 높기 때문에 더 좋다고 하는 것입니다.

특정 질환이 있을수록 동물성 단백질을 꼭 섭취해야 된다고 생각합니다. 이렇게 주장한다고 해서 고기를 많이 섭취하라는 이야기는 아닙니다. 단백질은 재활용도가 높기 때문에 여러 가지 반찬 중에서 n분의 1 정도로 소량 섭취하면 될 것 같습니다. 요약하자면 많은 전문가가 식물성 단백질이 몸에 좋다고 이야기하지만 인체 내에서 활용도가 높은 동물성 단백질이 식물성 단백질보다 인체 건강에 더 유익하다고 볼 수 있습니다.

저는 간장약이 간이라는 성곽에 병사와 무기를 공급한다고 표현하고, 간이라는 거대한 화학 공장에 전기와 인원을 공급한다고 표현합니다. 실제로 '단백질합체론'에 근거하여 B형간염 환자에게 간장약을 복용하게 함으로써 항체를 생성해 주었습니다. 이 이론으로 B형간염 질환을 여러 번 치료했으니 근거 없는 이론이 아닙니다. 지금도 간염 환자에게 항체를 생성해 주고 있습니다. 간장약과 간에 대해 앞으로 이어지는 글에서 자세히 설명하겠습니다.

단백질은 인체 내에서 아주 다양한 기능을 수행함으로써 우리의 건강을 유지해 주는 고마운 존재입니다. 하지만 단백질은 인체 내에서 독소로 작용하여 우리의 건강을 위협하는 무서운 존재이기도 합니다. 단백질도 밸런스가 아주 중요한 이유입니다. 질소를 함유한 단백질은 '헤쳐 모여' 기능이 있다고 감히 주장합니다.

콜라겐도 단백질의 한 종류입니다. 단백질은 종류도 어마어마하고 하는 일도 정말 많습니다. 아미노산 중에서 세 종류의 아미노산이 아주 복잡하게 연결된 단백질이 콜라겐인데, 아미노산 종류까지 알 필요는 없습니다. 콜라겐은 우리 모두의 로망인 피부 탄력을 유지해 주는 주요 성분입니다. 또한 뼈, 연골, 근육, 내장, 힘줄, 치아, 잇몸, 모발, 손발톱, 혈관 등에서 아주 중요한 역할을 하는 단백질입니다. 콜라겐은 우리 몸을 구성하는 조직의 탄력을 유지해 주는 결합제 같은 역할을 한다고 보면 될 것 같습니다. 주름이 많다면 콜라겐 부족으로 볼 수 있습니다.

콜라겐은 우리 몸 구석구석에서 정말 중요한 역할을 하는 구성 성분입니다. 이 콜라겐을 어떻게 섭취할 수 있을까요? 음식은 닭발, 족발, 돼지 껍질 등이 있습니다. 일반적인 육류에 존재하는 콜라겐은 1000개 이상의 아미노산이 뭉쳐져 있고 분자량이 엄청 크게 형성되어 있습니다. 분자량이 큰 콜라겐은 위와 장에서 소화 효소가 제대로 침투하지 못하여 소화, 흡수가 제대로 안 되기 때문에 많은 양이 변기 속으로 직행해 버립니다. 흑흑, 아주아주 아깝고 슬프지만 어쩌겠어요? 인연이 아닌 것을⋯⋯. 하지만 소화, 흡수가 되지 않으면 소화불량을 유발하고 대장으로 내려가 대장에 염증을 유발할 수도 있으니 유의해야 합니다.

그럼 우리 몸의 콜라겐은 어떻게 만들어질까요? 우리 몸에 존재하는 아미노산이 콜라겐으로 합성되는 것입니다. 20대 한창 때는 과도할 정도로 합성되다가 세월이 흐르면서 서서히 합성이 줄어들고 주름이 늘어납니다. 20대는 몸에서 양기가 넘치기 때문에 무슨 일이든 활력 있게 잘해 내는 것입니다. 20대여, 젊음을 만끽하라!

예전에 출시되던 콜라겐 추출 제품은 분자량이 크기 때문에 섭취해도 흡수율이 떨어졌지만 요즘은 좋은 제품이 많이 나오고 있습니다. 생선 비늘에서 특수 공법으로 추출한 콜라겐으로 피시콜라겐이라고 합니다. 분자량을 아주 작게 만들어서 나온 제품인데, 처음에 나온 제품은 고가였지만 요즘은 중저가 제품도 많이 나오는 편입니다. 이뿐만 아니라 여러 가지 방법으로 생산된 저분자 콜라겐 제품도 다양하게 나오고 있으니 참고하면 될 것 같습니다. 제 경험상 콜라겐을 섭취하고 일단 흰머리가 많이 줄었다는 사람이 있습니다. 주름이 많이 없어졌다는 사람도 있는데, 개인마다 반응이 다를 수밖에 없겠죠. 콜라겐은 피부뿐만 아니라 인체의 다양한 조직과 장기를 구성하는 중요한 단백질입니다.

효소
이야기

앞에서 콜라겐에 대해 이야기했는데, 콜라겐이 지방인 줄 아는 사람이 있습니다. 사실 지방이면 어떻고 서울이면 어떻습니까, 그게 중요한가요? 다 함께 한국이라는 나라에서 행복하게 살면 되는 것이죠. 그래도 이왕이면 서울인가요?

요즘은 각종 효소 제품도 많이 나오고, 효소의 중요성에 대해 많이 이야기합니다. 근데 효소를 유산균처럼 살아 있는 것으로 아는 사람이 의외로 많습니다. 효소도 단백질입니다. 앞에서 단백질은 무엇인가 능동적으로 움직인다고 언급했는데 그렇게 보면 살아 있다고 볼 수도 있겠습니다.

효소는 우리 몸에서 아주 중요한 단백질입니다. 단백질 중에서 최고의 단백질이라고 볼 수 있습니다. 우리 몸에서 아주 다양한 화학 반응의 촉매, 제어 역할을 하는 것이 효소이기 때문이죠. 영양소의 소화와 흡수, 영양소의 대사, 각종 해독 작용, 에너지 대사, 면역 작용(항체도 단백질), 배설 작용 등 효소는 우리 몸 전체의 모든 화학 반응을 일으키는 매개체인 것입니다. 인체의 생명을 지키는 파수꾼이죠.

비타민과 미네랄은 효소의 기능을 도와주는 보조 역할을 하기 때문에 조효소라 부릅니다. 효소가 없다면 비타민 미네랄도 필요 없어지는 것이죠. 효소 없인 못 살아~ 정말 못 살아~♬~ 이러한 인체의 신진대사 기능에서 효소가 없다면 인체의 생명 유지 시스템이 정지될 수밖에 없습니다.

이렇게 중요한 단백질의 기능으로 인해 식물성 단백질과 동물성 단백질을 골고루 섭취해야겠지만, 동물인 인간에게 활용도가 더 높은 동물성 단백질의 섭취가 중요한 것입니다. 대신 단백질은 조금만 섭취하는 거 아시죠? 소량의 단백질만으로도 우리 몸은 충분히 건강을 유지할 수 있습니다.

효소의 종류는 아주 많지만 우리가 세세하게 다 알아야 할 필요는 없습니다. 효소의 종류를 세세하게 안다고 해서 병을 고칠 수 있는 게 아니니까요. 더더욱 우리 인간이 모르는 효소도 아주 많이 존재합니다. 그래서 나무보다는 숲을 봐야 하지 않을까 합니다. 전문가들은 효소가 열에 약해서 생으로 먹어야 된다고 이야기합니다. 그래서 녹즙이나 생식 등으로 많이 먹는데, 효소가 단백질이기 때문에 열에 약해서 변성되기 때문이라고 합니다.

변성이라고 하면 뭔가 변질된 것 같은 느낌이 들죠? 근데 단백질 변성은 어떤 걸 말하는 것일까요? 단백질은 3차, 4차 구조로 아주 복잡하게 얽혀 있는데 그냥 쉽게 생각하자면, 여러 실타래가 복잡하게 꼬여 있다고 생각하면 될 것 같습니다. 한국의 수도권 지하철 노선처럼? 이 꼬인 실타래가 열에 의해 좀 풀린 것이 변성이라 보면 될 것 같은데, 변질은 아닌 것이죠. 지하철로 본다면 환승역을 모조리 다 없애버려 더블, 트리플 역세권이 사라진 느낌? 예를 들자면 생고기보다는 익힌 고기가 소화가 잘되는데, 열에 의해 단백질이 좀 풀렸기 때문입니다.

이렇게 본다면 단백질에 열을 가한다는 것은 아주 가볍게 소화 단계를 한 번 거치는 과정이라고 볼 수도 있습니다. 생고기나 익힌 고기나 소화되는 정도는 다르겠지만 결국 아미노산으로 쪼개집니다. 쪼개진 아미노산은 인체 내로 흡수되어 다시 단백질로 합성되는데, '단백질합체론'에 따라 다시 원래 단백질로 합성되어 이용되는 것이죠.

그럼 효소는 어떨까요? 효소의 종류에 따라 다르겠지만 보통 수십 개 이상의 아미노산으로 구성되어 있습니다. 열처리가 되면 열에 의해 꼬인 실타래가 좀 풀리고, 인체 소화기관에서 아미노산으로 쪼개집니다. 쪼개진 아미노산은 체내로 흡수되어 다시 단백질로 합성되는 단계를 거칩니다.

열처리가 되었다고 효소의 효능이 떨어질까요? 열에 약하다는 논리로 내용을 정리해 보더라도 효소를 열처리했든 안 했든 쪼개지고 나면 같은 아미노산이 됩니다. 효소든 쇠고기든 쪼개지면 아미노산이 되는 것이고(구성 비율은 다르겠죠), 인체로 흡수되면 다 같은 아미노산에 불과한 것이죠. 열처리가 되었든 안 되었든 효소의 효능은 별 영향이 없는 것입니다.

　김치나 된장 같은 발효 음식은 유익균이 많이 들어 있습니다. 이 유익균은 인체에 유익한 효소를 생산해서 인체를 건강하게 유지해 줍니다. 그 효소는 단백질이기 때문에 김치나 된장 같은 발효 음식을 끓여 먹어도 거기에 함유된 효소는 여전히 우리 몸에서 좋은 기능을 한다고 보는 것입니다. 혈기 왕성한 한창 때는 뭐든 잘 먹으면 된다고 봅니다. 물론 체중이 계속 늘어날 정도로 먹는 것은 안 되겠죠. 세월의 흐름에 따라 양기가 떨어지고 몸이 냉해지기 시작하면 채소류는 익혀 먹는 게 좋습니다. 익히면 채소 속에 있는 독소가 중화되고 세균도 제거됩니다.

　음양으로 보면 몇몇 식물과 음지식물을 제외하고는 채소를 거의 음으로 보는데요, 양기가 약해지면 채소를 익혀 먹는 것이 좋습니다. 채소를 익히면 음의 성질이 많이 중화됩니다. 독소와 세균을 중화시킨다는 뜻과도 일맥상통하는 것이죠. 예전부터 잘 먹어 온 채소인데 어느 날부터 먹으면 설사를 하는 경우 몸이 많이 냉해졌다고 볼 수 있습니다. 이런 사람은 양기가 떨어진 것인데, 음의 성질을 줄이기 위해 그 채소를 익혀 먹으면 설사가 해결됩니다.

　음양의 이론과 현대의학은 다른 게 아니라 서로 일맥상통하는 것입니다. 양방, 한방은 결코 떨어지려야 떨어질 수가 없습니다. 정리하자면 효소는 우리 인체의 모든 화학 반응을 매개하는 중개자로서 비타민, 미네랄과 함께 협동함으로써 우리 몸을 건강하게 유지해 주는 필수단백질입니다.

음양
이야기 ❶

음양이라고 하면 어려워 보이기도 하고 참으로 오묘해 보이기도 하는데, 쉽다고 생각하면 쉽고 어렵다고 생각하면 어렵습니다. 음이 있으면 양이 있는 것이고 하늘이 있으면 땅이 있는 것이고 여성이 있으면 남성이 있는 것이죠. 별거 아니고 쉽습니다. 복잡하게 생각하면 어려워질 뿐이니 쉽게 생각하는 게 훨씬 좋습니다. 이런 음양 이야기를 우리네 인생사와 함께 큰 틀에서 이야기해 보겠습니다.

음 : 냉, 한, 면역력 저하
양 : 온, 열, 면역력 상승

음양을 간단히 정리해 봤습니다. 우리가 섭취하는 모든 물질을 일단 음으로 보고, 그 음에서 양이 생성된다고 보면 될 것 같습니다. 이렇게 만들어진 양이 또 음을 만들어 내고, 그 음은 또 양으로 변화되는 것이죠. 이렇게 본다면 음이 양이 되고 양이 음을 만들어 내니 '음은 양이고 양은 음이다.'라고 볼 수 있습니다.

우리가 살아가는 인생을 음양의 변화를 통해 살펴보겠습니다. 저는 우리 인간이 태어날 때는 음양의 균형이 제대로 잡혀 있지 않다고 봅니다. 적응기라고 보는 것이죠. 조금씩 성장함에 따라 음양이 균형을 잡는데, 10대 후반부터 20대까지는 양이 음을 훨씬 압도하는 시기라고 봅니다. 20대 후반에서 30대 초반은 음과 양의 비율이 거의 균형을 이루는 시기로 봅니다. 30대 중후반을 거쳐 40대가 되면 양의 기운이 서서히 떨어지기 시작해 음양의 밸런스가 조금씩 무너집니다. 그렇게 세월의 흐름 속에서 양의 기운이 제로에 가까워지면 안타깝게도 우리 인간은 우주님 품으로 돌아가는 것입니다.

우리 인간은 우주님의 은총으로 세상에 태어납니다. 초기에는 태열도 생기고 하면서 외부 환경에 서서히 적응하기 시작합니다. 어릴 때는 면역 체계가 정립되지 않아서 자주 아프기도 합니다. 그리고 양의 기운이 증가함에 따라 아토피라는 증상도 나타납니다. 전형적인 열증이죠. 10대 20대가 되면서 양기가 음기를 더욱 누르고 양기가 하늘을 찌를 듯 충만해집니다. 한마디로 양기 충만이죠. 이때 아토피, 여드름, 뾰루지 같은 열증이 많이 나타납니다. 음양으로만 보면 양기가 충만한 것입니다.

우리 약국의 전산 직원 중에 20대 여직원이 있습니다. 가끔 자리를 비우면 제가 일처리를 합니다. 근데 그 자리에 앉으면 뜨끈뜨

끈합니다. 온열 매트가 있나 하고 방석을 살펴봤는데 아무것도 없습니다. 방석이 뜨끈뜨끈! 이런 것이 20대의 양기입니다. 그 온도를 느끼는 저는 그만큼 양기가 떨어진 것입니다. 그만큼 몸이 식은 것이죠.

30대에 들어서면 최고의 음양 밸런스로 안정이 된다고 보는데 이때가 가장 건강한 시기라고 생각합니다. 그래서 저는 음양의 관점으로 볼 때 인간의 결혼 적령기는 30대 초반이라고 판단합니다. 음양의 밸런스가 이루어져야 결혼 생활도 행복하게 이어질 수 있는 것입니다. 30대 후반이 되고 40대가 되면 음기가 양기를 누르고 서서히 세력을 과시합니다. 이때부터 몸에 이상 신호가 오고 조금씩 아프기 시작합니다. 이쯤 되면 영양제도 선택해서 챙겨 먹습니다.

40대가 지나면 영양소 과잉으로 발생할 수 있는 대사증후군이 슬슬 나타나기 시작합니다. 섭취한 음식에서 영양소를 사용하고 남은 영양소를 태워야 하는데 양기가 떨어져 못 태우거나 너무 많이 들어온 것이죠. 에너지로 태워지지 않고 남은 잉여의 영양소는 고스란히 중부 지방, 간장을 비롯한 장기와 조직, 혈액 속에 쌓여 버립니다. 그러면서 혈압, 당뇨, 고지혈증, 지방간 같은 대사증후군이 나타나기 시작합니다. 세월의 흐름에 따라 생기기도 하지만 영양소가 넘쳐나서 생기는 것이기 때문에 일명 임금증후군이라 불러도 될 것 같습니다. 대사증후군은 임금들이 너무 많이 먹고 움직이지 않아서 생긴 질환입니다. 우리가 이 기회에 임금도 한번 해 보는 것이죠.

세월이 흘러 50대에 이르면 눈도 슬슬 침침해지고 몸도 쑤시는 등 잔잔한 고장들이 나타납니다. 슬픈 현실이지만 당연한 인생의 이치라 볼 수 있습니다. 게다가 여성에게는 갱년기라는 놈이 슬슬 접근하기 시작합니다. 이 시기에는 오메가3 같은 영양제를 추가해서 섭취하거나 루테인 같은 제품을 추가로 챙겨 먹습니다. 음식으로 먹으면 안 되냐고요? 이젠 소화 흡수력도 떨어져서 많은 영양분이 변기 속으로 그냥 직행하기 시작하는 만큼 챙겨 먹는 게 좋습니다.

60대가 되면 양기는 더 떨어집니다. 은퇴와 맞물려서 남자는 집에 눌러앉습니다. 양기가 떨어진 데다 돈도 못 벌어오는 신세인데 전립선이라는 놈까지 슬슬 찾아옵니다. 대사증후군에 전립선까지, 거기에 돈도 없는 상황이라면 진퇴양난입니다. 이런 시기에는 부부가 서로서로 잘해서 슬기롭게 대처해야 합니다. 물론 자식들도 부모님한테 좀 더 신경 쓰는 게 좋겠죠. 음식도 신경 써서 먹고 약도 잘 복용하고 영양제도 챙겨 먹어야 하는 시기입니다. 음양이 뭐 별건가요? 이런 것이 음양이죠.

음양으로 보면 우리 인간은 서서히 식어 가는 것입니다. 그렇다고 너무 슬퍼할 필요는 없습니다. 당연한 우주의 이치니까요. 우리네 인생은 따뜻하게 태어나서 20대 전후에 최고로 뜨거운 시절을 보내다가 조금씩 식어 가는 것입니다. 가수 노사연의 명곡 〈바램〉의 가사가 생각납니다. "우리는 늙어 가는 것이 아니라 조금씩 익어 가는 것이다."라고 하는데, "우리는 늙어 가는 것이 아니라 조금씩 식어 가는 것이다."라고 표현할 수도 있겠습니다.

행복은 멀리 있지 않다고 합니다. 행복은 가까운 곳에서 늘 함께 하는 것입니다. 나이의 많고 적음을 떠나서 지금 이 순간에 존재하고, 지금 이 순간의 삶을 행복하게 살면 행복한 인생입니다. 이 글을 보는 모든 사람에게 행복을 선물합니다.

고름
이야기

살다 보면 흔히 뾰루지도 생기고 종기도 생깁니다. 뾰루지나 종기 같은 것들은 저절로 없어지기도 하고, 시간이 흐르면서 더욱 커져서 결국 고름이 생기기도 합니다. 고름이 생기면 억지로 짜기도 하고, 습윤밴드를 붙이기도 합니다. 어쨌든 고름이 생기면 짜든지, 습윤밴드로 흡착시키든지 하는데, 과연 이 고름이 무엇일까요?

세균 같은 적들이 침입해서 증식하면 우리 인체는 방어 기전이 발동됩니다. 보통의 방어 기전으로 우리의 면역 부대인 백혈구가 출동합니다. 이렇게 인체에서 적들과 치열히 싸우고 죽은 백혈구 사체가 고름입니다. 백혈구 부대 중에서 대표적인 면역 부대인 호중구의 사체로 볼 수 있습니다. 우리 몸을 지키기 위해 장렬히 싸운 백혈구의 고귀한 희생이 고름인 것입니다.

고름을 보면 쭉 짜서 더럽다고 휴지통에 버려야 할까요? 한번쯤은 우리 몸을 위해 장렬히 싸워 준 고름님에게 감사의 인사 정도는 해야 하지 않을까 합니다. 더욱 예를 갖춘다면 감사한 마음으로 뒤뜰에 묻어 주는 것도 좋겠죠. 우리 인간이 왕이라면 왕의 제국을 지키기 위해 거룩하게 희생한 용사가 고름이라고 정리할 수 있겠습니다.

인체는 건강한 상태에서 항상성(homeostasis)이란 기능을 유지하며 늘 일정한 상태를 유지합니다. 우리 몸은 아무리 깨끗이 관리한다 해도 세균이 존재하기 마련인데 대략 1000조가 넘는 미생물이 존재한다고 합니다. 더 많을 수도 있겠죠. 이 미생물들과 우리 몸은 서로 협력하기도 하고 경쟁하기도 하는 등 긴장 상태를 적당히 유지하며 지내는 것입니다. 우리 몸도 건강을 위해서 해야 할 일이 많기 때문에 늘 싸울 수만은 없습니다. 외부 세력과 우리 몸의 면역력이 적당한 선에서 밸런스를 유지하는 것이죠.

하지만 외부에서 세균이나 바이러스가 침투하거나, 우리 몸의 세균이 균형 상태를 깨뜨리고 증식을 하면 우리 몸은 이에 대한 방어 기전으로 면역반응을 일으킵니다. 사이토카인, 히스타민, 항미생물펩티드 등의 방어 물질을 분비하며 전투를 시작하는 것입니다. 혈관을 확장하고 혈액량을 늘려서 그 부위에 많은 혈액이 몰리게 합니다. 많은 백혈구 부대원이 모이고 혈관 투과성이 증가되어 백혈구 부대는 혈관 밖으로 빠져나가 공격받은 조직으로 이동합니다. 혈관 투과성이 증가되면 혈액 속에 있던 단백질도 수분과 함께 혈관을 빠져나가 조직으로 이동합니다.

세포와 세포 사이에 존재하는 세포의 외부 환경을 '세포간질액(interstitial fluid)'이라고 하는데, 이렇게 세포간질액에서 부종이 생기는 것입니다. 혈관은 빨갛게 부풀어 오르고 혈관 밖의 세포간질액도 단백질과 수분으로 가득 차는 것이죠. 여기에 더해 염증, 통증, 혈액 응고 등의 작용을 하는 프로스타글라딘 호르몬이 분비됩니다. 이 물질의 생성을 차단하는 것이 우리가 흔히 아는 소염진통제 아스피린의 기전이라고 보면 됩니다. 치과 치료나 내과 검사에서 출혈 문제로 아스피린 복용을 중단시키는 것은 이러한 기전 때문입니다.

어떤 외부 세력에 대항하여 싸우려면 혈액이 몰리는데, 그래야 더 많은 백혈구가 모일 수 있기 때문이죠. 외부 세력과 싸우려면 군사들을 모아야 하는 것입니다. 염증은 한마디로 몸속에서 일어나는 전투입니다. 이 전투에서 우리 몸의 면역 부대가 승리하면 염증은 가볍게 사라져 버립니다. 하지만 이 전투가 치열해지면서 적의 군사들뿐만 아니라 우리의 군사들도 장렬히 전사합니다. 이렇게 해서 고름이 생기는 것이죠.

고귀한 희생을 치르더라도 승리하면 되는데, 우리네 삶이 또 그렇게 녹록한 것이 아니잖아요. 치열한 전투 속에서 우리의 군사들이 계속 밀리면 염증이 악화되고 조직 파괴가 더 심해집니다. 아군의 피해가 막심해지는 거죠. 전투에서 계속 밀리는 상태가 되면 외부에 지원 사격을 요청해서 적들에게 포탄을 쏟아 붓습니다. 그 이름이 바로 항생제입니다.

이렇게 전세가 역전되면 우리의 면역 부대는 적을 소탕하고 육탄전까지 벌여서 고지를 점령합니다. 전투에서 승리한 기쁨도 잠시, 전투에서 생긴 여러 가지 잔해물도 제거해야 하고 손상된 조직도 복구해야 합니다. 전투에서 장렬히 전사한 면역 부대의 사체와 잔해물이 정리되고 손상된 조직이 복구되면 염증 전투가 종료되었다고 볼 수 있습니다.

세균이나 바이러스 문제가 아닌 염증도 있습니다. 우리가 어디 부딪히거나, 삐거나, 무리해서 운동하는 등 외부 원인으로 생기는 염증입니다. 이런 외부 충격이나 체력 이상의 무리한 움직임이 생기면 우리 몸은 세균 염증과 똑같이 반응합니다. 우리 몸을 방어하고 복구하기 위해 그 부위의 혈관이 부풀어 오르고 혈액이 몰립니다. 염증이 생기는 것이죠.

보통 이럴 때는 염증 유발 물질과 혈액이 몰리지 않게 혈관을 수축시키는 냉찜질을 해서 염증을 예방합니다. 야구에서 투수가 완투를 하고 어깨에 징징 감는 것이 있습니다. 냉찜질로 혈관을 수축시켜서 혈액이 몰리는 걸 방지하고 혈관 투과성이 증가되는 걸 방지해서 염증을 예방하는 것이죠. 운동선수는 몸을 과도하게 사용하기 때문에 염증과 통증 예방을 위해 냉찜질을 하는 것입니다.

하지만 보통 사람은 염증 초기에는 냉찜질로 혈관을 수축시켜서 염증이 커지는 것을 예방하고, 며칠이 지나면 염증을 빨리 치료하기 위해 온찜질을 하는 것이 좋습니다. 혈관을 확장시켜 혈액순환이 잘되게 함으로써 염증을 없애는 것이죠.

멍은 외부 충격에 의해 혈액이 응고되어 고인 것인데, 한방에선 어혈의 일종으로 봅니다. 또한 부딪히지도 않았는데 멍이 자주 드는 사람은 혈액순환에 문제가 있다고 보면 됩니다. 간에 문제가 생겨도 멍이 자주 들 수 있습니다. 노인이 되면 멍이 저절로 생기는 일이 잦습니다. 이럴 때 오메가3를 섭취하면 호전되는 사례가 많습니다.

이렇듯 우리 몸은 늘 내부 세력과 외부 세력의 긴장 속에서 균형을 이루고 있습니다. 밸런스를 이루는 것이죠. 면역 밸런스입니다. 어떤 이유에서든 이 균형이 무너지면 몸이 아픕니다. 염증이 생기는 것이죠. 이 면역 밸런스가 무너지지 않도록 우리 몸의 면역 부대원들이 지금도 열심히 일하고 있습니다. 우리 몸의 면역 밸런스를 유지하기 위해 항상 열심히 일하는 체내의 수많은 면역 부대원에게 감사의 마음을 전해야겠습니다.

아토피
이야기

인간이 세상에 태어나면 태열이 생길 수 있습니다. 태열도 아토피의 일종이죠. 세상에 나오자마자 이런 풍파를 경험하는 게 안타깝지만 긴 인생으로 보면 아주 사소한 일에 불과합니다. 태어나서 생긴 태열은 시간이 조금 지나면 자연스레 사라지는데, 아토피는 쉽게 사라지지 않습니다. 태열은 태어나면서 갑작스러운 외부 환경에 적응되지 않아 생긴 일시적인 염증반응이고, 아토피는 어떤 외부 요인에 의해 지속적으로 일어나는 염증반응으로 볼 수 있습니다.

아토피는 흔히들 면역 과잉 질환이라고 말하는데, 질환이라고 할 수도 있고 아니라고 할 수도 있습니다. 염증은 외부 자극에 대한 우리 몸의 방어 기전인데, 아토피도 이런 정상적인 면역반응인 것입니다. 각종 화학 제품, 환경 호르몬 등 화학적 외부 자극에 대한 우리 몸의 방어 기전입니다. 하지만 어느 정도의 반응 이후에는 우리의 면역이 적응해야 되는데 적응하지 못하고 계속 반응하는 것이 아토피입니다.

아토피의 원인은 대략 2가지로 정리해 볼 수 있습니다. 첫째는 예전보다 생활 환경이 너무 깨끗하게 위생적으로 변한 것이고, 둘째는 외부의 유해 화학 물질이 증가한 것입니다.

첫 번째 원인에 대해 말하자면, 예전에 시골에서는 들판에 나가 뛰어놀고 흙과 교감하는 등 각종 세균이나 외부 자극 물질을 자주 접하며 성장했습니다. 머리도 매일 감지 못하고 목욕은 명절 때나 겨우 하는 정도였습니다. 머릿니도 일상이었죠. 옷 한 벌로 한 계절을 보내는 등 조금은 비위생적인 생활을 했습니다. 지금 기준으로 보면 상당히 비위생적이라 볼 수 있습니다. 도시 생활도 시골 생활과 크게 다르지는 않았죠.

하지만 지금은 너무나 청결한 생활로 바뀌면서 이러한 면역력 적응의 경험이 없어졌습니다. 면역도 경험이고 실전입니다. 면역 시스템이 이러한 경험을 제대로 하지 못하면 면역 통제력이 약해질 수밖에 없습니다. 그런데 아이 옷에 흙이 조금만 묻어도 야단법석을 떨고, 잘 놀고 들어온 아이에게 흙이 묻었다고 혼내기도 합니다. 집 안은 먼지 한 톨 없게 깔끔히 청소합니다. 이런 청결함이 아이나 우리의 면역 시스템에 결코 좋은 것은 아닙니다.

우리의 면역은 외부 환경과 자주 부딪히고 경험하면서 그 힘을 길러 나갑니다. 그러면서 면역 시스템을 정립하는 것이죠. 아이는 놀이터나 잔디밭에서 뛰어놀아야 합니다. 물론 우리 성인도 마찬가지겠죠. 아이는 놀이터에서 놀다가 흙 묻은 손가락을 빨기도 합니다. 이렇게 흙도 먹어 보는 것이죠. 시골 생활이 공기도 좋고 물도 좋아서 건강에 유익하겠지만, 사실은 자연과 함께 하기 때문에 건강에 유익한 것입니다. 자연에 존재하는, 있는 그대로의 외부 물질과 함께 하는 과정에서 면역력을 키워 가며 면역 경험을 올리는 것이죠.

도시는 너무나 청결을 강조합니다. 청결이 위생에는 좋을지 몰라도 우리 몸의 면역 시스템에서는 전혀 좋은 것이 아닙니다. 과도한 청결이 인체의 면역력을 떨어뜨리는 것이죠. 무조건 청결을 강조하는 게 과연 옳은 길일까, 건강하게 사는 길일까 하는 의문을 가져 봅니다.

우리 인간이 사회생활에서 얻은 많은 경험을 바탕으로 난관을 극복해 나가듯이, 우리 면역 부대도 일상생활에서 얻은 많은 면역 경험을 바탕으로 면역 난관을 극복해 나갑니다. 인체의 면역 시스템은 건강의 전부라고 해도 과언이 아닌 터, 면역력을 약하게 만드는 것은 피해야 합니다. 면역력은 우리의 생명이기 때문입니다. 이렇게 중요한 우리의 면역 시스템을 우물 안 개구리로 만들면 안 되는 것이죠.

어린 시절 말벌에 쏘여 눈탱이가 밤탱이가 되도록 부은 적이 있는데 그때 할머니가 된장을 발라 주었습니다. 말벌에 쏘여 아픈 것보다 된장 냄새가 너무 지독해서 힘들었던 기억이 납니다. 이렇듯 벌에게 쏘이고 모기에게 물리고 하면서 면역력이 성장하는 것이죠. 마음은 깨끗하게, 몸은 조금 덜 깨끗하게!

두 번째 원인에 대해 말하자면, 우리의 생활 환경이 각종 화학 물질에 너무 심하게 노출되어 있습니다. 새 아파트나 새 건물에 들어가면 각종 냄새가 많이 납니다. 시멘트, 페인트, 본드, 벽지 등에서 많이 나겠죠. 예전에 경험하지 못한 각종 화학 물질이 증가함으로써 아토피라는 피부 증상이 늘어난 것입니다.

하지만 아토피는 우리 신체에 대한 경고입니다. 유해 물질이 있으니 피하라는 신호를 주는 것입니다. 우리 몸을 방어하기 위한 면역반응이 작동한 것이지만 장기적으로 너무 오래 지속되면 문제가 됩니다. 이러한 외부 환경에 과잉으로 장기간 면역 시스템이 작동하는 것이 아토피인 것이고, 이런 외부 환경에 면역 시스템이 적응한 것이 보통 사람들입니다.

우리 몸의 면역반응은 한쪽으로만 작동하는 것이 아니라 면역반응을 촉진하기도 하고 면역반응을 억제하기도 합니다. 아토피는 면역력이 촉진된 상태에서 적당히 휴전하지 않고 억제시키는 면역력이 생기지 않은 것으로 보는데, 시간이 지나 면역 억제 반응도 나타나면서 외부 자극에 적응합니다. 외부 세력과 적당히 타협해서 밸런스를 유지하며 아토피가 서서히 없어지는 것입니다.

이렇게 대부분은 적응해 나가는데 30대, 40대가 넘어도 아토피가 좋아지지 않으면 억제 면역력 작동에 문제가 있는 것이죠. 억제 면역력이 오랜 시간 작동하지 않고 아토피가 길게 지속된다면 하나의 질환으로 볼 수 있습니다. 하지만 세월이 더 흐르면서 대부분 좋아집니다. 억제 면역력과 상관없이 양기가 떨어져 면역력 자체가 약해지면 아토피도 약해지기 마련입니다. 면역력 자체가 떨어져서 더 이상 외부 자극에 반응하지 않으면 아토피는 서서히 사라지는 것입니다.

부모님 세대가 도시 환경에 적응하면서 자식 세대는 아토피가 많이 사라질 거라 예상됩니다. 1990년대 초 100만 호를 외치며 아파트를 대량으로 건설하고 아파트에 거주하기 시작하면서 새로운 환경을 한 번도 경험하지 못한 어린이나 성인에게 아토피가 많이 발생했다고 봅니다. 대략 한 세대에 가까운 시간이 흐른 지금은 우리 몸이 많이 적응했고, 다음 세대인 어린이와 청소년들은 어느 정도 적응력이 생겼으므로 아토피는 서서히 줄어들 수밖에 없을 것입니다. 물론 새로운 유해 물질이 등장하지 않는다는 조건이 있어야겠죠.

시간이 흐르고 우리 몸이 어느 정도 적응하면서 아토피가 줄어드는 것입니다. 한 세대에서 다음 세대로 또 넘어가면 아토피는 더 줄어들 것입니다. 우리 인간은 주어진 환경에 적응하게 되어 있습니다. 실제 아토피로 고생하는 사람은 정말 괴롭습니다. 가렵고 진물이 흐르고 잠도 제대로 못 자는 등 일상생활이 어려울 정도로 심한 경우도 많습니다.

치료제로 쓰이는 스테로이드 약물은 그때뿐인 데다 장기간 사용 시 약물 부작용도 만만치 않은 게 현실입니다. 아토피에 좋다는 것을 찾아서 이것저것 해 보지만 쉽게 해결되기가 어렵습니다. 가능한 한 현대 사회에서 만든 각종 화학 물질을 피하고 주변을 친환경으로 바꾸는 게 최우선이 아닐까 합니다.

음양으로 보면 아토피를 열증으로 볼 수 있습니다. 과도한 양의 기운으로 나타나는 증상인데 이것도 세월이 흘러 어느 시점이 되면 대부분은 사라집니다. 우리 인간은 서서히 식어 가기 때문이죠. 아토피는 억제 면역의 부재로 우리 면역 시스템이 외부 물질에 적응하지 못해서 발생하는 것입니다. 인생을 살다 보면 세상과 적당히 타협할 것인지, 나만의 삶을 살 것인지 선택의 갈림길에 서는 경우가 많습니다. 아토피를 대하는 자세처럼 외부 세력과 무조건 싸울 것인지, 적당한 타협으로 밸런스를 유지하면서 현실을 선택할 것인지 한번 생각해 봅니다.

10대, 20대의 고민인 여드름에 대해 이야기하겠습니다. 여드름도 면역 질환입니다. 여드름은 모낭 쪽 피지선에서 피지 배출이 제대로 되지 않아 세균 증식이 일어나는 염증 질환입니다. 피지 때문에 세균 증식이 일어났는지, 세균이 증식되어 피지 배출이 안 되었는지는 잘 모르는 일입니다. 닭이 먼저인지, 달걀이 먼저인지.

가장 중요한 사실은 여드름이 생기는 원인을 정확하게 알지 못한다는 것입니다. 여드름의 원인도 정확하게 알아내지 못한 것이 현실이니, 우리 인간의 갈 길이 아직 멀다고 느껴집니다. 여드름은 우리 인생에서 가장 뜨거운 시기에 일어나는 열성 질환으로 인체의 열 때문에 발생하는 거라고 판단합니다.

여드름도 우리 몸의 면역반응 중 하나입니다. 여드름은 인체 내에 있는 여드름균에 대한 면역반응입니다. 이 균과 싸워서 생기는 것이 여드름인 것이죠. 10대, 20대에서 가장 활발하게 나타나는 이유는 가장 혈기 왕성한 시절이기 때문입니다. 몸에 양기가 가득하고 열도 최고조로 오른 상태입니다. 면역력이 최고조로 오른 상태라는 뜻이겠죠.

이 시기에는 여드름균을 그냥 놔두지 않습니다. 양기가 넘치고 열이 넘치니까 싸우는 것입니다. 여드름균이 조용히 있겠다고 해도 10대의 몸은 그냥 조용하게 놔두지 않고 싸우는 것입니다. 시비를 거는 거죠. 이 시절에는 우리 면역력이 약간의 세균 증식도 허용하지 않고, 균과의 적당한 밸런스 유지도 허용하지 않는 것입니다. 억제 면역이 전혀 작동하지 않고 그냥 밀어붙이는 것입니다. 양의 기운이 남아도니까요. 이것이 청춘의 힘입니다. 또한 열은 하강하지 않고 상승하는 성질이 있기 때문에 가슴 위쪽인 얼굴 주위에 여드름이 나는 것입니다.

10대가 왜 무서운지 알겠죠? 이 시기에는 관용이나 타협이 없습니다. 무조건 싸우는 겁니다. 가장 뜨거웠던 시절을 떠올리며, 식어 가는 인생 선배들이 어느 정도는 이해해야 한다고 생각합니다. 10대 때는 어쩌다 눈이 마주치면 "뭐?"라고 합니다. "왜?"도 아니고 "뭐?"라고 퉁명스럽게 말합니다. 그냥 "예뻐서."라고 대답하면 "아이, 짜증 나." 하고 인상 쓰며 자기 방으로 들어가 버립니다. 누구 이야기냐고요? 드라마에서 한번씩 나오는 내용입니다.

세월이 흘러 20대가 되면 어느 정도 좋아집니다. 20대가 되면 억제 면역 체계도 조금씩 발동하기 시작하고, 면역 시스템의 밸런스도 어느 정도 자리를 잡아 갑니다. 나이가 조금씩 들면 들수록 여드름은 없어지는 것이죠. 양기도 조금은 떨어졌고 우리 몸의 면역 시스템도 싸워 봤자 득이 될 게 없으니 휴전 상태로 적응했다고 보면 될 것 같습니다. 이때가 되면 대화도 좀 되고 타협도 좀 하게 되는 것이죠. 일단 덜 무서워집니다.

여드름도 아토피처럼 지나가는 하나의 현상이라 볼 수 있는데, 한참 예민한 사춘기에는 신경이 많이 쓰일 겁니다. 그래서 여드름 비누, 바르는 약, 여드름 습윤밴드 등으로 일단 이 시기를 처리합니다. 그렇다면 이 시기를 지났는데 우리는 왜 여드름이 안 생기지, 하고 생각할 수도 있습니다. 우리 성인의 몸에도 여드름균은 있겠죠. 하지만 우리는 어른이니까 어느 정도 여드름균에게 관용을 베푸는 것입니다. 아니, 조금 있는 여드름균과 어느 정도의 밸런스를 유지하는 것이겠죠. 서로 싸우면 우리 몸도 피곤해집니다. 인체에서 아주 많은 기능을 수행하는 면역 부대가 다른 중요한 임무를 수행하기 위해 여드름균과 서로 노터치한다고 볼 수도 있겠습니다. 이렇듯 관용이든 타협이든 서로 간에 적당한 밸런스를 유지해 나갑니다. 한마디로 우리 몸이 반응하지 않는 것입니다.

아토피와 여드름을 구분하자면 아토피는 외부 환경에 대한 면역반응이고, 여드름은 내부 환경에 대한 면역반응으로 볼 수 있습니다. 증상의 정도와 지속 기간을 떠나서 여드름도 아토피처럼 지나가는 것입니다. 양기 충만의 표출로 볼 수 있습니다. 여드름을 청춘의 꽃이라고 일컫는 이유죠. "아프니까 청춘이다."라는 말이 있는데 저는 공감하지 않습니다. 대신 "뜨거우니까 청춘이다."라고 표현하겠습니다.

다래끼 이야기

다래끼는 의학 용어로 맥립종이라고 하는데 인체의 면역력이 떨어지면 한번씩 생겨납니다. 아토피, 여드름을 지나서 30대가 되면 우리 몸의 음양 밸런스가 최고로 조화를 이룬다고 이야기했습니다. 이때가 결혼 적령기라고도 이야기했는데, 음양 밸런스가 가장 조화롭고 가장 건강한 시절이 30대라고 생각합니다. 이 30대를 거치면서 여드름은 점점 없어지고 다래끼나 뾰루지 같은 것들이 생겨납니다.

우리가 한번씩 무리해서 피곤해지면 순간 면역력이 떨어질 수 있습니다. 이런 상황이 되면 다래끼나 뾰루지가 생깁니다. 우리가 방심한 틈을 타서 몸 안에 있던 세균들이 밸런스를 깨고 증식해 버리는 것입니다. 여드름과는 정반대인 상황이죠. 조금 피곤해졌다고 제멋대로 치고 들어오는 것은 명백히 규정 위반인데, 세상사나 몸속이나 모든 것이 힘의 논리로 돌아가나 봅니다. 이렇게 해서 생긴 염증반응이 다래끼인 것입니다.

다래끼는 개인의 일시적 면역 상태에 따라 생기는 것으로 전염되지는 않습니다. 치열한 전투 끝에 전사한 백혈구와 전투 잔해물이 얽힌 게 고름입니다. 이 국소적 전투에서 가볍게 승리하면 다래끼나 뾰루지는 없어집니다. 다래끼도 면역반응인 것이죠.

우리 몸에는 아주 많은 종류의 세균이 살고 있습니다. 우리의 백혈구 부대는 많은 종류의 세균과 적당한 밸런스를 유지하면서 평화롭게 지냅니다. 이 평화로운 밸런스가 무너지면 인체에서 전투가 벌어지는데, 세월이 흐름에 따라 전투 횟수가 줄어듭니다. 세균이 어느 정도 증식했는데도 인체의 면역 부대가 제대로 반응하지 않습니다. 이것이 양기 저하, 면역력 저하입니다.

세월이 흘러흘러 나이가 더 들면 이제 뾰루지가 생기지 않습니다. 우리 몸이 계속 식어 가는 것이죠. 제 경험상 연세가 많은 어르신이 다래끼약을 사서 복용하는 일은 흔치 않습니다. 우리 몸이 그만큼 냉해지고 양기가 떨어졌다는 건데, 한마디로 면역력이 저하된 것입니다. 저 역시 예전에 가끔 생기던 뾰루지가 요즘은 잘 안생깁니다. 그만큼 제 몸이 식었다는 거겠죠.

살다 보면 가끔씩 뾰루지가 생기곤 합니다. 이럴 때는 우리 다같이 "반갑다, 뾰루지야!"라고 외쳐 보면 어떨까요? 다래끼나 뾰루지가 생기면 아직 쌔라 있네, 라고 생각해도 좋을 것 같습니다. 어제는 이미 지나갔고 내일은 아직 오지 않았다. 내 인생 최고의 날은 바로 오늘이다!

알레르기 이야기

앞에서 이야기한 염증, 고름, 아토피, 여드름, 다래끼처럼 알레르기도 염증반응에 속하는 면역반응입니다. 면역반응을 담당하는 면역 시스템에 문제가 생기면 인체는 질환에 걸리고 건강이 무너져버립니다. 일상에서 쉽게 보는 알레르기 질환은 피부 알레르기, 알레르기성 비염, 알레르기성 천식 등이 있습니다. 우리가 흔히 말하는 습진도 알레르기 반응이고, 앞에서 말한 아토피도 알레르기 반응의 일종입니다.

그러면 알레르기는 왜 발생하는 걸까요? 체질이죠, 면역적인 체질. 면역반응은 방식이 다양한데 체질상 어떤 물질에 특이적으로 면역반응을 일으키는 것이 알레르기입니다. 알레르기를 일으키는 다양한 알러겐(알레르기 유발 물질)에 인체의 면역 부대가 반응하는 것이 알레르기이며 알러겐의 대부분은 단백질이라고 보면 됩니다. 단백질이 우리 몸의 면역 시스템에 없어서는 안 되는 중요한 물질인데 여기서는 또 알레르기 유발 물질이 됩니다. 세상에는 얻는 것이 있으면 잃는 것도 있는 법이죠.

단백질 이야기에서 단백질의 종류가 무한대로 이어진다고 했습니다. 이렇게 많은 단백질 중에서 몸에 좋은 것도 있고 몸에 해로운 것도 있는 게 어찌 보면 당연하다는 생각이 듭니다. 일단 체질적으로 알러겐이라는 유발 물질이 우리 몸을 자극하면 우리 몸은 외부의 적이라고 판단하여 면역 체계가 작동합니다. 여러 면역 체계가 집중하는데 그중에서 백혈구의 하나인 비만세포를 비롯한 다양한 면역 부대가 출동합니다. 비만세포는 알러겐에 맞서기 위해 탈과립을 하면서 여러 가지 방어 물질을 내보내는데 그중 한 가지가 히스타민이라는 물질입니다. 이렇게 방출된 히스타민은 혈관 확장, 기관지 수축, 점액 분비 증가, 위산 분비 증가, 평활근 수축 등의 역할을 합니다.

혈관 확장 → 습진, 알레르기성 피부염, 아토피

기관지 수축 → 천식

점액 분비 증가, 비충혈 → 알레르기성 비염

이렇게 혈관이 확장되고 혈관벽 투과성이 증진되면 거기에 각종 면역세포가 모여서 염증반응을 일으킵니다. 히스타민이 판을 깔아 놓으면 거기에 여러 면역반응 세포가 모여 염증반응을 일으킨다고 보면 될 것 같습니다. 히스타민 외에도 여러 백혈구 세포에서 각종 사이토카인 물질이 분비되며 복잡한 면역반응이 일어나는 것입니다. 간단하게 이 정도의 과정을 거쳐서 면역반응이 일어난다고 알아 두는 걸로 충분합니다. 이렇게 살펴보면 감기나 피부 질환에 알레르기약이 두루두루 사용되는 걸 이해할 것입니다.

이러한 히스타민 물질의 작용을 막아내는 것을 항히스타민제라고 합니다. 우리가 아는 알레르기약이죠. 항히스타민 제품의 가장 큰 부작용이 졸음인데 요즘은 많이 개선된 제품이 나오고 있습니다. 요즘은 알레르기약이 아니라 항히스타민제라고 말하는 사람도 있습니다. 이 정도로 작용하면 생명에 지장이 없는데, 이 알레르기가 치명적으로 작용할 경우 전신 반응인 '아나필락시스'라는 쇼크 상태에 빠질 수도 있습니다. 호흡 곤란, 혈압 강하, 부종 등의 증상을 일으키는데 심하면 쇼크, 질식사로 이어지기도 합니다. 이런 쇼크 상태에 빠지면 아드레날린(에피네프린)을 투여해서 치료합니다. 심장의 출력을 높이고 혈관을 수축하고 기관지를 이완하여 몸을 회복시켜 줍니다.

또한 비만세포의 탈과립을 막아서 알레르기 반응을 야기하는 매개 물질을 줄이기도 합니다. 영화를 보면 응급 상황에서 아드레날린 주사를 가져오라고 고함치는 장면이 있습니다. 이런 기전으로 응급 상황을 벗어나게 해 준다고 보면 될 것 같습니다. 알레르기 반응 또한 우리 몸의 방어 기전인데 너무 과하게 방어하면 이렇듯 생명까지 왔다 갔다 할 수도 있습니다. 체질의 문제이기 때문에 알레르기가 있는 사람은 알러겐을 피해야 합니다.

알레르기약으로 항히스타민제와 더불어 스테로이드 제제가 있습니다. 아주 강력한 알레르기약입니다. 항히스타민제는 국소적인 알레르기 반응을 차단하는 것이고, 스테로이드 제제는 인체의 전체적인 면역 시스템을 차단한다고 볼 수 있습니다. 스테로이드 제제는 체내 면역 부대의 수와 활성도를 감소시키는 작용을 하는데, 스테로이드는 따로 이야기하겠습니다.

프로바이오틱스
이야기

프로바이오틱스라고 하니까 엄청 있어 보이고 왠지 고급스러운 느낌이 드는데, 사실 그렇게 특별한 것은 아닙니다. 우리 몸의 유익균이라는 뜻인데 어느 때부터인가 프로바이오틱스 전성시대가 되었습니다. 요즘 TV 건강 프로그램에서 뭐가 좋다고 하면 바로 난리가 납니다. 장에서 정말 중요한 파수꾼 역할을 하고, 장 면역에 없어서는 안 되는 것이 프로바이오틱스입니다.

유익균은 대장의 상피세포를 튼튼하게 함으로써 대장을 보호하고 유해균의 증식을 억제하며, 대장의 나쁜 독소를 중화함으로써 건강한 대장을 유지해 줍니다. 프로바이오틱스는 다양한 효소를 만들어 분비함으로써 대장에 이로운 기능을 수행하는데, 한마디로 대장의 면역을 담당하는 면역 지킴이라고 보면 될 듯합니다.

이렇듯 대장에서 중요한 역할을 하는 것이 프로바이오틱스니까 프로바이오틱스 제품을 구입해서 먹어야 할까요? 한번 살펴보겠습니다. 동양인, 특히 한국인은 발효 음식을 많이 먹습니다. 물론 식단이 서구화되면서 기름진 음식도 많이 먹겠지만 그래도 전통 음식이 차지하는 비중이 큽니다.

많은 전문가가 발효 음식에 들어 있는 유익균이 위장에서 강한 산성을 만나 죽기 때문에 대장까지 살아서 가지 못한다고 이야기합니다. 과연 그럴까요? 유익균 제품을 섭취하지 않은 사람의 대장에도 유익균이 아주 잘 살고 있습니다. 유익균 제품을 섭취하지 않은 사람의 대장에 있는 유산균은 하늘에서 뚝 떨어진 게 아니죠.

대학 때는 위산 때문에 위에서는 병원체가 살 수 없다고 배웠습니다. 근데 지금은 위에 사는 '헬리코박터 파이로리' 균이 위장병의 주범이라고 합니다. 우리는 그냥 '헬리콥터' 균이라고 부르죠. 두두두, 하늘을 날아다니는 헬리콥터. 암튼 위산 때문에 유익균이 다 죽는다는 말은 근거가 없습니다. 죽기야 죽겠죠. 하지만 살아남는 유익균도 있다는 것입니다.

비록 위장에서 아군의 피해가 컸지만 위산의 위협에서 벗어난 우리의 유익균은 험난한 소장의 길을 통과하여 대장에 도달합니다. 고난의 행군을 통해 무사히 대장에 도착했건만, 우리 군사들을 살펴보니 수십 마리밖에 살아남지 못한 것입니다. 수십억 수백억 아군이 입으로 들어왔건만 이 험난한 행군에서 대부분 전사한 것이죠. 이쯤 되면 프로바이오틱스로 지원 사격을 해야 하는 거 아닌가요? 그러면 좋겠지만 우리 몸을 희생시킨 이유가 있습니다.

일단 강한 유산균만 살아서 대장까지 왔을 것입니다. 적자생존의 법칙이죠. 프로바이오틱스는 한 마리가 하루에만 수십억 개 이상으로 증식한다고 합니다. 단위가 억입니다. 억억 소리가 나니 정말 대단한 증식입니다. 이렇게 증식된 유익균은 대장에서 유해균의 증식을 억제하고 유해균과 적당한 밸런스를 유지하며 고유의 역할을 하는 것입니다.

　이렇게 잘 돌아가는 대장에 프로바이오틱스 제품까지 섭취하면 한꺼번에 수백억 마리의 프로바이오틱스가 대장에 도달합니다. 여기에 놀란 유해균도 증식을 하겠지만 수에서 한참 밀려 버립니다. 이렇게 들어온 유익균은 또 증식을 하고요. 살아남지 못하고 죽는 유익균도 있겠지만 그 수가 정말 많아질 텐데, 이 유익균들은 뭘 먹고 살아야 하나요? 먹이가 필요한데 먹을 게 없네요.

　이렇게 되면 대장의 상피세포를 갉아먹습니다. 처음에는 조그마한 상처로 시작되겠지만 시간이 지나면 지날수록 염증이 악화될 수 있는 것입니다. 프로바이오틱스를 먹어서 패혈증에 걸리는 사람이 있는데 이런 현상으로 보면 됩니다. 이런 부작용을 피하기 위해 요즘 프리바이오틱스란 제품이 새롭게 출시되었습니다. 유익균의 먹잇감을 이렇게 표현한 것인데, 누가 이름을 지었는지 모르지만 정말 잘 지었다는 생각이 듭니다. 게다가 포스트바이오틱스까지 나오는데 이름이 예술입니다. 프리바이오틱스는 올리고당, 식이섬유 등을 가리키는데 인체 소화기관에서 소화되지 않는 다당류라고 보면 됩니다. 이쯤 되면 병 주고 약 주고 하는 것이라 볼 수도 있습니다. 멀쩡한 몸에 프로바이오틱스 넣고, 부작용 생각해서 프리바이오틱스도 넣고 말입니다.

그럼 프로바이오틱스 제품을 먹지 않으면 어떻게 될까요? 대장의 유익균이 수십억 단위로 증식한다고 했는데, 우리는 식이섬유가 풍부한 채소와 해조류만 충분히 먹으면 됩니다. 먹이만 충분히 제공하면 대장은 저절로 건강하게 잘 돌아가는 것이죠. 풀 많이 먹으라는 이야기입니다. 그래서 식이섬유, 식이섬유 하는 것입니다. 식이섬유는 배변 활동을 원활히 하고 대장의 상피세포를 보호하기 때문에 일석삼조라 할 수 있습니다.

프로바이오틱스 제품은 대장에 질환이 있는 사람을 위한 것이지 대장이 건강한 사람이 먹을 영양제는 아니라고 판단합니다. 평상시 식이섬유만 충분히 섭취하면 대장은 건강하게 유지될 수 있습니다. 화장실 잘 가고 대변에 별문제가 없는 사람은 섭취할 필요가 없는 제품이 프로바이오틱스라고 생각합니다. 프로바이오틱스도 살아 있는 생균입니다. 몸에 좋다고 해서 생균을 누구나 다량 섭취하면 대장의 밸런스 붕괴를 야기할 수 있습니다.

어떤 사람이 프로바이오틱스 제품을 찾기에 왜 먹으려 하냐고 물어봤습니다. 지인이 좋다고 해서요, 라고 대답하더군요. 지금 상태로 봐서는 프로바이오틱스를 섭취할 필요가 없다고 이야기했는데 굳이 내놓으라고 떼를 쓰더군요. 근데 프로바이오틱스가 좋다고 한 지인은 바로 동네 아주머니였습니다. 서프라이즈! 그 동네 아주머니는 TV에서 봤다고 하니 이게 방송의 힘입니다.

전문가들이 TV 나와서 몸에 좋다는 제품을 많이 이야기합니다.

건강에 예민한 사람은 안 먹으면 병에 걸릴 것 같다는 생각이 들 수도 있습니다. 전문가들이 이야기하면 대부분은 진실이라고 믿습니다. 의도가 있든 없든 방송에서 보도되는 내용도 잘못된 부분이 있기 마련입니다. 약간은 걸러서 받아들일 필요가 있습니다. 한마디로 '프로바이오틱스는 과유불급이다.'라고 정리하겠습니다.

크론
이야기

크론병도 면역과 관련된 질환입니다. 크론병은 장에 염증이 생겨서 복통, 설사 등을 유발하는 원인 모를 염증성 질환입니다. 심하면 오심, 구토, 출혈, 궤양, 발열 등의 전신 증상으로 나타나기도 하는데, 크론병의 원인은 아직 정확하게 밝혀지지 않았다고 합니다. 면역 관련 질환은 그 원인을 정확히 알아내는 게 쉽지 않습니다.

크론병을 이야기하는 것은 크론병을 쉽게 풀어 보기 위함입니다. 크론병은 장내 아토피 반응이라고 보면 됩니다. 외부 환경에 대한 피부의 염증반응이 아토피이고, 장내 환경에 대한 장의 염증반응이 크론병이라고 보면 됩니다. 장에서 어떤 물질에 대해 아토피 반응을 하는 것, 즉 염증반응이 크론인 것이죠. 그 어떤 물질을 쉽게 알 수는 없습니다. 어떤 세균일 수도 있고, 어떤 단백질일 수도 있고, 또 다른 물질일 수도 있습니다.

어떤 원인이든 염증이 유발되었다면 몸이 스스로 회복해야 합니다. 그러지 못하고 지속적으로 염증을 일으키면 문제가 생깁니다. 아토피의 원인으로 너무 청결한 환경과 근대화로 인한 외부 환경의 자극적인 화학 물질을 이야기했습니다. 크론병도 의식주 환경이 현대화됨으로써 우리의 장이 너무 청결해진 결과가 아닐까 생각합니다. 조금 과장되게 말하면 부자병이라고 보는데요, 너무 청결한 환경과 서구화된 식단이 원인일 수 있다고 생각합니다.

크론병은 10대에서 30대까지 젊은 층에서 많이 발병된다고 합니다. 일반적으로 이들 세대는 위생적이고 청결한 환경에서 자라났습니다. 통계는 없지만 시골보다 도시에서 자란 청년들에게 더 많이 발생할 거라고 추측해 봅니다. 이렇게 살펴보니 아토피와 별반 다를 게 없습니다. 크론병을 장내의 아토피 반응으로 보는 이유입니다.

그럼 치료는 어떻게 해야 할까요? 항생제 투여? 스테로이드제 투여? 아토피처럼 이런 것이 근본 치료는 아닙니다. 깨끗한 장내 환경 때문에 생긴 질환으로 보았으니 우리의 장을 더럽게 만들면 해결될까요? 웃기는 이야기라고 생각할 것입니다.

사실 크론병은 장내에 기생충이 있는 사람은 거의 발병되지 않는다고 합니다. 서프라이즈! 기생충이 장에서 우리의 면역 시스템 체계를 균형 있게 잡아 주는 역할을 하는 것이죠. 자세한 것은 〈기생충 이야기〉를 통해 다시 알아보겠습니다. 이 한 가지 예를 살펴봐도 장을 조금은 더럽히는(?) 것이 우리의 면역에 도움이 된다는 걸 알 수 있습니다.

우리가 먹는 음식은 어떨까요? 영양가도 영양가지만 장의 면역 시스템을 생각하면 골고루 먹어야 합니다. 우리가 먹는 일반 식품에 미량의 유해 물질이 있겠지만 기준치 이하로 잘 지켜진다면 몸에 큰 영향은 없을 것입니다. 미량의 유해 물질과 다양한 음식물이 우리 몸에 들어오면 장 면역이 자극을 받아 장의 면역력이 튼튼해질 수 있습니다. 위와 장 역시 이것저것 조금이라도 더 경험해 봐야 면역력이 쌓입니다. 다양한 음식물이 장의 면역 경험을 올려서 면역력이 튼튼해지는 것입니다.

이러한 유해 물질이 장으로 들어오면 해독을 합니다. 우리의 면역 시스템이 해독 기능을 작동하는 것이죠. 해독 기능을 작동하기 위해 다양한 면역 물질이 분비되고 각종 효소도 만들어집니다. 물론 그 효소를 만드는 공장도 돌아갑니다. 이러한 해독 기능이 다양해지면 거기에 관련된 면역 공장들이 더 많이 돌고 도는 것입니다. 이런 것이 면역 경험이라고 봅니다.

이렇게 면역 시스템이 1차로 장에서 작동하는데 장의 면역 기관과 간이 서로 합동해서 수행하는 것입니다. 우리 몸의 1순위 방어 시스템이 장이고, 2순위 방어 시스템이 간이라고 보면 됩니다. 우리 몸이 해독 기능을 다양하게 경험하면 면역 시스템도 한층 강화되고 튼튼해지는 것입니다.

크론병은 장내 면역반응으로서 아토피 반응과 유사한 것으로 볼 수 있습니다. 우리의 인생도 다양한 경험을 통해 발전하고 우리의 면역도 다양한 경험을 통해 발전하는 것입니다. 우리의 면역 경험을 위하여!

기생충
이야기

기생충 하면 왠지 더럽기도 하고 무섭기도 하고 찝찝하기도 하면서 불편한 마음이 드는 게 사실입니다. 인간의 장에는 지구 인구보다 많은 미생물이 존재하고 그 무게만 1~2킬로그램이 된다고 합니다. 이런 장내 정상 미생물총(microbiota)이 없어도 우리가 건강하게 살아갈 수 있을까요? 살아갈 수가 없겠죠. 이렇게 되면 기생과 공생의 관계를 구분하는 게 애매모호해집니다.

기생이냐, 공생이냐? 보통 기생충 하면 장에 기생하는 회충이나 요충 같은 것을 말하지만, 아프리카나 지중해 쪽으로 가면 무시무시한 기생충이 많습니다. 대표적인 것이 말라리아겠죠. 모기를 중간 숙주로 해서 사람에게 전파되는 기생충입니다. 그리고 고대 신화나 성경에 나오는 무시무시한 뱀 형상도 뱀이 아니라 기생충이라고 합니다. 사계절이 뚜렷하고 큰 천재지변이 없는 한반도에 이런 무시무시한 기생충이 없다는 것은 축복이라 볼 수 있습니다.

기생충은 지구 역사의 시작부터 있었다고 합니다. 모든 생명이 치열한 적자생존의 원칙에 따라 서로 경쟁할 수밖에 없었는데, 거기에서 기생충이 탄생한 것이죠. 경쟁하지 않고 편하게 살아남는 방법, 즉 숙주에 기생하면서 편하게 먹고사는 방법을 택한 것이 기생충입니다. 모두 치열하게 경쟁하며 사는데, 기생을 선택해서 살아간다는 것은 엄청 영리한 행동으로 볼 수도 있겠죠. 모두가 '예스' 할 때 '노'를 말하며 남들과 다르게 행동하는 것인데, 우리 인생에서도 이런 선택이 필요할 때가 있습니다.

기생충이 숙주와 서로 공생하며 잘 살아가면 되지만, 어떤 기생충은 숙주에 기생하면서 숙주의 생명을 앗아 가기도 합니다. 반면 숙주에게 없어서는 안 되는 역할을 하는 기생충도 있습니다. 이런 관계가 아주 바람직한 공생입니다.

식물 세포에 있는 엽록체와 동물 세포에 있는 미토콘드리아는 태초에 독립 미생물로 존재했습니다. 독립 미생물로 기생하는 과정에서 숙주와 주거니 받거니 하다가 결국 숙주 세포의 소기관으로 자리 잡은 것입니다. 이 엽록체와 미토콘드리아는 숙주에게 없어서는 안 될 아주 중요한 세포 소기관입니다. 기생에서 공생으로 바뀐 것인데, 기생충이 숙주의 생명줄이 되었다고 볼 수도 있습니다.

기생충과 숙주의 관계를 보면 숙주는 기생충을 방어하기 위해 끊임없이 면역 관련 물질을 생산하고 기생충은 살아남기 위해 방어 기전을 만들어 가면서 서로 싸우기를 반복합니다. 어느 시점에서는 서로 피곤해지고 에너지 소모가 많아지므로 휴전을 선택합니다. 구소련과 미국의 군비 경쟁하고 비슷한 거겠죠.

문제는 서로 휴전해서 잘 지내면 되는데 숙주의 생명까지 위협하는 기생충이 많다는 것입니다. 그래서 두려워하는 것이죠. 그럼 숙주에게 위협을 가하는 아프리카나 유럽의 기생충을 제외하고 한국의 기생충을 살펴볼까요? 회충, 요충, 편충 등이 있는데 1970년대에는 80퍼센트 이상이 감염되었다고 합니다. 학교에서 대변 검사를 하던 시절이겠죠. 대변을 비닐에 담아 학교에 가져가던 기억이 생생합니다. 그 후 꾸준히 박멸 활동을 해서 2004년에는 3퍼센트대로 줄었다고 하니 대단한 기록입니다.

아직도 많은 사람이 구충제를 복용하는데 지금은 어떨까요? 이제는 통계도 없습니다. 일반인은 대변 검사를 하지도 않을뿐더러 장 질환 대변 검사를 하더라도 기생충 검사는 하지 않습니다. 기생충은 거의 없어졌다고 봐도 될 것 같습니다. 작년에 회충약을 안 먹었다고 걱정하며 약국을 찾아오는 사람도 있는데, 현재의 대한민국에서는 회충약을 먹지 않아도 된다고 봅니다.

국내에서 가장 문제 되는 기생충은 민물 생선을 날것으로 먹었을 때 생기는 간흡충입니다. 간디스토마라고 들어 봤을 겁니다. 간디스토마는 우리가 먹는 회충약으로 안 되고 병원에서 약을 따로 처방받아야 됩니다. 민물 생선을 익혀 먹으면 이것도 큰 문제가 되지 않습니다. 이런 간흡충을 제외하고 일반적인 장내 기생충이 우리 인체에 해롭기만 한 것일까요?

우리가 지속적인 장내 기생충 감염에서 벗어난 것이 불과 30년

밖에 안 되었다는 걸 생각하면, 이러한 급작스러운 변화에 대해 우리의 면역 체계가 적응할 시간이 주어지지 않았다고 볼 수 있습니다. 일반적으로 박테리아 같은 세균이 들어오면 장에서 염증반응을 일으켜 여러 방어 물질로 방어할 수 있습니다. 하지만 회충 같은 기생충은 박테리아보다 엄청 큽니다. 이해하기 쉽게 말하면 지렁이 정도 크기입니다. 이런 기생충에 대항해 우리 몸은 일단 방어 물질을 분비하고 염증반응을 일으킵니다. 마찬가지로 기생충도 살기 위해 방어를 하겠죠.

이러한 장의 염증반응이 장기적으로 지속된다면 기생충보다 면역반응이 유발하는 염증 때문에 우리 몸이 더 큰 피해를 봅니다. 그래서 큰 기생충에 감염되면 우리 몸은 다른 방법을 강구합니다. 다른 종류의 면역반응을 만들어 일으키는 것이죠. 다른 종류의 면역반응을 만들어서 기생충의 이동과 성장을 막으며 염증반응을 최대한 억제합니다. 휴전 상태로 들어간다고 보면 될 것 같습니다.

여기서 우리 면역계가 인터류킨이라는 면역 물질을 만들어 분비하는데, 우리의 면역세포가 분비하는 것입니다. 인터류킨 같은 면역 물질은 종류가 다양하며 그 구성 성분이 단백질입니다. 사이토카인의 일종이죠. 인터류킨은 인체의 면역반응을 촉진하기도 하고 억제하기도 하면서 우리 면역 체계가 과잉 반응하는 걸 막아 줍니다. 이런 역할을 한다는 것은 상당히 중요합니다. 기생충과 우리의 장이 서로 윈윈하면서 살아가는 방법을 찾아내는 것입니다.

아래의 글은 기생충 전문가 정준호 선생이 쓴 《기생충, 우리들의 오래된 동반자》에서 그대로 따온 내용입니다.

"기생충과 알레르기 사이의 관계는 우연일 뿐일까, 아니면 밀접한 관련이 있는 것일까? 이렇게 탄생한 이론이 바로 위생 가설이다. 인간이 지나치게 위생적인 환경에서 살게 되면서 면역계를 조절해 주던 장내 기생충을 잃어버리고, 살아가면서 어느 정도 노출되어야 하는 기생충과 미생물들에 충분히 노출되지 않기 때문에 면역계가 모든 것에 과민 반응을 한다는 내용이다. 산모가 기생충에 감염된 경우 9퍼센트의 아기들만이 피부염 증상을 보였고, 기생충약으로 임신 중 기생충을 치료한 경우 약 39퍼센트의 아기가 피부염 증상을 보였다. 크론병 또한 난치병으로 알려진 자가 면역 질환 중 하나다. 이 병은 다른 자가 면역 질환들처럼 최근 유럽과 일본, 한국 등 고소득 국가에서 빠른 속도로 환자가 늘고 있다. 크론병 환자는 대장에 특별한 이유 없이 지속적인 염증이 일어나 설사에 시달릴 뿐만 아니라 소화 기능도 떨어져 만성적인 고통을 겪는다. 크론병은 장내 기생충이 자주 발견되는 지역에서는 거의 보고되지 않는 질병이다. 지역적 분포를 보면 장내 기생충이 접촉할 기회가 없는 지역의 사람들이 크론병 발병 위험이 훨씬 높다."

이렇게 보면 기생충이 아니라 공생충이라 봐도 될 것 같습니다. 보통 자신의 생각과 맞는 이론을 가진 사람을 만나면 기분이 엄청 좋아집니다. 지금이 딱 그 상황입니다. 이제는 기생충약을 복용할 필요가 없고 기생충이 반드시 나쁜 것만은 아니라는 제 생각과 일치하기 때문에 기쁠 수밖에 없는 것이죠. 지금은 대변으로 그냥 배출되는 돼지 편충 알을 가지고 크론병을 치료한다니 기생충이 오히려 치료제가 되는 것입니다. 이런 기생충이 한국에서 거의 사라졌다고 보면 될 것 같은데, 이들이 사라지니 크론병 같은 도시병이 오는 것입니다.

기생충은 우리 장에서 면역 체계를 자극하여 면역에 도움을 주지만 우리 장에서 먹잇감으로 얼마 먹지도 않습니다. 오히려 요즘 많이 먹어서 생긴다는 임금증후군(대사증후군)에 도움을 주겠네요. 밥 한 톨이라도 더 빼앗아 먹으니까 말입니다. 이쯤 되면 강아지 키우듯이 반려동물로 생각하고 우리 몸에서 한번 키워 보는 건 어떨까요? 기생충은 자기가 알아서 챙겨 먹지, 씻어 줄 필요도 없지, 항상 우리 몸과 함께 하니 따로 산책시킬 필요도 없습니다. 지금 외롭다면 기생충을 키워서 자기 배를 부드럽게 만지며 기생충과 대화하고 마음의 위안을 찾는 건 어떨까요? 웃자고 하는 이야기입니다.

기생충이 없어진 이유는 2가지로 볼 수 있습니다.

첫째는 공급 부족입니다. 예전에는 인분을 거름으로 사용해서 농사를 지었지만 요즘은 산골 마을이 아니면 인분을 거의 사용하지 않습니다. 제가 태어난 마을만 봐도 그렇습니다. 예전에는 인분으로 만든 거름을 논밭에 뿌려서 농사를 지었지만 지금은 시골도 정화조 차를 불러 인분을 처리합니다.

둘째는 지속적인 구충제 복용입니다. 수십 년 동안 지속적으로 구충제를 복용한 결과라고 봅니다. 구충제는 보통 1년에 두 번 복용하라고 이야기하지만 그럴 필요는 없을 것 같습니다. 국내에 기생충이 거의 없다고 하지만 중국 김치와 외국 농산물에서 묻어 오면 어떻게 하냐고요? 축산 분뇨에서 옮겨 와 기생충이 생기면 어떻게 하냐고요? 징그러워서 내 뱃속에 기생충이 사는 걸 못 보겠다고요? 이렇게 염려스럽고 찜찜한 사람은 구충제를 복용하면 됩니다. 세상에 정답은 없습니다. 기생이냐 공생이냐, 그것이 문제로다.

면역
이야기 ①

지금까지 면역 관련 질환에 대해 이야기했는데, 이제 면역 시스템이 무엇인지, 어떻게 작동하는지 알아보겠습니다. 면역은 정말 중요합니다. 면역력 덕분에 외부와 내부의 적들이 침입해도 우리가 건강을 유지하니 중요할 수밖에 없죠. 일단 면역 하면 백혈구입니다. 백혈구는 종류가 10가지 정도 됩니다. 이외에도 밝혀지지 않은 면역세포가 더 있다고 생각하는데, 일단 간단하게 한번 살펴보겠습니다.

백혈구는 호중구, 호산구, 호염기구, 대식세포, 비만세포, 수지상세포, 림프구(T림프구, B림프구, NK세포) 등이 있다는 정도만 알아도 됩니다. 백혈구 종류를 하나하나 상세하게 다 알아야 할 필요는 없습니다. 하지만 면역 시스템을 어느 정도 이해하고 우리의 건강 시스템을 이해하려면 약간은 알아 두는 게 좋겠죠. 면역은 우리 건강에서 워낙 중요한 요소이기 때문에 돌아가는 시스템 정도는 대충이라도 이해할 필요가 있습니다.

자세히 살펴보면 많은 사람이 그렇게 중요하다고 이야기하는 항체란 녀석은 어디에 있을까요? 항체는 B림프구에서 생산되어 분비되는데 항체만 중요한 게 아니라 모든 것이 연합해서 복합적으로 돌아가는 것입니다. 이렇게 중요한 백혈구의 기원 정도는 알아볼 필요가 있습니다.

백혈구의 태생은 골수입니다. 백혈구의 고향이 골수라고 보면 됩니다. 림프구가 성장 분화하는 곳은 흉선(가슴샘), 림프절(임파선), 비장(지라), 간장이라고 보면 될 것 같습니다. 여기에서도 간장이 관여합니다. 간은 참으로 많은 일을 합니다. 우리 몸에서 가장 큰 장기일 수밖에 없는 이유죠.

면역계를 총지휘하는 사령부가 간이라고 생각합니다. 면역 시스템을 통제하고 면역 부대를 총괄하는 지휘부가 간이라는 것입니다. 경복궁으로 비유한다면 우리 몸에서 간은 광화문 같은 역할을 한다고 봅니다. 우리 몸으로 들어오는 다양한 물질을 광화문이라는 간이 통제하는 것이죠.

체내 면역세포는 모두 중요하지만 그중에서 가장 중요한 것을 뽑으라면 바로 림프구입니다. 우리가 어릴 때부터 맞는 예방주사도 림프구의 기능을 활용한 것입니다. 림프구의 기억세포, 항체의 생성으로 그 질환에 면역력이 생기기 때문에 더 이상 그 질환에 걸리지 않는 것입니다. 이렇게 중요한 면역 시스템은 어떻게 돌아갈까요? 면역 시스템도 한 나라의 국방력과 비슷한 역할을 하는 터, 한 나라의 군대로 비유해 보겠습니다.

일반 국민 : 일반 세포(세포 자체도 면역 기능이 있습니다. 개인으로 보자면 호신술 정도)

일반 부대 : 호중구, 호산구, 호염기구, 대식세포, 비만세포, 수지상세포(일반 부대 정찰대)

특수 부대 : T림프구, B림프구, NK세포

정찰대 : 항체, 보체, 사이토카인(각각의 면역세포가 분비하는 물질로서 다양한 종류가 있습니다)

귀신 부대 : NKT세포처럼 현대의학이 아직 제대로 알지 못하는 면역 부대

　참고로 〈기생충 이야기〉에서 언급한 인터류킨이라는 면역 물질은 사이토카인에 속합니다. 일반 부대는 평상시 우리 몸을 돌아다니다가 침입한 외부의 적들을 잡아서 소탕하고, 특수 부대는 간염 바이러스나 암세포 같은 특별한 적들을 잡아다 소탕한다고 보면 될 것 같습니다. 그 기능을 수행하기 위해 수지상세포, 항체, 보체, 사이토카인 같은 정찰대를 우리 몸 구석구석으로 보내서 정찰하는 것이죠. 이런 기능은 따로따로 작동하는 것이 아니라 서로서로 도와 가며 합동 작전을 펼쳐서 건강을 유지한다고 생각하면 됩니다.

　일반 정찰대와 특수 정찰대는 늘 우리 몸을 돌면서 정찰합니다. 외부의 적들을 직접 물리치기도 하고, 잡아 오기도 하고, 직접 처치하기가 힘들면 부대에 연락해서 적들의 침투를 알리기도 합니다. 이렇듯 정찰대가 우리 몸에서 중요한 역할을 하는데 항체도 여기에 속하는 것이죠.

그리고 면역세포의 태생이 골수라고 했는데 골수는 병사들을 양성하는 훈련소라고 보면 됩니다. 논산훈련소 같은 곳에서 잘 훈련된 병사들이 저마다 자대에 배치되어 작전을 수행하는 것입니다. 특수 부대로 배치될 병사들은 흉선, 림프절, 비장, 간 등으로 가서 특수 훈련을 더 받은 뒤 자대에 배치된다고 보면 됩니다. 거기에 더해 우리 몸에는 귀신도 잡을 수 있는 귀신 부대가 있습니다. 아직까지 우리가 잘 모르기 때문에 귀신 부대입니다.

면역 부대가 이런 기능들을 하는데, 그렇다면 특수 부대와 정찰대가 가장 많은 곳은 어디일까요? 간장, 비장(지라), 림프기관입니다. 일반적으로 일반 부대는 혈액 중에 더 많이 주둔하고, 특수 부대는 특정한 곳에 더 많이 주둔합니다. 간은 혈액을 통솔하며, 일반 부대는 혈액과 조직에서 적들을 소탕하고, 특수 부대는 비장과 림프기관에서 적들을 소탕한다고 보면 될 것 같습니다.

우리는 가끔 비장한 각오로 무엇을 하라고 이야기합니다. 그 비장이 바로 이 비장입니다. 전투에 임하는 자세로 어떤 일을 하라는 의미입니다. 비장이 생소한 사람도 많을 텐데, 이렇게 중요한 면역 시스템에서 아주 큰 역할을 하고 있습니다.

그런데 NK세포는 조금 낯설게 느낄 수도 있습니다. 내추럴 킬러 세포의 약자인데 해석하자면 자연 살해 세포입니다. 암세포를 공격하는 것으로 유명세를 탄 세포이며 간에서 가장 많이 발견된다고 합니다. 최근 T림프구와 NK세포의 기능을 다 가진 세포가 발견되었다고 하는데 일명 NKT세포라 부릅니다. 발견은 됐지만 자세한 것은 아직 밝혀지지 않았다고 합니다. 그래서 귀신 부대 소속인 것이죠.

면역과 관련해서 이 정도의 지식만 갖고 있어도 전문가 못지않게 아는 것입니다. 하나하나 구체적인 기능이나 명칭은 모른다 하더라도 군사력과 관련해서 큰 그림으로 기억해 두면 많은 도움이 될 것입니다. 면역은 우리가 건강하게 살아가는 데 없어서는 안 될 필수 시스템입니다. 면역 시스템의 건강이 바로 인체의 건강입니다. "면역은 소중하다. 면역은 사랑이다. 면역은 행복이다."

면역
이야기 ②

앞에서 염증과 고름 이야기를 했습니다. 면역세포와 적의 싸움이라고 보면 됩니다. 서로서로 밸런스를 유지하며 균형을 이루면 몸이 평온한 것이고, 적이 증식하거나 외부 자극이 있으면 혈류량 증가와 함께 전투가 시작되는 것입니다. 거기에서 우리의 면역 부대가 승리하면 전투는 종료되고, 밀리면 염증은 계속 악화되는 것입니다. 대표적인 것이 간염이죠.

비활동성 간염(밸런스 유지) → 활동성 간염(전투 시작) → 간경변(전투에서 밀림) → 간암

전투가 시작되어 활동성 간염으로 진행되면 항바이러스제를 투여해 바이러스 증식을 막는 치료법을 선택합니다(대표적인 약물로 바라크루드, 비리어드, 제픽스 등이 있는데 엄밀히 말하면 간염 치료제가 아니

라 바이러스 증식 억제제입니다). 이렇듯 우리 몸의 면역 시스템은 정말로 중요한데 면역력과 관련해서 특별한 약이 없습니다. 복잡하게 얽혀 있는 면역 시스템을 어떤 한 가지 약물로 치료한다는 것은 무리지만 그래도 안타깝다는 생각이 듭니다. 면역 관련 질환자들이 식이요법, 영양요법, 자연요법, 한방요법 등의 대체요법을 찾아다니는 이유입니다.

그럼 우리 몸의 면역력을 올리려면 어떻게 해야 할까요? 말처럼 쉬운 일은 아니죠. 수 세기 전 대항해 시대에 유럽인들이 아메리카로 진출했습니다. 유럽인들이 몸으로 옮겨 간 세균이나 기생충 같은 질환으로 아메리카 원주민의 90퍼센트가 몰살되었다고 합니다. 유럽인들은 흑사병, 독감 같은 질환을 겪었기 때문에 면역이 되었지만 아메리카인은 속수무책이었던 것이죠. 아메리카인을 몰살시킨 것은 총도 아니고 대포도 아닙니다. 바로 세균, 바이러스 같은 병원성 미생물이었던 겁니다. 그래서 어릴 때나 한창 때는 몸을 너무 청결히 하는 게 오히려 면역력 상승에 해가 된다는 것입니다.

젊을 때는 음식도 몸에 좋다는 것만 먹지 말고 이것저것 골고루 먹는 것이 면역력 향상에 도움이 됩니다. 사실 몸을 너무 청결히 하고 음식도 몸에 좋다는 것만 골라서 먹는 사람이 오히려 면역력이 떨어진다고 보는 것이 위생 가설입니다. 위생 가설은 너무나 청결하게 생활하면 면역 경험이 떨어져서 오히려 면역력이 저하된다는 가설인데 많은 전문가가 주장합니다. 세월이 흘러흘러 양기가 떨어지기 시작하면 골고루 먹되 조금씩 음의 음식은 피하고 양의 음식으로 가려서 먹어야 합니다.

우리 몸의 체온을 1도 올리면 면역력은 2~3배가 올라간다고 합니다. 면역력 상승 수치가 정확한 것인지 아닌지는 잘 모르겠지만, 면역력이 그만큼 많이 올라간다는 의미입니다. 암, 간염, 대사증후군 질환은 무조건 냉증으로 판단합니다. 몸이 냉해진다는 것은 우리 몸의 양기가 떨어지는 것이고, 양기 저하는 면역력 저하로 이어집니다.

체온을 올리려면 어떻게 하는 것이 좋을까요? 몸을 따뜻하게 해야죠. 따뜻한 옷을 입고, 따뜻한 음식을 먹고, 따뜻한 찜질을 하는 겁니다. 이보다 더 중요한 건 몸을 흔드는 것입니다. 운동으로 몸을 자극하고 몸을 따뜻하게 데우라는 뜻입니다.

만성질환자는 운동하지 말라는 전문가도 있는데 저는 상황이나 질환의 경중에 따라 다르다고 생각합니다. 간경변이 많이 진행되어 간 기능이 급속도로 떨어진 상태라면 운동을 피해야겠죠. 대사 작용, 해독 작용을 해야 하는 사람이 급격한 운동을 하면 남아 있는 간 기능에 과부하를 일으키기 때문입니다.

하지만 초기 질환이 중증으로 진행되지 않은 상태에서는 간 기능을 올리기 위해 운동이 필요합니다. 초기 질환의 경우 간이라는 큰 화학 공장에서 일하지 않고 노는 여유분의 생산 라인을 돌리는 것이 좋습니다. 가벼운 조깅 같은 운동으로 몸을 흔들어 주면 오장육부가 자극되어 체내에서 열이 생깁니다. 몸에 활력이 생기고 혈액순환이 촉진되는 것입니다.

이렇듯 장기에 자극을 주면 체내에서 열이 생기고 체온이 올라가기 때문에 면역력도 상승합니다. 운동을 통해 체온을 올려야 면역력이 더 올라갑니다. 운동이 꼭 필요한 이유죠. 물론 유산소 운동을 말하는데, 가장 좋은 유산소 운동은 조깅이라고 생각합니다. 일단 돈이 안 듭니다. 농담이고요. 어디서든 누구나 쉽게 할 수 있기 때문이죠. 가까운 공원이나 산책로에서 틈날 때마다 뛰는 것이 좋습니다. 힘들어야 운동입니다. 힘들면 뛰다가 걷다가 하는데, 걸을 땐 빠르게 걸어야 운동이 됩니다.

공기도 매우 중요합니다. 맑고 좋은 공기를 많이 마시면 양질의 산소가 우리 몸에 들어와서 신진대사 기능을 올려 줍니다. 숲속의 산소 농도가 도심의 산소 농도보다 높습니다. 참고로 암은 산소와 열에 약하다고 합니다. 가까운 공원이나 숲을 산책하는 것이 가장 좋은 방법입니다. 열과 산소를 모두 생각한다면 등산이 좋습니다. 맑고 진한 산소도 마시고 몸에서 열도 만들어 내고. 더불어 양의 성질을 지닌 음식을 먹는 것이 좋습니다. 음식에 대한 이야기는 이후에 따로 하겠습니다.

면역력을 높이려면 운동, 음식, 공기에 주의 깊은 관심을 가져야 합니다. 면역력은 정답이 없습니다. 아니, 우리가 살아가는 모든 일은 정답이 없다고 봅니다. 바른 답, 옳은 답은 없는 것이죠. 사람마다, 상황에 따라 답이 모두 다를 수 있기 때문에 하나의 정답을 찾는 것은 옳지 않다고 생각합니다. 정답은 없지만 답은 많습니다. 그 답을 열심히 찾아가다 보면 문제가 해결되지 않을까 합니다.

인생을 살아가다 보면 많은 문제가 생깁니다. 왜 생길까요? 모든 문제는 해결하라고 생기는 것이라 이야기합니다. 해결이 안 되는 것은 우리 인간이 할 수 없습니다. 우리는 신이 아니기 때문이죠. 뜻하는 대로 이루어지지 않았다고 슬퍼 마라! 앞으로 더 좋은 기회와 인연이 기다리고 있으리!

자가 면역
이야기

자가 면역 질환을 쉽게 표현하면 우리 몸의 면역세포가 우리 자신의 몸을 공격하는 것입니다. 어떤 이유인지 모르겠지만 보호하고 방어해야 할 우리의 몸을 오히려 공격한다는 것입니다. 대표적 질환인 류머티즘성 관절염, 홍반성 루프스, 루게릭병, 근무력증, 베체트병 외에 크론병도 여기에 속한다고 합니다. 특별한 원인도 모른 채 자가 면역반응이 지속적으로 일어나기 때문에 자가 면역 질환이라 부릅니다.

우리 몸의 소화기관은 입에서 항문까지 외부와 연결되기 때문에 소화기관을 피부의 또 다른 형태로 볼 수 있습니다. 크론병을 외부 환경(음식물, 미생물 등)에 관련된 질환으로 바라본다면 크론병은 자가 면역 질환이 아니라고 할 수도 있습니다. 사실 각종 질환은 자가 면역 질환이다, 아니다를 확실히 구분하기도 힘듭니다. 원인을 정확히 모르기 때문이죠. 원인을 잘 모르는 이상 이것이라고 판단할 수는 없는 것입니다. 결과만 보고 판단하는 건 올바른 판단이 아니죠.

자가 면역 질환은 원인을 잘 모르기 때문에 치료하기도 힘듭니다. 원인을 알아도 치료하기 힘든 게 면역 관련 질환입니다. 자가 면역 질환의 면역 이상 반응은 면역세포의 치매가 아닐까, 생각해 볼 수도 있습니다. 근데 자가 면역 질환이 국소적으로 작용하고 특정 부위에 작용한다는 것 그리고 자가 면역 질환자의 연령대를 살펴보면 면역세포의 치매라고 판단하는 것은 무리가 있습니다.

그러면 어떻게 해야 제대로 알 수 있을까요? 일단 원인을 밝혀야 하는데 원인을 잘 모릅니다. 원인을 유추해 보는 수밖에 없을 것 같습니다. 결과가 있으면 원인이 있듯이 모든 질환에는 원인이 있기 마련입니다. 앞에서 살펴본 크론병 먼저 알아보겠습니다. 일반적으로 원인 불명이라고 하지만 우리는 앞에서 한 번 알아봤습니다. 우리 몸의 면역 경험 저하로 인해서 억제 면역 체계가 작동하지 않는 것으로 볼 수 있습니다. 그래서 돼지 편충 알로 크론병을 치료하기도 한다고 〈기생충 이야기〉에서 언급했습니다.

그럼 다른 자가 면역 질환의 원인은 무엇일까요? 그걸 알면 제가 지금 여기 있지 않고 노벨면역상을 받았겠죠. 우리에게 가장 친숙한 류머티즘성 관절염에 대해 알아보겠습니다. 류머티즘성 관절염도 원인을 잘 모르기는 마찬가지입니다. 근데 결과를 보면 관절 부위에 항체들끼리 뭉쳐 있다는 것입니다. 항체들끼리 싸운 거라고 보는 것인데, 왜 관절에서만 그런 싸움이 일어날까요?

저는 관절에 정체 모를 어떤 물질이 원인을 제공하지 않았을까 하는 생각이 듭니다. 웬 소설 같은 이야기냐고요? 모든 이론은 가설에서 시작하고 그 가설이 맞을 경우 나중에 증명되는 것입니다. 류머티즘성 관절염은 관절을 많이 사용하는 사람에게 많이 발생하는데, 관절을 과도하게 사용하여 관절에 무리가 가고, 거기에 어떤 미생물이나 항원이 생성됨으로써 관절에 염증이 생길 수 있습니다. 이런 미생물과 항원에 대항하기 위해 면역 부대가 출동한 결과 류머티즘성 관절염이 발생할 수도 있다고 유추해 보는 것입니다.

우리 몸에 존재하는 바이러스나 세균 같은 미생물의 숫자가 1000조 단위를 넘어간다고 하는데 더 많을 수도 있습니다. 미생물이 원인이 아니라 어떤 화학 물질이나 단백질이 항원으로서 원인을 제공했을 수도 있습니다. 미생물이든 화학 물질이든 단백질이든 면역 시스템만 밸런스 있게 튼튼히 유지된다면 이러한 면역 질환을 극복할 수도 있다고 생각합니다. 하지만 면역 시스템을 튼튼하게 하는 일이 쉬운 건 아니죠. 면역 관련 질환은 원인도 모르는 경우가 대부분이고 원인을 알아도 치료하기가 힘든 게 현실입니다.

자가 면역 질환도 특별한 것이 아니라 흔히 접하는 면역 관련 질환과 크게 다르지 않다고 봅니다. 여러 가지 어려운 병명이 붙어 있지만, 알고 보면 다 거기서 거기인 질환이고, 자가 면역 질환이 나타나는 형태나 부위에 따라 병명을 붙인 것뿐입니다.

저는 원인 없는 결과는 없다고 생각합니다. 원인 없는 질환도 없다고 생각합니다. 우리 인간이 아직 모를 뿐이라고 생각합니다.

4차 산업혁명의 시대라고 이야기하지만 의약 기술의 발전은 아직 더디어 보입니다. 하지만 우리 인간은 많은 면역 질환을 극복해 나갈 것입니다. 극복할 수 있다고 믿습니다.

스테로이드
이야기 ❶

소염진통제보다 훨씬 강력한 스테로이드 제제에 대해 이야기하겠습니다. 스테로이드 제제는 화학 구조가 스테로이드성 구조를 갖기 때문에 스테로이드라고 부릅니다. 스테로이드 구조를 갖는 호르몬은 콜레스테롤이 전구 물질인데, 스테로이드 구조를 갖는 호르몬 중에 성호르몬도 있습니다.

신장에 붙어 있는 부신이라는 피질에서 분비되는 호르몬이 여러 가지 있는데 이 호르몬을 부신피질호르몬이라고 합니다. 이 부신피질호르몬 중에서 '코르티코스테로이드'라는 물질이 분비되는데 이것이 우리가 흔히 스테로이드라고 부르는 물질입니다. 스테로이드라는 호르몬 제제가 어떤 작용을 하는지 알아볼 필요가 있습니다.

가장 중요한 사실은 강력한 소염 작용과 강력한 진통 작용을 나타낸다는 것입니다. 이 소염 진통 작용은 당연히 우리 몸의 면역반응을 전신적으로 억제하는 기전으로 생기는 것이죠. 일반적인 소염진통제는 국소적으로 염증 면역반응에 관여한다고 했는데, 스테로이드 제제는 전신적인 염증 면역반응에 강력히 관여합니다. 일단 우리 몸의 면역세포 수를 감소시키고 면역세포의 활성화도 감소시킵니다. 우리 몸의 아주 중요한 면역세포인 림프구, 대식세포, 호중구 등의 면역세포 수와 활성화를 감소시킨다는 것입니다.

〈면역 이야기〉의 비유로 이야기한다면 일반 부대, 특수 부대의 병사들을 감소시키고 무기도 감소시킨다고 보면 됩니다. 더 쉽게 표현하자면, 우리 몸속 면역 부대의 병사 수를 줄이고, 그 병사들이 휴대한 무기도 기관총에서 권총으로 바꿔 버린다는 것입니다. 면역에 아주 중요한 기관인 흉선, 비장, 림프절의 크기도 줄어들게 만든다고 합니다. 우리 몸을 지키는 면역 시스템의 전반적인 군사력을 감소시킨다는 의미입니다. 우리 면역 부대의 병사와 무기 감소에 더해서 우리 면역 부대가 주둔하고 생활하는 군부대까지 감소시킨다는 것입니다.

스테로이드 제제가 처음 나왔을 때는 신이 준 선물이라고 했습니다. 효과로 보면 그럴 수밖에 없겠죠. 강력한 소염 진통 작용과 알레르기, 피부 질환에도 강력한 효과를 나타내니까요. 요즘은 어떨까요? 예전에는 소염 진통 효과가 강력하여 관절통, 관절염에 무분별하게 사용했지만 요즘은 즐겨 사용하지 않습니다. 다만 면역 관련 시스템을 전신적으로 억제하기 때문에 아토피, 알레르기 등에 주로 사용합니다. 아토피와 알레르기가 면역반응이라고 했듯이 스테로이드 제제는 전신적인 작용으로 이 반응을 억제시키는 것이죠. 스테로이드는 국소 작용인 항히스타민 제제와는 차원이 다르게 전신적으로 면역반응을 차단해서 면역을 억제합니다.

아래에 면역 억제 반응에 관해 정리해 보았습니다.

면역 과잉 반응(알레르기)→피부 알레르기, 아토피, 알레르기 비염, 알레르기 천식 등

항히스타민 제제(알레르기 반응의 국소적인 면역 억제)→스테로이드 제제(알레르기 반응의 전신적인 면역 억제)

일반적인 면역반응(외부, 내부의 어떤 원인에 의한 면역반응)→염증, 통증, 부종 등

NSAID, 비스테로이드성 소염진통제(국소적인 면역 억제)→스테로이드 제제(염증과 관련된 전신적인 면역 억제)

인체의 모든 염증반응은 우리 몸의 방어 기전인데 스테로이드 제제를 사용해 이렇듯 무차별적으로 면역을 차단하면 우리 몸은 누가 지키나요? 우리 몸의 파수꾼인 일반 부대와 특수 부대 병사, 무기까지 줄이고 그것도 모자라 근거 부대의 규모까지 줄여 버립니다. 그래서 스테로이드 제제의 부작용이 부각되는 것입니다. 눈에 보이는 부작용이 다가 아니라는 것이죠.

장기간 복용 시 우리 몸에서 가장 중요한 면역 시스템을 억제시킨다는 것은 우리의 건강을 저하시킨다는 의미입니다. 스테로이드 제제를 장기간 복용하면 어떻게 될까요? 장기간 면역 시스템을 억제시키면 어떻게 될까요? 면역 시스템을 억제하면 우리 몸은 저항력도 떨어지고 면역력도 저하됩니다.

이렇게 되면 우리 몸에 있는 적들이 좋아하겠죠. 비활동성 간염 환자는 활동성으로 진행되어 간염, 간경화로 갈 수 있고, 더 크게 보면 우리 몸에서 늘 생겨난다는 암세포가 파괴되지 않고 증식할수 있습니다. 지속적으로 우리 몸의 면역 시스템을 억제하면 면역저하로 인해 발생하는 여러 중증질환으로 진행될 수도 있다는 것입니다.

스테로이드 제제는 스트레스를 받으면 분비가 증가해서 스트레스호르몬이라고도 하는데요, 스트레스를 받으면 염증반응으로부터 보호하기 위해 면역반응을 억제시키는 것입니다. 스트레스를지속적으로 받으면 당연히 면역력 저하로 이어지는 것입니다. 스트레스가 무서운 이유입니다. 스트레스를 지속적으로 받으면 스테로이드 제제를 지속적으로 복용하는 것과 비슷합니다.

스테로이드제의 또 다른 기능을 살펴볼까요? 탄수화물 대사와관련해서는 혈중 포도당 농도를 상승시킵니다. 단백질 대사와 관련해서는 조직의 단백질을 분해해서 혈중 아미노산이 증가합니다. 지방 대사와 관련해서는 혈중 지방산을 증가시키고 지방 생성과콜레스테롤 합성을 촉진하기도 합니다. 이렇듯 장기간 복용하면결국 당뇨병과 고지혈증, 비만 등의 대사증후군을 야기할 수 있다는 것이죠.

스테로이드 제제의 부작용을 간단히 언급해 보겠습니다. 면역력 저하로 일단 감기나 독감에 자주 걸립니다. 고혈압, 부종, 고지혈증, 문페이스(얼굴이 달덩이처럼 되는 것), 당뇨, 고지혈, 동맥경화, 골다공증, 위궤양, 우울증, 식욕 항진, 백내장, 녹내장 등이 유발될 수 있습니다. 부작용이 정말 많은데 생각나는 것만 적어도 이 정도입니다. 거기에 더해 면역을 억제하는 강력한 부작용이 있는 것입니다.

근데 자세히 보면 스테로이드 제제가 조직의 단백질을 분해한다고 했습니다. 가끔 언론에서 운동선수들이 근육을 키우려고 스테로이드를 복용했다, 도핑 테스트에 걸렸다, 라고 하는데 스테로이드 제제가 단백질을 분해하면 오히려 근육이 위축됩니다. 이상하죠? 운동선수들이 복용하는 스테로이드 제제는 같은 스테로이드 구조이지만 지금 언급하는 코르티코스테로이드가 아닙니다.

스테로이드 구조를 가진 호르몬 제제에는 성호르몬도 있습니다. 운동선수들이 복용했다는 스테로이드는 단백동화 스테로이드 제제로 남성호르몬인 안드로젠과 유사한 구조를 가진 약물입니다. 의약계에서 사용하는 스테로이드 제제와 근육을 키우기 위해 사용하는 스테로이드 제제는 다른 것입니다.

염증, 아토피, 여드름, 다래끼, 알레르기 등을 다루면서 염증반응과 면역반응이 얼마나 중요한지 언급했습니다. 이 면역반응의 중심에는 우리의 백혈구 부대가 있는데 이 면역 부대를 파괴하는 것이 스테로이드 제제입니다. 건강한 사람은 단기적으로 사용하면 큰 문제가 안 된다고 보지만, 만성질환이 있거나 중증질환을 앓는 사람은 단기간 사용도 신중해야 합니다. 스테로이드 제제는 처방을 받아야 하는 약품인데, 요즘은 피부과 외에는 잘 처방하지 않습니다.

세월이 흐르면서 양기가 줄어들고 몸이 식어 가는 것은 면역력이 약화되어 간다는 의미입니다. 몸의 양기가 점점 떨어져 가는 사람도 당연히 신중히 선택해야 하는 약물입니다. 스테로이드 제제는 우리 몸의 양기를 좀먹고 인체의 면역 시스템을 교란하는 면역 저해자라고 보면 됩니다.

탄수화물
이야기

3대 영양소의 하나인 탄수화물에 대해 이야기하겠습니다. 탄수화물은 탄소와 물 분자가 화합해서 만들어졌기 때문에 (탄)(수)화물이라고 부릅니다. 탄수화물 구조식도 $Cm(H_2O)n$입니다. 6탄당인 포도당은 $C6(H_2O)6$으로 구조식은 $C6H12O6$입니다.

탄수화물은 우리 몸의 에너지원으로 중요한 기능을 수행하는데 우리 몸의 제1 에너지원이고 그 중심에 포도당이 있습니다. 뇌세포와 적혈구 같은 일부 세포는 포도당을 주에너지원으로 이용하기 때문에 포도당은 우리 몸에 꼭 필요한 핵심 물질입니다. 탄수화물은 단당류, 이당류, 다당류로 분류되는데, 단당류는 탄소고리 6개로 이루어진 포도당, 과당이 있습니다. 이당류는 설탕(자당)과 젖당(유당)이 있고, 다당류는 곡류에 들어 있는 녹말과 동물 등에 있는 글리코겐 정도가 있다고 보면 됩니다.

탄수화물이 위장에서 소화되고 쪼개지면 6탄당인 포도당과 과당으로 변하는데, 이런 형태로 우리 몸에 들어옵니다. 이렇게 탄수화물의 소화 흡수를 통해 체내에 들어온 포도당의 가장 중요한 기능은 우리 몸에 에너지를 공급하는 것입니다.

포도당이 혈액으로 들어오면 인슐린의 작용으로 각각 세포 속으로 들어가서 에너지원으로 이용되어 태워지는데, 각 세포에서 에너지원으로 이용하고 남은 혈액 속 일정 농도 이상의 포도당은 간에서 글리코겐 형태로 저장됩니다. 이렇게 저장된 글루코겐은 혈중 포도당 수치가 낮아지면 간에 의해 다시 포도당으로 분해되어 혈중으로 보내집니다. 간은 혈액 속의 포도당 농도를 조절하는데, 여기서 포도당의 저장 창고 같은 중요한 역할을 하는 것입니다.

두 끼를 굶어도 멀쩡한 사람이 있는가 하면, 한 끼만 굶어도 머리가 어지럽고 몸에 힘이 하나도 없다고 힘들어하는 사람이 있습니다. 전형적인 저혈당 증상인데, 간의 글루코겐 저장 능력이 떨어져서 생기는 것입니다. 간의 글루코겐 합성 능력이 체질적으로 떨어지거나 글루코겐 합성 능력은 좋아도 저장할 수 있는 창고 공간이 부족하면 이런 증상들이 나타납니다. 마이너스 통장으로 비유하자면 1억 마이너스 통장과 2억 마이너스 통장의 차이라고 볼 수 있습니다. 현금 확보 능력이 뛰어나면 포도당 조절 능력도 뛰어나다는 비유로 보면 될 것 같습니다.

간 기능이 떨어지면 1차로 포도당의 공급 조절 기능이 떨어져서 혈액 속의 포도당이 증가합니다. 또한 간이 건강하더라도 포도당을 과다 섭취하면 간장의 글루코겐 저장력 이상으로 과부하가 걸립니다. 이렇게 되면 혈액 속의 포도당이 늘어나겠죠. 그러면 인슐린이 분비되어 포도당을 세포 속으로 집어넣습니다. 그러고도 남은 포도당은 장기간 지속 시 우리 몸의 중부 지방을 비롯한 모든 곳에 지방으로 조금씩 축적합니다. 살이 찌는 것이죠.

혈액의 포도당 농도가 지속적으로 높아지고 반복적으로 이루어지면 인슐린에 대한 수용체의 감수성이 떨어져 버립니다. 인슐린 하나가 포도당 10개를 처리했다면 이제는 8개, 6개도 처리하지 못하는 것이죠. 이것이 바로 당뇨병입니다. 인슐린 감수성이 떨어진 당뇨가 제2형 당뇨인데 일반적인 당뇨입니다.

그럼 제1형 당뇨는 무엇일까요? 선천적으로 췌장의 랑게르한스섬 베타세포에 문제가 있어서 인슐린을 만들어 내지 못하는 경우입니다. 우리가 흔히 말하는 당뇨는 제2형 당뇨입니다. 대부분 너무 많이 먹고, 먹은 것을 태우지 못해서 생기는 것입니다. 간에서 포도당을 조절해 주는 창고 능력 이상으로 장기간 포도당이 들어오면 살이 찌고 당뇨가 올 수 있는 것이죠.

포도당은 기본적으로 생명 유지에 꼭 필요한 물질인데 요즘은 넘쳐서 문제가 되는 물질이기도 합니다. 당뇨병이 오면 자연으로 돌아가거나 식이요법을 잘해서 당뇨를 물리치는데, 대부분은 당뇨약을 복용하며 평상시 식단 그대로 먹고 별 신경을 안 씁니다. 당뇨약을 복용하면 수치가 정상으로 잡히기 때문이겠죠.

당뇨약을 타러 와서도 달디단 밀크커피를 마십니다. 심지어 하루에 몇 잔이나 마신다고 합니다. 그 결과 당뇨약이 하나둘 늘어납니다. 혈압, 당뇨, 고지혈 등 약이 10가지가 넘는 경우도 있는데, 당뇨 관리를 전혀 안 하는 것이죠. 그것이 쌓이고 쌓이다 보면 결국은 인슐린 주사제로 가고 맙니다. 한편 칭찬을 많이 받는 탄수화물이 바로 식이섬유입니다. 우리 몸이 소화하지 못하는 탄수화물이죠. 왜 소화하지 못하냐고요? 우리 인간은 소가 먹는 풀은 먹지 않습니다. 초식동물만 소화 효소가 있기 때문입니다. 셀룰로오스와 펙틴이 대표적인 식이섬유입니다. 말이 안 되는 소리를 하면 우스갯소리로 "개 풀 뜯어 먹는 소리 하고 있네."라고 반응합니다. 개가 풀을 소화하지 못하기 때문입니다. 맞는 말이나 지당한 말을 하면 "소 풀 뜯어 먹는 소리 하고 계십니다."라고 하면 되겠네요.

우리 인간이 소화하지 못하는 식이섬유는 대장으로 가서 대장 건강에 큰 도움을 줍니다. 식이섬유는 포만감을 주어 탄수화물 섭취를 줄여 주니 당뇨, 고지혈증 예방 효과도 있습니다. 장내 콜레스테롤의 흡수를 억제하는 기능도 있어서 우리 몸의 콜레스테롤 수치에도 안정적으로 작용합니다. 그리고 대장에서 유익균의 먹이가 됨으로써 유익균의 증식에도 큰 도움을 주고 대장균과의 밸런스를 유지합니다.

식이섬유는 대장에서 다양한 기능을 하고 대장의 밸런스를 유지하니 칭찬받아 마땅합니다. 녹말은 조금 줄이고 식이섬유는 많이 섭취함으로써 건강한 생활을 유지해야겠습니다.

우리 몸의 핵심 에너지원인 포도당의 일생에 대해서도 조금은 알아야 할 것 같습니다. 단당류인 포도당은 우리 몸의 세포 속으로 들어와서 에너지원으로 대사되고 장렬히 전사합니다. 그럼 일단 우리 몸속 에너지원이 뭔지 알아야겠죠. 바로 ATP(아데노신 트리 포스페이트)입니다.

ATP는 아데노신에 인산기가 3개 달린 화합물이고 인산기가 하나 떨어질 때마다 에너지가 생깁니다. 쉽게 말해서 ATP는 우리 몸의 에너지원인데 자동차로 비유하면 배터리, 공장으로 비유하면 전기라고 볼 수 있습니다. 우리 몸을 국가로 비유한다면 우리 몸의 화폐인 셈입니다.

이렇게 보면 ATP를 달러라고 생각해도 되겠네요. 우리 몸의 에너지 저장 수단인데 탄수화물, 단백질, 지질류에서 생성된 에너지를 ATP 형태로 저장해 두었다가 에너지가 필요하면 ATP를 이용해서 바로 에너지를 얻는 것이니 통장에 저축해 둔 머니라고 보면 되겠습니다. ATP는 우리 몸의 머니인 것입니다. 뭐니 뭐니 해도 머니가 최고라는 말이 ATP가 아닐까 합니다.

ATP의 가수분해를 통해 에너지가 바로 생성되는데, 이 말은 물을 매개로 해서 에너지로 바뀐다는 뜻입니다. 우리 몸의 에너지원인 ATP가 에너지로 바뀌는 과정에서 물이 필수 물질로 작용합니다. 그래서 물은 생명이라고 말하는 것이고 물을 충분히 섭취해야 하는 것입니다. ATP는 자동차의 배터리이자 전기 같은 존재이며 우리가 열심히 벌어서 저축한 은행 통장의 현금이라고 정리할 수 있습니다.

ATP를 사용함으로써 우리 몸이 숨 쉬고, 움직이고, 밥 먹고, 즐겁게 이야기할 수 있으니 생명 유지의 근원인 것입니다. ATP는 우리 몸의 모든 장기를 살아 숨 쉬게 하는 원동력입니다. 이 ATP를 음양으로 표현하자면 양 중의 양이라고 하겠습니다.

그럼 포도당이 어떻게 ATP로 대사되는지 한번 살펴볼까요? 일단 소화 흡수된 포도당이 인슐린에 의해 세포 속으로 들어간다고 했는데, 그 세포 속의 포도당이 어떻게 대사되어 ATP가 생성되는지 쉽게 이야기하겠습니다.

6탄당인 포도당은 세포질에서 해당(glycolysis, 解糖)이라는 대사 과정을 거치며 2개의 피루브산으로 쪼개져 2ATP가 생겨납니다. 2달러가 들어온 것이죠. 2달러만 더 들어오면 '4딸라'가 되니까 유명 햄버거 하나 사 먹을 수 있겠네요. 참고로 나이가 들수록 햄버거는 가능한 한 피해야 하는 음식입니다. 이 2개의 피루브산은 세포 기관인 미토콘드리아로 들어갑니다. 미토콘드리아는 우리 몸에서 에너지를 만들어 내는 세포 속 에너지 발전소라고 보면 됩니다.

미토콘드리아에서 피루브산은 '아세틸코에이(acetyl CoA)'라는 물질로 대사됩니다. 말도 많고 탈도 많다는 지방산도 미토콘드리아 내에서 산화되면 '아세틸코에이'로 변합니다. '아세틸코에이'로 대사된 포도당과 지방산은 미토콘드리아에서 TCA회로와 전자전달계를 거치면서 인체의 에너지인 ATP가 생산됩니다. 포도당과 지방의 대사로 인해 우리의 통장 잔고가 빵빵해진 것이죠. 월급이 통장으로 이체되었다는 문자를 받은 느낌? 이렇게 보면 포도당이든 지방산이든 대사 과정에서 똑같이 '아세틸코에이'로 변하니까 도긴개긴이라고 볼 수도 있겠네요?

대사 과정에서 ATP를 생성하는 아래로의 반응은 중간에 합류되어 같은 과정을 거치지만, 문제는 위쪽으로의 반응입니다. 인체의 세포 속 에너지가 충분히 넘칠 때는 포도당 → 피루브산 → 아세틸코에이 → 지방산으로 합성됩니다. 이게 우리가 탄수화물을 많이 먹었을 때 살찌는 경로이고 고지혈증, 지방간이 생기는 경로입니다. 이런 과정을 거쳐 밥만 먹어도 살이 찌고 밥만 먹어도 당뇨, 고지혈증 등의 대사증후군이 올 수 있는 것입니다.

그럼 지방산은 어떻게 될까요? 지방산 → 아세틸코에이 → 피루브산 → 포도당으로 갈 수 있다면 좋겠지만 아세틸코에이 → 피루브산으로는 대사되지 못합니다. 피루브산 → 아세틸코에이 반응은 아래로만 반응하는 비가역적 반응이기 때문입니다. 비가역적 반응이라는 것은 반응 경로가 양방 통행이 아니라 일방통행이라는 것입니다. 한 방향으로만 갈 수 있는 것이죠. 이런 대사 과정으로 인해 지방은 탄수화물로 전환이 안 되고 탄수화물은 지방으로 전환되는 것입니다. 그래서 우리 몸의 지방은 무조건 미토콘드리아에서 태워 에너지로 만들어야만 없앨 수 있습니다. 운동, 운동 하는 이유입니다. 지방류 제거는 덜 먹고 운동하는 수밖에 없습니다.

그런데 우리의 우주님이 왜 이런 시스템을 만들어 우리 몸에 불필요한 지방이 쌓이도록 했을까 하는 의문이 듭니다. 우주님은 우리 인간을 무한히 사랑하는데 말입니다. 저는 우리 몸에 지방이 쌓이도록 함으로써 건강에 신경 쓰라고 경고하는 게 아닐까 생각합니다. 몸에 부담이 갈 수 있으니 조금 덜 먹고 조금 더 많이 운동하라는 신호를 주는 게 아닐까요.

일단 다시 포도당으로 돌아오면 이 포도당이 미토콘드리아에서 TCA회로와 전자전달계를 거치며 무려 36ATP를 생성합니다. 여기서 반드시 있어야 하는 물질이 있는데 뭘까요? 바로 O_2(산소)입니다. 산소 없이는 못 사는 것이죠. 이렇게 해당 과정의 2ATP를 더하면 포도당 한 분자가 대략 38ATP를 만들어 내는 것입니다. 달러로 본다면 38달러가 생기는 것인데 우리 모두 한우 먹어야겠네요.

그런데 한우를 먹기 전에 할 일이 있습니다. 우리 세포의 생명유지를 위해서 이 ATP를 먼저 사용해야 됩니다. 우리 몸의 세포는 세포질 안에 있는 나트륨 농도를 세포외액보다 낮게 유지해야 세포 자체를 유지할 수 있습니다. 하지만 세포외액(세포 바깥쪽)에 있는 나트륨은 세포질보다 농도가 높기 때문에 자연스레 물과 함께 세포 속으로 들어옵니다. 나트륨이 계속 들어오기만 하면 세포가 빵빵해지면서 결국 터져 버리는데, 우리 세포는 식물과 달리 세포벽이 없기 때문이죠. 나트륨과 물이 세포 속으로 들어오는 것은 삼투압에 의한 자연스런 현상인데, 세포는 그것을 견디지 못하는 것입니다.

이런 세포 파괴를 막고 세포의 생명 유지를 위해서 우리 세포가 가만히 있지는 않습니다. 바로 'Na+ - K+펌프'입니다. 세포 속의 나트륨을 밖으로 내보내고 세포 밖의 칼륨을 안으로 받아들이는 펌프인데, 여기서 ATP가 사용됩니다. 확산 같은 수동적인 수송이 아니라 농도에 역행해서 나트륨을 수송하므로 이런 수송을 능동수송이라고 합니다.

능동수송은 에너지를 수반하는데, 세포의 기본적인 생명 유지를 위해 우리의 에너지원인 ATP가 사용되는 것이죠. 우리의 에너지원인 ATP가 가장 기본적으로 세포 자신의 생존을 위해 이 펌프를 돌리고, 나머지 저축된 ATP는 각각의 세포를 비롯하여 각종 생명 유지에 사용되는 귀한 에너지가 되는 것입니다.

이렇게 포도당은 미토콘드리아에서 에너지 생성 과정을 통해 38달러를 저축하고 장렬히 전사합니다. 사람은 죽어서 이름을 남기고 호랑이는 죽어서 가죽을 남기는데, 포도당은 우리 몸의 생명 유지를 위해 장렬히 전사해서 38ATP 그리고 물과 이산화탄소를 남깁니다. 여기서 우리가 호흡하는 산소가 우리 몸속에 들어갔다가 나올 때는 왜 이산화탄소로 변화되어 나오는지 알 수 있는 것입니다.

산소를 이용해서 에너지 대사 과정을 거치는 걸 호기성 호흡이라고 합니다. '호기성'은 산소를 필요로 하는 에너지 경로이고, '혐기성'은 산소를 필요로 하지 않는 대사 과정이라고 보면 됩니다. 포도당과 더불어 지방, 단백질도 미토콘드리아에서 비슷한 대사 과정을 거치며 에너지인 ATP를 생성한다고 보면 됩니다.

이렇게 우리 세포 속 미토콘드리아에서 탄수화물의 분해 산물인 포도당이 산소와 반응하여 우리의 에너지인 ATP를 생성한다고 했는데요, 그럼 산소가 없으면 어떻게 될까요? 산소가 있어야만 미토콘드리아에서 에너지 생성의 대사 과정을 거치는데 없다면? 산소가 없다면 포도당 → 피루브산 → (무산소) → 젖산으로 바뀝니다.

이런 과정은 혐기성 호흡인데, 무리한 무산소 운동을 하면 근육에 젖산이 쌓이는 이유입니다. 호흡을 통한 산소 공급은 한정적인 터, 그보다 훨씬 높은 강도의 운동은 결국 무산소 운동이 되고 그렇게 되면 젖산이 쌓이는 것입니다. 젖산이 쌓이면 피로를 느끼는데, 인체 내에서 제대로 분해되지 않고 지속되면 인체의 세포가 파괴되고 염증이 생기기도 합니다.

유산소 운동을 대표하는 것이 조깅입니다. 조깅으로 몸을 흔들어 주고 뛰다 보면 숨이 꽉 차오릅니다. 숨이 차는 것은 우리 세포 속에서 ATP를 생성하고 사용하느라 혈중 산소가 소모되어 산소가 부족해지는 상황이라고 보면 됩니다. 우리 몸에 산소가 부족해지니 숨이 차서 더 크게 숨을 쉬고, 그럼으로써 몸속 산소 공급을 더 늘리는 것이죠. 조깅을 하다가 숨이 너무 차면 뛰다가 걷다가를 반복하면 됩니다.

산소 공급을 원활하게 지속적으로 가장 잘하는 운동이 바로 마라톤입니다. 마라톤은 처음부터 빨리 뛰면 안 되는 이유입니다. 산소 부족으로 혐기성 호흡을 일으켜 젖산이 축적되면 힘들어서 장기 레이스를 할 수가 없습니다. 꾸준한 산소 공급과 산소 소모량의 균형을 맞춰 가면서 뛰어야 하는 것이 마라톤이죠. 마라톤은 자기 자신과의 싸움이기도 하지만 산소 공급량과 산소 소모량과의 싸움이라고 봐도 될 것 같습니다.

젖산은 근육 피로를 일으키는 성분이지만 단순히 젖산만으로는 근육 피로를 설명하기 어렵습니다. 젖산은 이후에 따로 이야기하겠습니다. 젖산은 근육 피로 같은 단순한 영향만 주는 것이 아니라 우리 몸에 아주 큰 영향을 끼치는 물질입니다. 포도당은 인체의 에너지원인 ATP 생성에 기본이 되는 제1 순위 영양소입니다.

과당
이야기

포도당에 이어 과당에 대해 알아보겠습니다. 탄수화물이 분해되면 6탄당의 단당류가 된다고 했는데 자세히 말하면 단당류에는 포도당(glucose), 과당(fructose), 갈락토오스가 있습니다. 갈락토오스는 우리말 용어도 없으니 중요하지 않은 물질일까요? 갈락토오스는 체내에서 포도당으로 전환되기 때문에 포도당과 같은 물질이라 볼 수 있습니다.

'갈락토오스+포도당' 형태의 이당류가 젖당(유당)입니다. 유당을 분해하는 효소가 결핍되면 유당불내증이 생기는데 소화불량, 복통, 설사 등의 증상이 나타나는 것이죠. 서양인에 비해 동양인이 발생 빈도가 높고, 성인이 되면 유당 분해 효소의 분비가 줄어들기 때문에 유아보다 성인에게 유당불내증이 많이 발생합니다. 우유를 마셔서 장이 불편해진다면 피하는 것이 좋습니다.

과당은 포도당과 화학적으로 분자식이 똑같고 모양만 조금 다른 쌍둥이라 보면 됩니다. 화학식이 똑같고 생김새만 약간 다른데 우리 몸에서 하는 역할은 천지 차이입니다. 과당이라는 단당류는 우리 몸에 흡수되면 99퍼센트 이상 간으로 가서 대사되고 처리됩니다. 포도당이 우리 몸으로 흡수되어 들어오면 장기 곳곳으로 가서 에너지원이 되는 것과 많이 다르죠. 소화 흡수된 포도당의 20퍼센트 정도가 간장으로 가서 대사되는 것과 비교해 보면 완전히 다른 대사 과정을 거치는 것이죠.

과당은 우리 몸에 포도당이 부족해지면 포도당으로 전환되어 포도당의 역할을 대신하는 기능을 하지만, 현대 사회에서 포도당이 부족해질 리는 별로 없겠죠. 굶지 않는 한 과당이 포도당으로 전환되는 건 어려운 일이고, 음식을 먹으면 포도당이 들어오기 때문에 과당이 사용될 일은 별로 없다고 봅니다. 이렇게 간장으로 간 과당이 포도당처럼 ATP를 생산해서 우리 몸의 에너지원으로 사용되면 얼마나 좋을까요?

그런데 과당이란 놈은 ATP를 생산하지 않고 미토콘드리아로 들어가서 지방산, 중성지방으로 만들어집니다. 과당이 간으로 가서 지방으로 만들어지기 때문에 가장 먼저 간에 지방이 남게 됩니다. 이게 쌓이다 보면 지방간이 되는 것이죠. 물론 우리의 간은 지방을 대사시키는 능력이 있기 때문에 우리 몸에 필요한 물질로 대사시키겠지만, 장기간 지속적으로 지방이 과도하게 쌓이다 보면 그 지방은 지방간을 야기합니다.

지방간은 간세포에 부담을 주고 간 수치를 올릴 수도 있습니다.

이렇게 만들어진 지방이 내장에 쌓이면 내장지방이 증가하고, 혈액 중에 돌아다니면 중성지방과 콜레스테롤 수치도 증가합니다. 혈관을 돌아다니던 지방류가 혈관에 쌓이면 동맥경화와 같은 질환이 오고 각종 장기에 부담을 줍니다. 더욱이 과당은 요산을 증가시켜 통풍을 유발할 수도 있으니 통풍 환자는 조심해야 하는 물질입니다. 일상생활에서는 과당이 좋은 게 하나도 없죠.

당류는 혈관에서 단백질과 결합하여 당단백질을 형성하는데 이것이 혈관벽을 자극해 염증을 일으키기도 합니다. 포도당에 비해 과당은 당단백 결합력이 10배 이상 높다고 하니 혈관 질환을 야기할 수도 있는 것입니다. 포도당이 혈관으로 흡수되면 인슐린이 분비되어 혈액 내 포도당 농도를 조정한다고 했는데요, 이 기능 외에도 인슐린은 포만감을 느끼는 호르몬(렙틴)을 증가시키고 공복감을 느끼는 호르몬(그렐린)을 감소시키는 역할을 합니다. 이러한 기전으로 우리가 밥을 먹으면 배가 부르고 시간이 지나면 배가 고프다고 느끼는 것입니다.

그런데 과당을 섭취하면 인슐린 분비를 촉진시키지 않습니다. 포도당에 비해 과당은 인슐린 분비에 전혀 영향을 주지 않는데, 포도당과 달리 과당을 섭취하면 배가 부르다는 걸 못 느끼고 여전히 공복감이 생긴다는 것입니다. 과당이 많이 들어 있는 식품은 배부른 게 느껴지지 않으니 더 많이 먹는 것이죠. 그리고 과당은 포도당과 구조가 유사해서 세포의 인슐린 민감도를 떨어뜨립니다. 과당도 지속적으로 일정량 이상을 섭취하면 당뇨를 유발할 수 있는 것이죠.

맛이 얼마나 달콤한지 비교하기 위해 당도를 살펴볼까요? 일단 과당은 자연계에 존재하는 당 중에서 당도가 가장 높다고 합니다. 설탕의 당도를 100으로 보면 과당의 당도는 150 정도라고 합니다. 과당이 엄청 단 것인데 그럴 만도 합니다.

설탕은 '포도당+과당'으로 이루어진 이당류로서 포도당 1/2+과당 1/2로 구성되어 있습니다. 그나마 설탕의 포도당이 과당의 단맛을 중화시켜서 설탕의 단맛이 떨어진 셈입니다. 설탕이 왜 몸에 나쁜 영향을 끼치는지 과당으로 충분한 설명이 되지 않을까 합니다.

이런 과당은 어디에 많이 들어 있을까요? 바로 과일입니다. 과당은 영어로 fructose입니다. fruit(과일)+ose(당을 뜻하는 어미)의 의미로 합성된 용어인 것이죠. 영어는 그렇다 치고 우리 말의 과당도 마찬가지입니다. 과일에 많이 함유된 당이라서 과당이라 부르는 것입니다. 그럼 포도당은요? 포도에 많이 함유된 당입니다. 그래서 포도당이라고 부르는 것입니다. 과당은 과일류와 더불어 꿀에도 많이 들어 있습니다.

그런데 우리의 사랑하는 우주님은 왜 우리에게 좋지 않은 영향을 끼치는 과당을 선물했을까요? 수만 년, 수십만 년 전 원시 시대에 우리 인간은 늘 굶주림에 시달리며 살았습니다. 며칠씩 굶는 것은 일도 아니었을 겁니다. 이 시절에는 과당이 생명 유지에 아주 큰 도움이 되었을 것입니다. 포도당이 떨어지면 과당이 사용되는 것이죠. 또한 우리 조상들은 과당이 대사되어 축적된 지방류를 굶주린 기간 동안 사용함으로써 에너지를 생성해 생명을 유지했다고 볼 수 있습니다. 수만 년, 수십만 년 동안 인간에게 크나큰 도움을 준 과당이 지금은 영양분 과잉으로 핍박받는 것입니다.

과당은 지방류와 거의 같은 영양소라 볼 수도 있습니다. 포도당과 함께 하면 과당은 99퍼센트가 우리 몸의 중요 장기인 간장으로 가서 지방류로 바뀌기 때문에 지방류랑 거의 같다고 보는 것이죠. 예부터 과일류는 음의 성질에 가깝다고 분류되어 있어서 대부분 음의 식품입니다. 우리 몸에 쌓이고 에너지원으로 바뀌지 않는 것은 음의 성질입니다. 거기에 더해 우리 건강에 해를 끼치면 음인 것이죠.

이렇게 보면 우리 선조들이 생각한 음양의 이론이 지금의 과학 지식보다 더 과학적이라 볼 수도 있습니다. 현대의 시각에서 과학적으로 밝혀내지 못했다고 비과학적인 것은 아닙니다. 우리 인간이 아직 많은 것을 모를 뿐이라고 볼 수도 있습니다.

젊은 시절에는 아무거나 먹어도 되지만 나이가 들어 양의 기운이 떨어질수록 음의 음식은 피해야 합니다. 과일에는 인체에 이로운 다양한 성분이 많이 함유되어 있습니다. 그렇지만 과당이 많이 함유된 과일도 양의 기운이 떨어짐에 따라 예전보다 조금씩 줄여서 먹는 것이 좋습니다.

술안주로 과일을 먹으면 좋을까요? 알코올의 칼로리가 태워지고 나서 포도당 같은 에너지원이 없다면 과당이 태워집니다. 문제는 그런 경우가 별로 없다는 것이죠. 알코올을 과다 섭취하여 알코올에서 충분한 에너지가 만들어진다면 과당을 태우는 건 더욱 어려워지겠죠. 1차에서 열심히 달리며 안주도 듬뿍 먹었는데 2차에 가서 술안주로 과일을 먹는다면 지방이 쌓일 수밖에 없습니다. 이러한 현상들이 지속적으로 벌어지면 살이 찌는 것이고, 지방간으로 가는 것이고, 대사증후군으로 가는 것입니다.

맛있는 식사를 하고(포도당을 충분히 섭취하고) 디저트로 과일을 먹으면 어떻게 될까요? 설명하지 않아도 알겠죠. 디저트로 지방류를 먹는 거랑 비슷한 상황이 됩니다. 마트에서 자주 사 먹는 가공식품이나 음료 제품에 액상과당이 많이 들어 있는데 단맛을 내기 위함입니다. 얼마나 많은 액상과당이 들어 있는지 마트 가서 살펴보기 바랍니다. 깜짝 놀랄 수도 있습니다.

액상과당은 옥수수를 화학 처리해서 만든 농축 시럽인데, 천연 과당과는 비교할 수 없을 정도로 인체에 나쁜 영향을 끼칩니다. 정리하자면 우리가 먹는 과일은 과당뿐만 아니라 우리 몸에 필요한 영양소가 풍부해서 건강에 많은 도움을 줍니다. 하지만 지나친 과당 섭취는 영양 밸런스를 무너뜨리고 지방 축적을 유발할 수 있습니다. 세월이 흐르고 나이가 들어 양기가 떨어질수록 과일류는 조금씩 줄여가야 한다는 것입니다. 생김새는 과당과 포도당이 쌍둥이고, 역할은 과당과 지방이 쌍둥이입니다.

지방
이야기

지방 이야기를 하겠습니다. 지방 출신인 제가 서울 이야기를 할 수는 없기에 지방 이야기를 해 봅니다. 사실 큰 범주로 보면 지질이라고 합니다. 지방류를 통틀어 지질이라고 보면 되는데, 여기에 콜레스테롤도 들어가겠죠.

지질은 탄수화물, 단백질에 비해 2배 이상의 칼로리를 만들어 냅니다. 하지만 탄수화물과 마찬가지로 요즘처럼 넘쳐나는 시대에는 당연히 천덕꾸러기 신세가 되는 것이죠. 옛날 옛적에는 굶는 경우가 많았기 때문에 지질이야말로 우리가 먹은 영양소를 최소한으로 사용하고 에너지를 비축하기 위한 생존 전략 시스템인데, 바로 옆에 냉장고가 있는 지금 시대에는 맞지 않는 것입니다. 과당과 비슷하겠죠.

지질도 우리 몸에서 다양한 기능을 합니다. 세포막의 주성분인 인지질을 비롯해 스테로이드호르몬과 각종 면역반응에서 건강 유지를 위한 좋은 역할을 합니다. 오메가3 같은 필수지방산도 중요한 기능을 하고 콜레스테롤도 우리 몸에서 많은 순기능을 하기 때문에 건강에 꼭 필요한 존재입니다. 하지만 딱 거기까지입니다. 지질도 넘치니까 문제가 되는 것입니다.

우리는 일단 생존을 위해 포도당과 지질, 단백질을 섭취합니다. 영양소가 몸속에 들어오면 각종 에너지원으로 사용되기도 하고, 우리 몸의 신진대사 기능에 큰 역할을 하기도 합니다. 그런데 사용하고 남은 영양소는 어떻게 하나요? 20대는 양기가 충만해서 어느 정도 태워 버립니다. 그래서 몸이 뜨거운 것이죠. 그렇게 태우고 태워도 더 많이 먹으면 결국 남아돕니다.

그럼 우리 몸에서 영양소들이 어떻게 변하는지 한번 볼까요. 지방산 ← 포도당 ↔ 아미노산 → 지방산. 여기서 아미노산은 비필수 아미노산이 되겠죠. 탄수화물이 남으면 지방으로 대사되어 저장됩니다. 단백질도 남으면 지방으로 대사되어 저장됩니다. 지방은 한 번 만들어지면 탄수화물이나 단백질로 대사되지 않습니다. 그래서 지방이 문제이고 살 빼기가 어려운 것입니다.

지방은 태워야만 없앨 수 있습니다. 그래서 덜 먹고 운동해야 하는 것이죠. 고기도 안 먹고 밥만 먹는데 고지혈증이 왜 왔는지 모르겠다는 사람이 실제로 많습니다. 먹은 밥만큼 태우지 못한 것이죠. 활동량과 운동량이 부족해서 탄수화물의 수요, 공급 밸런스가 무너진 것이고, 남은 탄수화물이 지방으로 바뀌어 쌓인 것입니다.

고지혈증은 고지질혈증의 줄임말인데, 혈액 속에 기름기가 많은 것이라 보면 됩니다. 40대가 넘고 중부지방에 살이 좀 있으면 고지혈증과 지방간도 조금씩 생기기 시작합니다. 중부지방은 살이 가득한데 혈액과 간은 깨끗하기를 바란다면 지나친 욕심인 거죠. 당뇨가 있으면 혈액이 뻑뻑해지고, 고지혈증이 심해지면 혈액이 탁해지면서 혈관도 좁아집니다. 이러면서 없던 혈압도 생기고 동맥경화도 생깁니다. 서로 물고 물리고 하면서 돌아가는 것이죠. 이런 질환을 대사증후군이라고 부르는데 예전에는 성인병이라고 불렀습니다.

대사증후군은 우리의 몸에 영양 과부하가 걸려서 생긴 것이니 과부하가 걸리지 않도록 골고루 조금씩 먹고, 더 먹어서 남은 것은 운동이나 활동으로 태워 버리는 게 가장 좋은 방법입니다. 근데 쉬운 일은 아니죠. 영양 과부하는 체중의 변화로 판단할 수 있습니다.

지방이든 서울이든 이 순간에 존재하고, 지금 이 순간의 삶을 사는 사람이 행복한 것이다. 복이 와서 행복한 것이 아니라 행복하면 복이 온다!

스트레스
이야기 ❶

현대 사회에서 스트레스 없이 살기란 참으로 어렵습니다. 그래도 최대한 스트레스를 받지 않고 살도록 노력해야겠습니다. 같은 일을 당해도 스트레스를 엄청 받는 사람이 있는가 하면 스트레스를 별로 안 받는 사람이 있습니다. 이런 상황에서 스트레스를 안 받는 사람은 두 부류라고 보는데, 긍정적인 사람과 아무 생각이 없는 사람이겠죠.

스트레스가 어떻게 일어나서 어떻게 반응하는지 알아보겠습니다. 중추신경은 일단 제쳐 두겠습니다. 신경계통은 체성신경계와 자율신경계로 나뉘는데, 체성신경계는 우리의 의지대로 움직일 수 있는 신경계입니다. 체성신경은 한마디로 우리의 감각과 운동을 조절하는 신경입니다. 주위에 유독 운동신경이 없는 사람이 있잖아요? 체성신경 장애라 보면 됩니다.

자율신경계는 많이 들어 봤을 겁니다. 자율신경계는 우리의 의

지대로 할 수 없는 신경계로서 자율적으로 이루어지니 자율신경이라 하겠죠. 자율신경은 교감신경과 부교감신경으로 나누어집니다. 우리 몸은 교감신경, 부교감신경의 균형으로 밸런스를 유지합니다. 교감신경은 우리 몸에 동적인 쪽으로 작용하고, 부교감신경은 정적인 쪽으로 작용한다고 보면 됩니다.

우리가 스트레스를 받거나 놀라면 교감신경이 흥분되고 아드레날린(에피네프린)이 분비됩니다. 심장이 뛰고, 혈관이 수축되고, 손이 떨리고, 소화가 안 되는 등 열 받으면 나타나는 모든 증상이라 보면 될 것 같습니다. 드라마나 영화에서 충격을 받아 뒷목 잡고 쓰러지는 장면을 많이 봤을 겁니다. 갑자기 충격을 받으면 심장이 흥분하고 혈관이 수축하면서 심장으로 들어가는 관상동맥도 수축합니다. 갑작스런 수축으로 이 혈관이 막히면 심근경색이 오는데 이것이 심장마비입니다. 이런 사람은 혈관 계통 질환이 있었을 겁니다.

스트레스가 느낄 수 있는 현상으로 한정되면 그나마 좋은데, 인체 장기에서 전혀 인지하지 못하는 경우가 많습니다. 특히 간은 스트레스를 받아도 인지하지 못합니다. 스트레스를 받거나 놀라면 "간이 콩알만 해졌다."라고 말합니다. 한마디로 간 기능이 정지되었다는 표현인데, 우리 간이 얼마나 중요한 장기인데 그 기능이 정지되면 안 되죠. 급격한 스트레스를 받으면 간 기능이 일시적으로 멈추고, 이로 인해 피로감을 느끼는 것입니다. 지속적인 스트레스는 결국 간 울체로 인해 간세포 파괴와 더불어 간에 염증을 일으킵니다. 이렇게 원인

불명의 간염이 유발될 수도 있습니다.

　스트레스는 수치로 측정하기 힘든 만큼 건강은 건강할 때 잘 관리해야 합니다. 이런 영향이 간뿐만 아니라 우리 몸의 모든 장기에 영향을 미칩니다. 우리 눈에 바로 보이는 것이 아니라서 무심하게 생각하기 쉬운데, 스트레스는 정말 무서운 질환입니다. 이런 스트레스가 장기간 지속적으로 작용하면 우리가 가장 무서워하는 병이 올 수도 있는 것이죠. 우리 모두 스트레스 관리를 잘해서 스트레스를 받더라도 얼른 벗어나야겠습니다.

　열을 받거나 스트레스를 받으면 혈압이 올라간다고 이야기합니다. 이렇게 보면 됩니다. 스트레스→교감신경 흥분→아드레날린 분비→혈압 상승. 이런 기전에서 교감신경을 차단하여 혈압을 떨어뜨리는 것이 베타차단제로 분류되는 혈압약입니다. 교감신경의 베타수용체를 차단한다고 하여 베타차단제인데 대표적인 약물이 테놀민(아테놀롤)입니다. 심장을 안정시키고 혈관을 확장하는 작용으로 혈압을 떨어뜨리는 기전인데, 물론 많은 혈압약 중 하나입니다.

　이 교감신경 차단제를 이야기하는 것은 일반인에게 긴장완화제로도 많이 사용되기 때문입니다. 시험이나 면접 시 긴장 완화나 손떨림, 홍조 등에 이런 혈압약이 처방되는 것입니다. 저혈압으로 떨어지면 어떻게 하냐고요? 건강한 사람은 저혈압으로 떨어지지 않습니다. 혈압이 떨어지면 간장과 신장이 다 알아서 밸런스를 잡아줍니다. 우리 몸이 이 정도에 흔들리면 안 되죠.

이런 교감신경 차단제는 한방으로 비유해 보면 우황청심원 같은 역할을 합니다. 근데 제 경험상 우황청심원보다 교감신경 차단제가 훨씬 더 효과가 좋습니다. 긴장 완화 목적으로 처방되어 사용되는 약물은 인데놀(프로파놀롤)이 대표적입니다.

그럼 교감신경 흥분약은? 당연히 있습니다. 대표적인 것이 슈도에페드린으로 감기약에 거의 다 들어 있다고 보면 됩니다. 콧물, 기침에 기본으로 많이 사용됩니다. 교감신경도 우리 몸의 신체 부위에 따라서 작용하는 기전이 다양하기 때문에 이런 정도라고 이해하면 될 것 같습니다. 감기약 먹고 잠이 안 와서 날밤 새우는 것도 이 성분의 부작용이라 보면 됩니다. 감기약 먹고 기분이 붕 뜨기도 하고 손떨림이 나타날 수도 있는데 다 슈도에페드린 작용입니다.

흔히 공부 잘하는 약, 집중력 키우는 약도 교감신경 흥분제입니다. 암페타민, 더 나아간다면 마약으로 진행되는데 코카인과 필로폰 등이 나옵니다. 교감신경은 원시 시대로 보면 맹수의 공격 등 생명에 위태로운 급박한 상황에서 우리 몸을 반사적으로 흥분시켜 위험으로부터 벗어나게 하는 시스템입니다. 이런 급박한 상황에서 생존하기 위해 심장은 뛰고 혈관은 수축함에 따라 근육 쪽에 혈류가 잘 돌게 하는 것입니다. 그리고 에너지원인 포도당을 혈류로 방출시켜서 생존에 필요한 에너지를 충분히 만들게 합니다.

이렇게 급박한 상황인데 우리의 위장이 소화를 시켜야 할까요? 목숨이 왔다 갔다 하는데 소화가 무슨 말입니까. 눈앞에 맹수가 나타났는데 간에서 대사 작용, 해독 작용 등을 해야 할까요? 그렇게 할 여유가 없는 것이죠. 스트레스는 우리 앞에 나타난 맹수입니다. 오직 맹수로부터 도망쳐 살아남아야 한다는 것이 몸의 전략입니다. 생존에 필요한 심장이나 근육 쪽은 활발히 촉진시키고, 나머지 정적인 장기들은 최대한 억제하는 쪽으로 가는 것입니다. 그래서 장기적으로 스트레스를 받으면 정적으로 조용하게 일하는 장기에 치명적으로 작용할 수 있습니다.

스트레스를 받으면 앞에서 말한 연유로 혈압, 당뇨가 따라오는 것입니다. 이렇게 생명이 왔다 갔다 하는 상황에서 잠이 올까요? 당연히 안 오겠죠. 그래서 몸은 흥분되고 초집중 모드로 들어가는 것입니다. 이런 급박한 상황에서 탈출하는 것으로 본다면 교감신경이 꼭 나쁜 건만은 아니죠. 일종의 생존 본능인 것입니다.

자, 그럼 집중력을 높여 준다는 약을 아이한테 먹이면 어떻게 될까요? 일시적으로는 집중력이 조금 올라가고 잠도 안 오게 만드니 공부에 도움이 될까요? 아이를 그냥 죽이는 거라고 보면 됩니다. 극도의 긴장 상태가 계속 유지되니 몸이 얼마나 힘들겠어요. 혹시라도 이렇게 해서 명문대 들어가면 아이가 행복하게 살아요? 안 봐도 알 만하죠. 이런 약을 파는 곳도 문제지만 먹이는 부모는 더 문제입니다.

이제 부교감신경에 대해 알아볼까요? 이렇게 좋지 않은 영향을 끼치는 교감신경은 그렇다 치고, 좋다는 부교감신경을 흥분시키면 되지 않을까요? 안정된 방향으로 작용하니까 흥분보다는 활성화라고 하는 게 좋을 것 같습니다. 부교감신경을 활성화하려면 교감신경과 반대로 몸이 안정되어야 한다는 것입니다.

우리가 할 수 있는 방법은 명상, 요가, 산책 등이 있겠죠. 명상이 좋다고 하는데 이런 논리라고 보면 될 것 같습니다. 저도 명상을 해야지 해야지 하고 마음은 먹었는데, 아직까지 행동으로 옮기지 못했습니다. 종교에서 수행하는 것도 이런 이치로 볼 수 있습니다. 전 세계에서 존경받는 사람들은 여러 가지 수행을 통해 부교감신경 활성화의 경지에 오른 것이 아닐까 합니다. 이 모든 것이 부교감신경을 활성화하기 위함이겠죠.

또 다른 방법은 없냐고요? 길을 가다가 이름 모를 꽃을 보면 그냥 가지 말고 아름답네, 예쁘네, 고마워, 라고 말하는 방법도 있습니다. 아주 기쁜 일이나 아주 행복한 일을 마주한 흥분은 어떨까요? 이런 기분 좋은 흥분은 교감신경, 부교감신경 양쪽 다 흥분된다고 보면 되는데, 부교감신경이 더 활성화되겠죠. 추가로 뇌에서 도파민, 엔도르핀 등의 호르몬이 보너스로 분비된다고 보면 됩니다. 정리하면 인체의 신경계는 교감신경과 부교감신경이 조화를 이룸으로써 우리 몸을 건강하게 유지해 줍니다.

부교감신경이여, 흥분하라! 나는 날마다 모든 일에서 좋아지며, 앞으로 나아가고 있다!

스트레스 하면 떠오르는 물질이 바로 스테로이드호르몬입니다. 우리가 흔히 스테로이드호르몬이라고 부르는 건 정확하게 표현하면 코르티코스테로이드호르몬이고, 스트레스를 받으면 스테로이드호르몬의 분비가 촉진된다고 해서 스트레스호르몬이라고 부르기도 합니다.

스테로이드는 우리 몸의 면역 부대에 아주 큰 영향을 미치는데, 각종 면역 관련 반응을 강력하게 억제합니다. 우리의 건강을 지키는 면역 부대의 수와 활성화를 크게 감소시켜 버립니다. 면역 부대의 수를 감소시킨다는 말은 일반 부대원과 특수 부대원의 수를 감소시킨다는 것이고, 면역 부대의 활성화를 감소시킨다는 말은 우리 면역 부대원들의 전투 장비를 감소시킨다는 것입니다. 이런 식으로 면역 부대원의 수와 면역 부대원의 전투 장비를 감소시키면 우리 몸은 누가 지키나요?

우리가 스트레스를 받으면 이러한 기전으로 면역력이 떨어지는 것입니다. 스트레스를 받으면 외부, 내부의 적들과 싸울 우리의 면역력이 떨어진다는 말인데, 그만큼 질환에 걸릴 위험이 높아지는 것이죠. 스트레스를 장기간 지속적으로 받으면 우리 몸 곳곳에 위험을 알리는 징후가 나타나며 어떤 질환이 유발되는 것입니다.

스트레스를 받으면 교감신경이 흥분하는데, 우리 몸의 생존에 필요한 심장과 혈관 등의 일부분을 제외하고 정적인 모든 장기의 기능이 위축됩니다. 심장을 제외한 오장육부의 장기가 위축되고 기능을 제대로 못 하는 것이죠. 여기에 더해 스테로이드호르몬까지 분비가 촉진됩니다. 우리 몸에서 면역을 담당하는 부대가 대폭 축소되는 것입니다.

스트레스로 인해 '교감신경 흥분+스테로이드호르몬' 합작품이 만들어져 우리 몸에 영향을 줍니다. 둘의 합작품 때문에 장기의 기능은 더욱 위축되고 면역 부대도 대폭 감축되어 버립니다. 이런 상태가 지속되면 우리 몸은 누가 지키나요? 우리가 위험하다고 말하는 그 어떤 미생물(바이러스, 세균, 독소 등)보다 스트레스가 가장 위험할 수 있습니다.

보통 어떤 질환의 원인에 관한 통계를 보면 이것은 몇 퍼센트, 저것은 몇 퍼센트 하는 식으로 발표됩니다. 과연 그렇게 나온 통계가 정확할까요? 가장 중요한 스트레스 지수가 빠졌는데 말입니다. 스트레스는 숫자로 정확히 표현하는 게 불가능합니다. 스트레스는 눈에 보이는 것이 아니기 때문이죠. 게다가 똑같은 상황이 발생하더라도 개인의 특성에 따라 다 다르게 반응합니다. 누구에게는 대수롭지 않은 일이 누구에게는 크나큰 스트레스로 작용하는 터라 객관적으로 스트레스 지수를 매겨서 통계를 잡는다는 게 불가능합니다.

많은 질환이 그 근원적 원인을 살펴보면 스트레스가 깔려 있습니다. 스트레스를 안 받기 위해 무엇이라도 해야 합니다. 운동을 하든 산책을 하든 독서를 하든 술을 마시든 요가를 하든 스트레스를 없앨 수만 있다면 좋습니다. 물론 술은 스트레스가 풀리도록 기분 좋게, 즐겁게 마셔야 합니다. 한잔 마시고 잊어버릴 수 있으면 좋은 것이죠.

스트레스를 받으면 '아드레날린호르몬+스트레스호르몬' 합작품이 작용한다고 했는데, 이 호르몬이 어디서 만들어질까요? 아드레날린호르몬은 부신수질(속질) 호르몬이고 코르티코스테로이드호르몬은 부신피질(겉질) 호르몬입니다. 이 2가지 호르몬이 분비되는 곳이 부신인데 부신은 신장 위쪽에 붙어 있는 작은 내분비 기관입니다. 부신의 의미가 신장에 부수적으로 붙어 있다는 것이겠죠.

부신을 신장의 일부분으로 본다면 우리의 신장도 면역력과 관련해서 아주 큰 역할을 하는 셈입니다. 부신에서 분비되는 아드레날린은 체내의 내장 기관에 큰 영향을 미치고, 스테로이드호르몬은 우리 몸의 면역을 담당하는 면역 부대에 아주 큰 영향을 미치는 아주 중요한 장기입니다.

면역과 관련된 곳을 크게 살펴보면 간장, 골수, 흉선(가슴샘), 비장(지라), 림프절(임파선), 신장(콩팥)이 있습니다. 신장이 단순히 노폐물 배설만 담당하는 게 아니라 면역에도 아주 깊숙이 관여하는 것입니다. 스트레스와 관련된 2가지 호르몬이 부신에서 쌍으로 분비되니 참 놀라운 일이죠. 부신을 달리 부른다면 스트레스 조절 기관이라고 해도 될 듯합니다.

그럼 신장에 대해 한방의 관점에서 살펴볼까요? 신장은 우리 몸의 생식, 성장 발육을 촉진하고 혈액 진액을 구성하는 음의 근본입니다. 각 장부의 기능 활동을 촉진하는 양기의 근원이기도 합니다. 한마디로 요약하면 음양의 기본적인 기원으로 아주 중요한 기관입니다. 신장을 생명이 출입하는 문이라고 칭할 정도입니다.

아드레날린과 스테로이드호르몬을 묶어서 생각해 보면 한방 이론과 일맥상통합니다. 아드레날린과 스테로이드호르몬의 분비와 관련해서 밸런스가 무너지면 어떤 질환이 유발되듯이, 음과 양의 근본이 되는 신장에 문제가 있으면 병이 생기는 것이죠. 신장을 한방 이론으로 분석해서 비유한다면 우리 몸이라는 온돌방에 군불을 지피는 아궁이라고 생각합니다. 이 아궁이에 군불을 지피면 그 따뜻한 기운이 우리 몸이라는 온돌방을 따뜻하게 데워 주는 것입니다.

신장이 우리 몸의 스트레스와 연결된 호르몬과 관련 있다는 걸 예전부터 알았을까요? 호르몬을 알았던 건 아니겠지만 신장이 우리 몸의 면역과 관련해서 아주 중요한 역할을 한다는 사실은 분명히 알고 있었습니다.

지금까지 스트레스에 대해 살펴봤는데요, 우리가 세상사에서 하는 일과 외부 환경에서만 긍정이 필요한 게 아니라고 봅니다. 우리 내면의 건강과 몸의 건강을 위해서도 '긍정의 마인드'는 필수입니다. 근데 잘 안 되죠? 인간이기 때문이겠죠. 스트레스는 우리 몸에 가장 나쁜 적이며 만병의 근원입니다. 항상 긍정의 기운을 발산하라. 우주의 기운이 긍정으로 답하리라.

체질
이야기

체질 하면 이제마 선생의 사상의학이 떠오릅니다. 우리가 잘 아는 태양인, 태음인, 소양인, 소음인 이렇게 4가지 체질로 분류되어 있습니다. 태양인은 어떻다, 소양인은 어떻다 하는 설명을 하려는 것은 아닙니다. 사상의학에 대해 정확히는 잘 모릅니다. 별로 알고 싶지도 않습니다. 4가지 사상체질에서 한 단계 내려가면 8가지 체질이 되겠죠. 한 단계 더 내려가면요? 내려가면 내려갈수록 체질은 기하급수적으로 늘어납니다. 모든 체질이 이 4가지 범주 안에 쏙 들어간다면 열심히 배우고 응용하면서 활용하겠습니다. 근데 그게 아니거든요. 우리가 손쉽게 체질을 살펴볼 수 있는 이론 정도라고 생각합니다.

　따지고 보면 음양의 이론을 조금 더 복잡하게 전개해서 4가지로 설명한 거라고 보는데, 이렇듯 어렵게 생각하는 것보다 차라리 음양으로 생각하고 판단하는 것이 훨씬 실용적이라고 봅니다. 우리가 중요하게 생각해야 하는 점은 4가지 사상체질이 어떻다 하는 것보다 사람마다 체질이 다르다는 걸 인지하는 일입니다.

4가지 체질로 보더라도 대부분의 사람은 이 4가지 체질에 다 걸쳐 해당되지, 어느 하나의 체질에 딱 맞는 사람은 없다고 봐야 합니다. 거기에 더해 우리의 오장육부와 다양한 조직을 각각 체질로 분류한다면 얼마나 많은 경우의 수가 생길까요? 이 체질을 잘 분류했다고 해도 거기에 딱 맞는 한약재를 처방하는 게 쉬운 일이 아닙니다. 한약재도 성질이 아주 복잡하게 분류되어 있는데 다른 제제와 어떻게 가감하는가에 따라 약성이 확 달라지는 경우도 많습니다.

체질로 세세하게 분류하는 것도 힘들고 거기에 딱 맞는 한약 처방도 쉬운 일이 아니라서 한방은 어렵습니다. 게다가 임상 실험을 할 수도 없고 한방 부작용이 생기면 크게 이슈가 될뿐더러 요즘은 한약 자체를 잘 복용하지 않으니 더 힘든 것입니다. 각종 건강 식품과 홍삼 제품에 밀려 한약 제제는 더욱더 쇠퇴해 가는 것 같습니다. 수천 년을 이어 온 우리의 전통 의학인데 안타까울 따름입니다.

살다 보면 성격이나 체질이 사람마다 각각 다르다는 걸 느낄 수 있습니다. 왜 그럴까요? 우리 우주님의 능력입니다. 체질과 건강의 관계를 떠나서 사람 관계를 한번 살펴볼까요? 성격도 체질입니다. 체질에서 나오는 것입니다. 물론 경험에서 우러나오는 것이기도 합니다.

보통 인생 선배님들의 말을 들어 보면 부부는 달라야 잘 산다고 합니다. 저도 그렇게 생각하는데요, 양의 기운이 강한 양의 체질을 가진 남녀가 만나면 어떤 상황이 벌어질까요? 남성이 나를 따르라 하면, 여성이 네가 나를 따르라 하는 사태가 벌어집니다. 사공이 많으면 배가 산으로 가듯이 이런 성향의 부부는 산으로 가는 게 아니라 서초동 가정법원으로 갑니다.

그럼 음의 기운이 강한 음의 체질을 가진 남녀가 만나면 어떤 상황이 벌어질까요? 남성이 네가 앞장서라, 나는 따라갈게 하면, 여성이 네가 앞장서라, 남자가 되어 가지고 말이야, 라고 합니다. 남자가 왜 거기서 나와? 남자가 무조건 앞장서야 되는 것은 아닌데 말입니다. 이 부부는 사공이 없어서 산으로 못 가고 망망대해를 떠돌다가 결국 서초동 가정법원으로 갑니다.

우리는 비슷한데 잘 산다는 부부도 분명 있을 겁니다. 음양의 기운을 100으로 보면 음양의 밸런스가 50:50에 가까운 부부가 아닐까 합니다. 한 번은 네가 앞장서고 한 번은 내가 앞장서고, 누이 좋고 매부 좋고, 도랑 치고 가재 잡고, 님도 보고 뽕도 따고. 설거지는 당신이 청소는 내가, 그것도 일주일에 한 번씩 바꿔 가며 하는 것입니다. 이성 간의 성향은 다 다른 것입니다. 아직 미혼이라면 조금이라도 도움이 되지 않을까 합니다. 얼굴만 따지지 말고 말입니다.

사람의 체질을 구체적으로 하나하나 분류한다는 것은 사실 쉬운 일이 아닙니다. 대충 음양의 관계로 어느 정도 파악하고 참고하는 것이지, 모든 걸 체질이라는 틀에 넣을 수는 없습니다.

이렇듯 복잡한 체질에 따라 질병을 치료한다면 어떤 방법이 있을지 한번 생각하게 만드는데, 복잡할수록 단순하게 생각하는 것이 좋습니다. 우리 우주님은 인간을 아주 복잡하게 만들었지만 질병을 치료하는 방법은 아주 복잡하게 만들지 않았다고 생각합니다. 우주를 창조하고 인간을 탄생시킨 우리의 우주님은 우리 인간을 사랑하기 때문입니다. "훌륭한 판단은 경험에서 비롯되고, 그 경험은 서투른 판단에서 비롯된다."

우리가 마시는 술의 성분인 알코올은 정확히 표현하면 에틸알코올입니다. 줄여서 에탄올이라고 하죠. 상처 소독용으로 사용하는 에탄올과 우리가 마시는 에탄올은 같은 것입니다. 소독용 에탄올은 80도 정도 됩니다.

자, 본격적으로 에탄올에 대해, 아니 술에 대해 알아보겠습니다. 술은 공복일 때 가장 빨리 흡수되고 위장에 음식물이 있으면 상대적으로 흡수가 늦어집니다. 술을 마시면 온몸으로 퍼지는데 가장 중요한 점은 중추신경계를 억제한다는 것입니다. 그래서 기분도 좋아지고 말도 많아지고 몸도 비틀거리고 혀도 꼬이는 것입니다. 우리가 일상에서 흔히 접하는 장면이라고 생각하면 될 것 같습니다.

에탄올이 우리 몸에 아주 많은 양이 들어오면 전신마취제와 수면제 같은 역할을 하는데, 생명 유지에 필수인 호흡중추를 마비시킬 수 있어서 전신마취제로는 사용할 수 없습니다. 에탄올은 말초

혈관을 확장시켜 피부 홍조를 일으키거나 에너지를 발생시켜 열감을 느끼게 합니다.

에탄올은 간에서 대부분 대사되고 아주 소량만 폐나 소변으로 배출되면서 일생을 마감한다고 보면 됩니다. 간에서 알코올이 아세트알데히드로 대사되고, 또 한 단계를 거쳐 아세트산으로 대사됩니다. 그리고 물과 이산화탄소로 분해되어 장렬히 전사함으로써 알코올의 생이 끝나는 것이죠.

여기서 가장 중요한 물질이 '아세트알데히드'입니다. 아세트알데히드가 혈관을 확장시켜 얼굴을 붉게 만들기도 하고 숙취의 대표 증상인 두통을 유발하기도 합니다. 가장 큰 부작용은 간에 염증을 유발할 수 있다는 것이죠. 아세트알데히드가 간세포를 파괴한다는 것인데, 그럼 얼마나 많은 양의 에탄올이 들어와서 얼마나 많은 양의 아세트알데히드가 쌓여야 간염을 유발할까요? 소주 한 잔은 괜찮겠죠? 소주 두 잔 정도는? 세 잔은? 네 잔은? 그럼 열 잔은? 답은 아무도 모른다는 것입니다. 사람마다 체질마다 해독 능력이 다 다르기 때문입니다.

하지만 제 나름대로 정리해 볼 수 있는데요, 우리 몸에서 가장 소중한 간에 과부하가 걸릴 정도로 에탄올이 들어오면 간세포가 파괴됩니다. 누구는 한 잔 마시고도 취하고 누구는 한 병 마시고도 멀쩡하니까 개인의 체질로 판단할 수밖에 없는데, 간의 과부하 여부로 판단하면 됩니다.

술은 우리 몸에서 바로 대사되어 에너지원인 ATP를 만들어 냅니다. 우리 몸을 따뜻하게 하는 원리죠. 혈관 확장을 도와 모세혈관 등에서 혈액순환도 촉진시켜 줍니다. 우리 몸을 따뜻하게 데우고 혈액순환을 촉진시켜 준다는 것은 우리 몸의 면역력을 올려 준다는 의미입니다. 면역 관련 질환자에게 한두 잔씩 반주를 권하는 이유입니다. 근데 아무도 따라 하지 않습니다. 한두 잔은 간에 아무런 영향도 주지 않는데 말입니다. 알코올 분해 효소가 아예 없는 사람은 예외겠죠.

가장 중요한 문제는 적당한 양의 기준입니다. 간 과부하가 안 걸릴 정도? 애매모호한 대답이죠. 알코올로 인해 간 과부하가 걸렸는지 판단하는 지표로서 감마지티피 수치를 참고할 수 있다는 게 저의 소견입니다. 혈액의 감마지티피 수치가 높으면 알코올로 인한 간 과부하가 걸렸다고 판단할 수도 있는 것입니다.

우리 몸은 24시간 사이클로 돌아가는 시스템입니다. 그래서 규칙적으로 운동하는 것이 좋고, 규칙적으로 같은 시간에 음식을 섭취하는 것이 좋고, 규칙적으로 같은 시간에 수면을 취하는 것이 좋습니다. 24시간 사이클에서 규칙적인 생활을 유지함으로써 몸이 적응하는 것인데, 일명 생체시계라고 합니다.

이렇게 규칙적으로 생활해야 식사 시간이 되면 몸에서 소화 효소를 분비하려고 준비합니다. 이렇게 하면 소화도 잘되고 소화기관에 부담을 덜 주어서 더욱 건강한 소화기관이 되는 것이죠. 또한 수면 시간이 가까워지면 우리 몸은 수면을 유도하기 위해 수면호르몬을 분비하려고 준비합니다. 우리 뇌 속의 수면 관련 호르몬이 분비되어 숙면을 취할 수 있으니 자는 동안 몸의 밸런스를 건강하게 유지할 수 있는 것이죠. 이런 것들이 생체시계이고 생체리듬입니다. 왠지 건강해진 것 같지 않나요?

그럼 술은 어떨까요? 매일 같은 시간에 적당히 마시면 우리 몸의 생체시계는 똑같이 돌아갑니다. 그 시간이 되면 몸에서 알코올을 분해하기 위해 분해 효소를 준비하고 기다리는 것이죠. 이렇게 되면 우리 몸에 유해하다는 아세트알데히드는 미리 준비된 효소에 의해 금방 대사되어 분해됩니다. 그래서 술은 마실수록 주량이 늘어납니다. 술을 마시면 알코올 분해 효소가 많이 만들어져서 우리 몸이 적응하는 것입니다. 며칠에 한 번씩 술을 마신다든가, 일주일에 한 번씩 마신다든가, 회식 등으로 인해 불규칙하게 술을 마신다든가 하는 일련의 행위가 오히려 간을 못살게 굴고 괴롭히며 알코올성 간염을 유발할 수 있다고 보는 이유입니다.

불규칙하게 과음하거나 낮술 등 시도 때도 없이 마시는 사람에게 알코올성 간염이 발생할 수 있습니다. 오히려 규칙적으로 비슷한 시간에 적당히 마시는 사람은 간염과 직접적 영향이 없다는 게 제 소견입니다. 물론 간 과부하가 걸리지 않을 적당한 수준이어야 됩니다.

규칙적으로 적당히 마시는데 간염이 왔다면 술이 아니라 스트레스가 원인일 수 있습니다. 간염 질환에 관한 통계를 보면 B형간염 같은 바이러스성 간염이 85퍼센트이고, 알코올성 간염이 7퍼센트, 비알코올성 간염이 4퍼센트라고 합니다. 통계라는 것이 설문에 대답하는 사람들 마음이기 때문에 통계 그 자체가 정확하다고 이야기할 수는 없습니다. 이 통계가 정확한지 여부는 제쳐 두고 일단 이 통계 수치를 가지고 간염에 대해 이야기하겠습니다.

간염의 85퍼센트 이상을 차지한다는 바이러스성 간염은 잘 알고 있을 테니까 나머지 간염의 원인을 살펴보겠습니다. 알코올성 간염이 7퍼센트이고 비알코올성 간염이 4퍼센트라고 하는데 쉽게 말하면 바이러스성 간염을 제외하고 보니 7퍼센트는 술을 마시고 4퍼센트는 술을 마시지 않더라는 것입니다. 이 수치는 원인을 규명하는 것이 아니라 술을 마시고, 안 마시고에 따라 통계 수치에 원인을 갖다 붙인 거라고 봅니다. 사회 통념상 술은 건강과 간에 나쁘다고 생각하는 것을 그대로 수용한 결과인 것이죠.

과연 7퍼센트 수치에 들어가는 사람이 모두 알코올 때문에 간염에 걸렸을까요? 그럼 나머지 4퍼센트는 뭔가요, 라는 의문이 생깁니다. 4퍼센트는 환경호르몬, 독소, 약물 등이 원인이라고 하는데, 조금 거시기한 원인에 불과합니다. 알코올, 독소, 환경호르몬, 약물 때문에 간염이 발병했다고 주장할 수 있는 명확한 근거가 없습니다. 그냥 추정치일 뿐이죠. 게다가 이 4퍼센트에 속하는 사람도 만약 술을 마셨다면 7퍼센트 쪽의 통계로 들어가서 알코올성 간염으로 분류되는 것입니다.

알코올성 간염으로 분류된 7퍼센트 중 일부분만 실제로 알코올성 간염이고 나머지는 다른 원인이라고 생각합니다. 불규칙하게 술을 마신 사람이나 몸에서 해독을 못 할 정도로 과도하게 마신 사람은 알코올성 간염이 오는 것이죠. 하지만 규칙적으로 적당한 선에서 간에 과부하가 걸리지 않게 마시면 간염과는 상관이 없다고 생각합니다.

오히려 간을 해독하는 간의 공장을 돌리고 간이 일하게 함으로써 간 건강에 도움을 준다고 봅니다. 간에서 알코올을 해독하는 공장이 돌아가면 알코올 해독 효소를 만드는 공장도 돌고, 또 그 옆에 있는 공장도 돌고, 돌고, 돌고 하면서 간의 공장들이 유기적으로 잘 돌아간다고 보는 것입니다. 경제가 돌고 도는 것과 비슷합니다.

이렇게 돌고 도는 공장 시스템은 알코올만 해당되는 것이 아니라 다른 대사 물질, 해독 물질도 똑같이 해당됩니다. 여기서 대사 물질, 해독 물질은 우리 입으로 들어오는 모든 물질을 말합니다. 이렇게 이것저것 골고루 먹어서 우리 몸의 대사 작용, 해독 작용도 돌리고 영양소도 섭취하는 것입니다.

간은 틈이 날 때마다 쉬게 해야 한다고 이야기하는데, 저는 간은 쉬게 하는 것이 아니라 돌리고 일하게 만들어야 제 기능을 한다고 생각합니다. 간이 쉬어야 하는 경우는 과음을 했거나 과도한 스트레스를 받았을 때라고 보는데 일시적인 것입니다. 우리 우주님께서 아주 크고 아주 복잡다양한 기능을 하는 간을 만들어 준 것은 돌리고 사용하라는 의미입니다.

몸에 좋다는 음식만 가려 먹고 조금이라도 몸에 해로운 음식은 먹지 않는다면 간이 편할까요? 간이 편한 게 아니라 간이라는 거대한 화학 공장에서 대사 기능, 해독 기능을 하는 공장들이 돌아가지 않는 것입니다. 대사 공장, 해독 공장이 돌아가지 않고 계속 놀고 있으면 결국 하나둘씩 녹이 슬고 고장 나는 것이죠.

우리가 운동을 하면 근육이 늘어나는 것처럼 간장도 돌아가고 일함으로써 대사 기능, 해독 기능, 면역 기능의 근육을 키우는 것입니다. 그래서 너무 깨끗하게 하지 말고 너무 몸에 좋다는 것만 골라서 먹지 말라고 하는 겁니다. 너무 청결하게 생활하면 감기 같은 질환에 더 잘 걸리고 몸이 약해지는 이유이기도 합니다. 조금 과장된 표현이겠지만 우리 몸을 인큐베이터에 넣는 것이라고 보면 됩니다.

다만 우리가 인큐베이터에서 평생 살 수 있으면 좋은데 늘 외부와 내부의 적들에게 노출될 수밖에 없습니다. 일상에서 인큐베이터 같은 생활을 하면 우리 몸은 다양한 경험을 하지 못하고, 그로 인해 적들에 대한 준비도 못 하는 것입니다. 어느 순간 내부와 외부 적들이 증식하거나 침투하면 제대로 손쓸 수가 없기 때문에 우리 몸이 질병에 걸리는 것이죠. '위생 가설'에서 주장하는 원리가 간에도 똑같이 적용된다고 볼 수 있습니다.

수 세기 전 유럽의 대항해 시대에 아메리카 원주민의 90퍼센트 이상이 유럽인에게 몰살되었다고 이야기했습니다. 그 몰살 원인이 총이나 대포가 아니라 유럽인들이 가져온 각종 바이러스나 세균 같은 미생물 병원체입니다. 당시 아메리카는 유럽보다 훨씬 더 청정 지역이라 각종 미생물에 대한 면역 시스템이 전혀 준비되지 않았던 것이죠.

90퍼센트가 면역 시스템 부재로 몰살당했다면 살아남은 10퍼센트는 뭘까요? 추측하건대 질병의 고통은 있었겠지만 스스로 면역을 만들어 냈을 거라 추측합니다. 자료는 없지만 저는 그 10퍼센트에 상류층보다 하층민이 더 많았을 거라고 추정합니다. 그래서 간에 대해 이야기할 때 무조건 공장 가동률을 높이라고 말합니다.

간이라는 공장의 가동률을 90퍼센트 이상 항상 돌리는 것이 좋다고 보는데, 우리가 살다 보면 너무 많이 돌려서 간에 과부하가 걸릴 수도 있습니다. 그럴 경우를 대비해서 간장약을 복용하는 것입니다. 간에 걸린 과부하를 잡아 주고 간세포를 재생시키는 것이죠. 간장약이 간이라는 거대한 성곽에 병사와 무기들을 꾸준히 공급해 주는 역할을 함으로써 간을 튼튼하게 지켜 주는 것입니다. 간장약이 간이라는 거대한 화학 공장에 일할 인원과 전기를 꾸준히 공급해 줌으로써 간을 한층 더 건강하게 지켜 준다고 말할 수도 있습니다.

우리 몸의 대사, 해독 기능의 주체이고 면역 부대의 사령관이며 각종 대사증후군 예방의 선봉에 있는 간은 정말 중요합니다. 그래서 1순위 영양제로 무조건 간장약을 추천하는데 대부분은 잘 안 따라옵니다. 환장하겠네요. 간의 기능이 좋고 나쁨에 상관없이, 남녀노소 상관없이 누구나 1차로 복용해야 하는 것이 간장약입니다. 지금 사용하는 간장약은 영풍제약의 스테빅스플러스입니다.

예전에는 이러한 제품의 성분으로 구성된 간장약이 많이 출시되고 유통되었는데 지금은 거의 없습니다. 제가 20년 전에 사용한 제품은 지금 이 약이 아니고 다른 약인데 생산을 안 하니 갈아타고

갈아타서 지금의 스테빅스플러스로 온 것입니다.

이렇게 좋은 간장약을 왜 생산하지 않을까요? 제가 응용해서 사용하는 것만큼 효능이 좋다는 것을 모르고 있습니다. 간염 치료제로 사용해서 간염 항체를 생성할 수 있다는 것을 모르는 겁니다. 그냥 그저그런 간장약일 뿐이라고 생각하는 것이고, 밀크시슬(실리마린)에 비해 가격이 상대적으로 비쌉니다. 밀크시슬 제품은 3개월 치가 3만 원 안팎인데, 이 간장약은 한 달 치가 6만~7만 원 하니까 가격 차이가 아주 많이 납니다. 스테빅스플러스 간장약의 효과를 제대로 모르니까 상대적으로 저렴한 밀크시슬 간장약으로 가는 것이고, 그로 인해 제품이 안 팔리니까 생산을 중단한다고 보면 될 것 같습니다. 참으로 안타깝습니다.

지금 시점에서 유명한 광고 문구가 떠오릅니다. "사람한테 참좋은데 어떻게 표현할 방법이 없네. 직접 말할 수도 없고." 근데 직접 말해도 말발이 먹히지 않습니다. 병원에서도 약이 없다는데 네가 뭐라고? 많은 사람이 이런 식으로 반응합니다. 충분히 이해하면서도 씁쓸한 기분이 듭니다.

스테빅스플러스는 간세포 하나하나의 능률을 올림으로써 전체적인 간의 역량을 대폭 상승시켜 줍니다. 대사 작용, 해독 작용, 면역 작용의 선봉에 있는 간의 역량이 대폭 상승되면 인체는 건강해질 수밖에 없습니다. 스테빅스플러스는 최고의 명약입니다. 스테빅스플러스를 대한민국 대표 영양제로 만들어 국민 모두가 더욱더 건강한 삶을 유지하도록 해야겠습니다.

알코올에 대해 알아봤는데요, 의외라고 생각하는 사람이 많을 것 같기도 합니다. 모든 판단은 각자 본인이 하는 것이니 잘 판단해서 건강한 생활을 유지하기 바랍니다. "내 삶과 내 마음의 주인은 나 자신이다. 내 삶을 이끌어 가는 주인도 나 자신이다."

P Professional
Y Your
D Drug

음식 이야기

영양소
이야기

우리가 늘 함께 하는 음식은 정말 중요합니다. 우리가 일상에서 먹는 음식에 대해 이야기하겠습니다. 우리 몸이 생명을 유지하고 건강을 유지하려면 외부에서 영양분을 지원받아야 합니다.

첫째는 공기입니다. 근데 공기는 우리가 뭐 어떻게 할 방법이 없습니다. 맑은 공기를 마시기 위해 등산을 한다든지 공기 좋은 시골에 간다든지 하는 방법이 있겠죠. 이렇게 좋은 공기를 마시려면 산림욕이 좋은데 직장인에겐 쉬운 일이 아니죠.

둘째는 음식입니다. 음식은 우리가 관리할 수 있습니다. 그런데 세상에 맛있는 음식이 좀 많나요? 냉장고만 열면 음식이 가득하고 집 밖에 나가면 편의점과 각종 음식점이 화려한 간판을 달고 유혹하는 게 현실입니다. 모든 국민을 대사증후군으로 만들기 위해 이 사회가 노력하는 것처럼 보일 정도입니다. 먹거리가 넘쳐나는 사회에서 우리가 해야 할 일은 덜 먹는 것입니다. 근데 너무 뻔한 말이죠. 덜 먹기만 하는 것이 아니라 골고루 적당히 먹는 게 중요한 포인트 아닐까 합니다.

일단 3대 영양소인 단백질, 탄수화물, 지방류를 알아볼까요? 보통 단백질 하면 동물성 단백질보다 식물성 단백질이 좋으니 식물성 위주로 먹으라고 합니다. 저는 반대 의견이라고 〈단백질 이야기❶〉에서 언급했는데요, 식물성 단백질과 동물성 단백질의 지질류(지방) 함유 여부를 떠나서 순수하게 단백질에 대해 이야기하겠습니다. 순수 단백질만 보고 이야기하는 것이지 그 안에 함유된 지질류까지 언급하는 게 아니라는 점을 강조합니다.

우리 몸은 단백질로 골격을 이룹니다. 골격은 칼슘 아니냐고요? 맞습니다. 하지만 뼈는 칼슘 외에 콜라겐을 비롯한 단백질이 대략 35퍼센트 정도를 차지합니다. 뼈를 제외한 나머지 부분인 골격근, 평활근(내장근) 모두가 단백질이니 우리 몸을 지탱하고 유지하는 주된 구성 물질은 단백질입니다. 우리 몸의 적혈구, 백혈구 같은 혈액 세포와 간, 신장 등 장기의 구성 성분도 대부분 단백질입니다. 단백질은 이외에도 눈, 치아, 혈액(알부민), 피부, 관절, 머리카락, 방광, 힘줄, 손톱, 발톱 등에서 중요한 성분입니다.

단백질의 중요성은 〈단백질 이야기❶〉에서 언급했는데요, 우리 몸의 골격과 장기를 구성하는 물질이기도 하지만 면역에 관련해서 아주 중요한 역할을 합니다. 우리 몸의 면역을 담당하는 면역 부대인 각종 백혈구와 항체, 사이토카인의 주성분이 단백질입니다. 우리 몸에서 각종 신진대사 과정을 담당하는 효소도 대부분 단백질이기 때문에 없어서는 안 될 중요한 물질입니다.

우리 인간은 동물입니다. 동물이기 때문에 동물성 단백질이 꼭 필요하다고 봅니다. 단백질합체론으로 이야기했는데, 동물성 단백질을 섭취하면 소화 흡수된 아미노산이 그 성질에 따라서 그 기능을 하는 단백질로 합성되는 것이죠. 그렇게 합성된 단백질은 우리 동물에게 꼭 필요한 단백질 기능을 한다고 보기 때문에 동물성 단백질이 꼭 필요하다는 것입니다.

탄수화물은 포도당을 제공하는 기본 물질인데, 가공 처리된 정제 탄수화물의 과다 섭취가 문제입니다. 밀가루, 백미는 영양의 밸런스를 잃은 탄수화물 덩어리라고 표현해도 과언이 아닙니다. 현미가 건강에 좋다는 것은 다 알고 있습니다. 현미에 들어 있는 각종 비타민, 미네랄, 효소, 항산화제 등의 성분은 건강을 위협하는 각종 질환에서 우리 몸을 보호해 줍니다.

현미의 효능은 아주 많지만 한 가지만 이야기하겠습니다. 현미에는 피트산이라는 성분이 들어 있는데, 이 성분은 체내의 중금속, 농약, 발암 물질 같은 독소를 흡착해서 배출하는 기능이 있습니다. 한마디로 천연 디톡스 효과를 나타내는 것이죠. 피트산은 인체의 미네랄도 흡착해서 배출하는데 염려할 수준으로 미네랄을 배출시키는 것은 아니니까 걱정할 필요 없습니다.

반세기 전 일본에서 카드뮴 중독에 의한 '이타이이타이병'이 밝혀져 큰 충격을 주었는데요, 아프다 아프다 병입니다. 그 지역에서 현미밥을 먹은 가구만 이 병에 걸리지 않았다고 합니다. 현미에 함유된 피트산 덕분이라는 연구 결과가 있습니다. 그런데 우리는 중요 성분이 들어 있고 건강에 유익하다는 겉부분은 다 깎아 내고 그 속의 뽀얀 백미만 먹습니다.

도대체 왜 이러는 걸까요? 우리네 인간은 바보 아닐까요? 백미에 맛이 들어 버리니 현미가 더 맛없게 느껴지는 것입니다. 유효 성분 외에 현미가 백미보다 좋은 이유는 또 있습니다. 밀가루는 급격한 혈당 상승이 이루어지는 데 반해, 현미는 정반대로 혈당 상승이 아주 천천히 이루어집니다. 가공 처리되지 않아서 소화 흡수가 느리기 때문에 급격한 혈당 상승이 없는 것이죠. 급격한 혈당 상승이 없으면 밀가루가 일으키기 쉬운 대사증후군을 예방할 수 있는 것입니다.

현미의 좋은 점이 또 한 가지 있는데요, 백미에 비해 밥맛이 떨어지기 때문에 밥을 덜 먹는다는 것입니다. 밥을 덜 먹으면 혈액의 포도당 농도도 덜 올라가기 때문에 마찬가지로 대사증후군을 예방할 수 있습니다. 현미는 백미보다 소화가 더디기 때문에 훨씬 더 꼭꼭 씹어서 먹어야 합니다. 현미를 먹는 게 불편하다면 현미와 백미를 섞어서 먹는 방법도 있습니다.

그러면 지방(지질)은? 지방은 수렵, 채취 시절처럼 언제 얼마나 굶을지 모르는 상황에서 필요한 영양소입니다. 장기간 영양소 섭취를 못 할 때를 대비해서 비상식량으로 저장하는 것이 지방인데, 그 당시에는 생명 유지에 꼭 필요한 영양소였습니다. 비상식량이니까 칼로리도 당연히 높겠죠? 1그램당 탄수화물 4kcal, 단백질

4kcal, 지방 9kcal, 알코올 7kcal입니다. 뜬금없이 알코올은 왜 올렸냐고요? 3대 영양소와 더불어 우리 인간이 즐겨 먹는 것이라 한번 올려 봤습니다.

지방류는 단백질과 탄수화물에 비해 칼로리가 2배 넘게 초과합니다. 알코올도 탄수화물과 단백질에 비해 2배 가까운 수준으로 칼로리가 높습니다. 여기서 우리 우주님이 얼마나 현명한 분인지 깨닫습니다. 생존 전략 시스템으로 만들어 준 것이 지방이기 때문에 칼로리를 높게 만들어 준 것이죠. 우리가 며칠씩 음식을 먹지 못하는 비상사태가 오면 칼로리 높은 지방을 이용해 에너지를 생성함으로써 생명을 유지하도록 해 준 것입니다. 지금은 높은 칼로리가 문제지만 수렵, 채취 시절에는 엄청 고마운 존재였습니다. 지방류는 인간뿐만 아니라 동물 전체에 해당되겠죠.

지금은 냉장고만 열면 먹을 것이 가득합니다. 냉장고 안쪽 구석을 보면 유효 기간이 지난 음식들이 있는데 냉장고를 몸에 비유하자면 몸속 지방이라 볼 수도 있습니다. 그 누구도 꺼내서 먹지 않고 아무런 기능도 없이 구석에 처박혀 있으니 지방이라고 보는 것이죠. 단, 냉장고의 유효 기간을 넘긴 지방은 그냥 갖다 버리면 되는데 우리 몸의 지방은 갖다 버릴 수도 없습니다.

우리 몸의 지방은 태워 없애야 하는데, 덜 먹고 열심히 운동하는 게 쉽지는 않습니다. 지방류도 필수영양소로 우리 몸에 꼭 필요한 존재입니다. 지방이 문제가 아니라 과도한 탄수화물과 단백질이 더 문제입니다. 잉여의 영양소가 최종적으로 저장되는 것이 지방인데, 지방의 입장에서는 억울할 수도 있는 것이죠.

3대 영양소에 대해 어떻게 판단하고 먹어야 할지 알아봤습니다. 단백질, 탄수화물, 지질, 비타민, 미네랄의 5대 영양소를 음양 요소로 분류해서 정리하면, 우리 몸의 신진대사 기능을 돌려주는 역할을 하는 것이 양의 음식이고, 영양소 역할을 하는 것이 음의 음식이라 볼 수 있습니다. 각종 효소와 조효소가 우리 몸의 신진대사 기능을 담당하고, 탄수화물은 우리 몸의 주에너지원이 됩니다. 단백질은 효소로 작용하고 비타민과 미네랄은 조효소로 작용하기 때문에 다음과 같이 분류할 수 있습니다.

(양) 단백질, 비타민, 미네랄 〉 탄수화물 〉 지방 〉 바이러스, 세균, 독소, 등 (음)

보통 한방에서 한사(寒瀉)가 우리 몸에 들어와 질병을 일으킨다고 하는데, 한사는 차가운 나쁜 기운이라는 뜻입니다. 각종 면역 관련 질환을 일으키는 것이 한사이고, 대표적인 예가 감기나 독감, 간염바이러스입니다. 한사(음)가 침입하면 우리 몸의 면역 시스템(양)이 작동해서 한사와 싸워 이겨 내는 것이죠. 간염, 암 등의 질환은 음의 질환으로 냉증이 되는 것입니다. "암은 냉증이다."라고 정리하겠습니다.

'맞다'고 생각되면 두려워도 행동하라! Just do it!!

단백질
이야기❷

단백질이 우리 몸의 골격과 내장 기관, 세포의 주된 구성 성분이고 면역과 관련해서도 아주 중요하다고 했습니다. 우리 몸이 동물이기 때문에 동물성 단백질 섭취가 중요하다는 이야기도 했습니다. 단백질이 우리 몸에서 좋은 기능을 많이 하고 없으면 안 되는 필수 물질인데 왜 이렇게 말도 많고 탈도 많다고 하는 걸까요?

단백질은 탄수화물에 비해 상대적으로 분자량이 큽니다. 분자량이 크면 상대적으로 소화, 흡수가 떨어집니다. 식물성 단백질 하면 콩을 떠올리는데 콩도 분자량이 큰 편입니다. 콩도 많이 먹으면 소화가 안 되죠. 개인적으로 된장, 청국장, 초콩, 낫토 등 발효 숙성한 콩류와 콩나물은 건강에 좋다고 생각하지만 나머지 콩류는 추천하지 않습니다.

동물성 단백질 중에서 분자량이 큰 것을 들자면 단연 콜라겐입니다. 육류에 들어 있는 동물성 단백질인 콜라겐은 분자량이 너무 커서 소화, 흡수가 거의 되지 않습니다. 우리가 먹는 일반적인 단백질은 동물성이든 식물성이든 일부분만 소화, 흡수되고 나머지는 그냥 흘러가 버립니다.

단백질의 종류에 따라 다르겠지만 섭취한 단백질의 30퍼센트 미만이 흡수된다고 하는데, 이렇게 되면 우리의 소화기관에 부담을 주는 것이죠. 소화만 부담을 주면 괜찮겠지만, 제대로 소화되지 않은 단백질 덩어리는 대장으로 갑니다. 대장에 도착한 단백질은 대장에 사는 여러 대장균에 의해 대사됩니다. 한마디로 부패되는 것이죠. 부패되는 과정에서 단백질은 여러 가지 노폐물과 독소를 생산하는데 이러한 노폐물과 독소들이 문제가 됩니다.

대장의 독소는 대장을 자극하고 대장에 염증을 일으키기도 합니다. 독소는 대장의 방어막을 뚫고 흡수되어 우리 몸으로 들어오기도 하는데, 간문맥이라는 혈관을 거쳐 간으로 갑니다. 우리의 면역 사령관인 간은 해독 작용을 발휘해서 여러 독소를 중화하고 해독합니다. 하지만 많은 양의 독소가 한꺼번에 들어와서 간 해독에 과부하가 걸리면 간에 쌓일뿐더러 혈액을 타고 퍼지는 것입니다. 혈액으로 흘러간 독소는 혈액의 면역세포와 각 장기에 있는 일반 세포에 의해 또 한번 중화되고 해독됩니다. 해독 과정을 거친 뒤에는 신장과 담즙, 땀으로 배출되어 우리 몸이 정화되고 건강한 몸을 유지하는 것입니다. 하지만 혈액과 림프관, 비장의 2차 방어선과 각 장기 세포의 3차 방어선으로 해독되지 못하면 독소는 우리 몸에 쌓여 버립니다.

해독되지 못한 독소는 지방세포에도 쌓이고, 간에도 쌓이고, 혈관벽에도 쌓이고, 여러 장기에도 쌓입니다. 이러한 일련의 과정을 통해 단백질을 많이 섭취하면 대장염과 대장암을 비롯해 다른 장기에도 비슷한 질환을 유발합니다. 단백질이 해롭다고, 많이 먹지 말라고 하는 이유입니다.

우리 인간은 육식동물보다 장의 길이가 훨씬 길다고 합니다. 그래서 우리 인간은 태생적으로 초식동물이라고 주장하는 사람이 많습니다. 장의 길이가 길고, 맹장이 있고, 송곳니가 발달하지 않은 것 등을 근거로 내세웁니다. 맞는 말입니다.

하지만 저는 우리 인간은 초식동물이 아니라 초식동물에 가까운 잡식동물이라고 생각합니다. 태초에도 고기를 먹었다고 보기 때문이죠. 거기에 더해 우리 인간은 불을 발견하면서 자연스레 고기를 먹었다고 봅니다. 우리 인간이 초식동물이라면 소들이 뜯어 먹는 풀도 먹을 수 있고 소화시킬 수 있어야 하는데, 우리는 그런 풀을 소화시킬 수 없습니다. 우리 인간은 초식동물에 가까운 잡식동물이라고 보는 이유죠.

초식동물, 육식동물에 관한 이야기를 서양인과 동양인한테 적용해 볼까요? 서양인이 동양인에 비해 장의 길이가 짧다고 합니다. 서양인은 육류를 많이 섭취하고 동양인은 채식을 많이 섭취했기 때문이겠죠. 그러한 음식 문화가 세월이 흘러흘러 쌓이면서 몸도 거기에 맞춰 진화했다고 보면 될 것 같습니다. 서양인과 동양인을 비교한다면 서양인은 동양인보다 육식동물에 가깝다고 볼 수 있습니다.

역사적으로 우리 동양인은 서양인에 비해 채식 위주로 먹어 왔고, 그래서 장이 긴 것입니다. 그런데 산업화 시대에 들어서면서 채식 섭취의 비중은 줄고 육식 섭취의 비중이 늘었습니다. 근데 우리는 서양인에 비해 장의 길이가 깁니다. 서양인에 비해 장이 긴데 서양인이랑 똑같이 육류를 많이 섭취합니다. 우리가 먹는 음식이 육류로 바뀌면서 당연히 대장 쪽 질환이 많이 생기는 것입니다.

장이 길면 왜 대장 쪽 질환이 많이 생기고 다른 장기의 질환도 늘어날까요? 우리가 먹는 단백질은 위와 장을 거쳐 소화되고, 소화되지 않은 단백질은 대장으로 간다고 했습니다. 장이 길면 단백질이 장에 머무는 시간이 길어집니다. 체류 시간이 길어지면 부패가 더 잘되겠죠. 단백질이 부패하여 생긴 노폐물과 독소가 대장에 자극을 주고 쌓이면서 대장 질환을 유발하는 것입니다.

독소가 대장에만 영향을 주는 게 아닙니다. 넘치는 독소는 대장에서 흡수되어 간을 비롯한 우리 몸의 다른 장기에도 영향을 끼칩니다. 이런 상황은 육류를 과다하게 먹었을 때의 이야기입니다. 서양식으로 육류를 과다하게 섭취하지 않으면 되는데, 서양식으로 육류를 과다하게 섭취하는 게 문제입니다.

우리가 언제부터 스테이크를 우아하게 썰어 먹었나요? 우리가 언제부터 고기를 이렇게 많이 먹었나요? 햄버거는 밀가루에다 고기를 떡하니 얹은 것인데 채소는 장식에 불과할 정도로 적습니다. 맛이 얼마나 단지, 햄버거가 그렇게 단 음식인 걸 처음 알았습니다. 한 입도 못 먹고 버렸습니다. 고기뿐만이 아니라 밀가루에는 몸에서 소화되지 않는 단백질인 글루텐이 들어 있어서 대장에서 부패해 버립니다. 거기에 여러 가지 화학 첨가물까지 들어 있으니 우리 몸에 해를 끼치는 독소가 늘어나는 것이죠.

변비가 있는 사람은 변비가 없는 사람에 비해 장이 훨씬 더 긴 것과 같습니다. 섭취한 음식물이 배출되지 않고 장에 오래 머물러 있으면 장이 긴 것과 같은 상태인 것이죠. 장에서 음식물이 부패하는 기간이 길어지면 더 많은 독소가 생성되고 더 많은 독소가 우리 몸을 자극하며 우리 몸에 들어옵니다. 그래서 변비는 질병입니다.

변비가 있는 사람이 육식 위주의 식단을 고집하면 조건은 더 악화될 뿐입니다. 변비가 있는 사람은 식이섬유를 훨씬 많이 섭취해야 합니다. 식이섬유가 장의 연동운동을 촉진시켜서 대변을 밀어냅니다. 대장에 머물러 있는 노폐물과 독소를 밀어내는 것입니다. 그래서 식이섬유가 대장 질환뿐만 아니라 다른 만성질환의 예방에도 좋습니다. 한마디로 채소류와 해조류를 많이 먹으라는 것입니다. 고기는 상추나 배추 같은 채소류에 싸서 먹어야 하는 이유입니다. 고기만 먹지 말고 채소도 많이 먹어야 합니다.

육식동물은 초식동물에 비해 장이 훨씬 짧습니다. 장이 길면 섭취한 단백질이 장에 오래 머물러서 독소를 만들어 내니 질병에 쉽게 걸리는 것입니다. 육식동물의 장이 초식동물보다 짧은 것은 육식동물의 생존 전략 시스템입니다. 자연의 생명체는 참으로 오묘합니다. 장의 길이로 정리하면 초식동물〉동양인〉서양인〉육식동물 순입니다. 서양인은 서양식을 먹고 동양인은 동양식(한식)을 먹는 게 건강을 지키는 최고의 비법이 아닐까 합니다.

　동양인이 서양인보다 장이 길다고 했습니다. 그래서 동양인이 서양인보다 상체가 긴 게 아닐까 추정해 봅니다. 동양인이 서양인보다 하체가 짧고 상체가 긴 것도 장이 길기 때문이겠죠. 다른 사람들보다 상체가 길다면 장이 더 길다고 유추할 수 있는 터, 더욱더 육류를 줄여야 합니다. 육류를 여러 가지 반찬 가운데 하나로, n분의 1로 먹으면 아무 문제가 생기지 않습니다. 허리가 길수록 육류보다 채소를 많이 먹어서 건강한 생활을 유지해야겠습니다.

음양
이야기 ❷

우리가 먹는 여러 종류의 음식과 함께 음양으로 보는 음식에 대해 알아보겠습니다. 일단 젊은 시절에는 이것저것 아무거나 잘 먹으면 됩니다. 양기가 충만하니 웬만한 것은 다 해독되고 대사되어 태워집니다. 그런데 20대에도 살이 찐다고요? 양기가 태울 수 있는 영양분을 초과해서 먹은 것이죠. 음식을 가려 먹을 필요가 없다는 말이지, 몸에서 감당할 수 없을 정도로 많이 먹으라는 이야기는 아닙니다.

이제 세월이 흐르면서 서서히 양의 기운이 떨어져 양기가 약해집니다. 슬슬 음과 양의 음식을 조금씩 가려야겠죠. 양은 음에서 발생되고 그 양의 기운이 음을 만듭니다. 음이 양이고 양이 음이죠. 우리가 먹는 모든 음식은 일단 음이고 이것이 소화 흡수되어 우리 몸에 들어오면 에너지와 열 등으로 바뀌어 생명 활동을 하는 것이 양이라고 보면 됩니다. 이렇게 생긴 양의 기운으로 또다시 소화, 흡수, 대사 등의 과 우리가 먹는 모든 음식은 위와 장에서 흡수되고 간장을 거쳐 온 몸으로 퍼집니다. 이렇게 흡수된 영양소는 각각의 세포 속 미토콘드리아에서 우리 몸에 필요한 에너지원인 ATP로 대사됩니다. 이때 생성된 ATP는 양 중의 양입니다. ATP는 우리 몸의 모든 신진대사 과정을 돌리는 에너지의 원천이기 때문입니다.

우리 몸으로 들어온 영양소는 각종 세포의 구성 성분이 되기도 합니다. 그중에는 백혈구 부대도 있습니다. 백혈구 부대는 일반 부대, 특수 부대, 정찰대, 귀신 부대 등으로 분화되어 우리 몸을 지키는 파수꾼 역할을 합니다. 우리가 섭취한 음식인 음이 몸속에 들어오면 양의 성질로 바뀌는 것입니다. 영양소에서 ATP와 백혈구가 생기는 것이 음이 양이 되는 과정입니다. 하지만 지방류 같은 물질로 축적되어 몸에 쌓이고 각종 대사증후군을 야기하면 몸속에서 음으로 남는 것이죠.

우리가 음식을 섭취하면 소화기관에서 각종 소화 효소를 분비하고 위장이 연동운동을 촉진해서 음식물을 이동시킵니다. 여기에 더해 각종 미생물 펩타이드를 분비해서 각종 외부 미생물이나 독소로부터 위와 장을 보호합니다. 각종 호르몬도 복합적으로 분비되면서 최종적으로 우리가 섭취한 음식물이 혈액에 흡수되어 영양소가 됩니다.

이러한 일련의 소화, 흡수 과정에서 많은 에너지가 소모됩니다. 여기에서 소모된 에너지(양)가 우리 몸의 소화, 흡수 과정에서 만들어진 영양소(음)로 바뀌는 것입니다. 몸속 에너지인 양에서 소화, 흡수와 대사 과정을 통해 음의 성질로 바뀌는 것입니다. 이것이 양이 음이 되는 과정입니다. 음양은 돌고 도는 것이죠.

음과 양이 균형적으로 잘 돌고 돌면 얼마나 좋을까요? 20대, 30대는 양기가 펄펄 넘치니까 남아도는 음의 물질을 다 태워 버립니다. 세포가 싱싱하니까 웬만한 영양소는 미토콘드리아에서 ATP로 만들어 다 태워 버립니다. 우리의 면역 부대인 백혈구 세포도 싱싱합니다. 일반 부대, 특수 부대, 정찰대, 귀신 부대 모두 싱싱하고 빠릿빠릿합니다. 우리 몸의 면역 부대 병사들도 바글바글합니다. 양기가 넘치니 병사도 넘쳐나는 것이죠. 모두 빵빵한 기관총으로 무장했으니 겁날 게 없습니다. 총알도 엄청 많습니다. 이 정도로 뜨겁습니다. 그래서 청춘은 뜨거운 것이고, 그래서 건강한 것이죠. 그러니 여드름이 난다고도 이야기했습니다.

그리고 시간이 지나면서 양기가 조금씩 떨어지기 시작합니다. 우리 몸속 세포도 조금씩 늙어 가고 이제는 남아도는 음을 다 태우지 못합니다. 세포 속 미토콘드리아도 예전만 못하게 에너지 생산율이 떨어지는 것이죠. 면역 부대인 백혈구 세포도 늙어 갑니다. 우리 몸의 면역 부대 병사도 예전 같지 않게 줄어들고, 양기가 떨어지니 군기도 떨어집니다. 면역 병사들의 무장 상태도 기관총에서 소총으로 바뀌고 총알도 줄어드는 것이죠. 면역 부대의 힘이 약해지는 것입니다. 조금씩 식어 가는 것입니다. 인간사의 당연한 이치겠죠.

젊은 시절을 뒤로하고 이제 우리 몸의 이상적인 음양 밸런스가 조금씩 무너집니다. 음양 밸런스의 변화에 맞추어 우리가 먹는 음식도 변화를 줘야 할 때입니다. 우리 몸의 음양 밸런스가 달라졌는데 예전에 먹던 음식을 그대로 다 먹는다면 우리 몸도 그만큼 상하는 것입니다. 음양 밸런스의 변화에 맞춰 음식을 어떻게 먹어야 하는지 살펴보겠습니다.

바다
이야기

우리가 먹는 음식을 음양으로 구분해서 살펴보겠습니다. 우리 몸에 들어올 때 음인 음식은 그 성질에 따라 음과 양으로 또 나뉩니다. 사실 음과 양은 명확히 구분하기가 힘들고, 음 안에서도 음양으로 또 갈라지고, 양 안에서도 음양으로 또 갈라집니다. 음양은 서로 상대적인 것이지 절대적인 것이 아닙니다. 주장하는 사람에 따라 분류가 달라지기도 합니다. 하지만 큰 틀에서 음양의 음식이 이렇다 하는 정도는 알고 먹을 필요가 있습니다.

일단 바다 밑으로 가 보겠습니다. 바다는 우리가 생활하는 육지 아래에 있기 때문에 음으로 봅니다. 태양과는 전혀 상관없는 음의 지역인 것이죠. 불의 세계는 양이고 물의 세계는 음입니다. 그래서 물과 불은 상극 관계입니다. 바다가 음의 세계이다 보니 양기가 약해진 사람이나 만성질환자에게 바다 생물을 먹지 말라고 이야기하는 사람도 있는 것입니다.

근데 예외 없는 법칙은 없죠. 음의 성질인 바다에서도 장어, 문어, 가오리, 김, 미역, 다시마 같은 것은 양으로 분류가 되는 생물입니다. 바다 생물은 익혀서 먹으면 음의 기운이 많이 중화된다고보기 때문에 익혀서 먹을 수도 있습니다. 바다회처럼 익히지 않고날것으로 먹으면 그 음의 성질이 우리 몸의 양기에 영향을 줄 수있습니다. 이렇게 영향을 끼치는 경우는 우리 몸에서 양기가 많이떨어졌을 때의 이야기겠죠. 사실 문어나 가오리, 장어 같은 생물을날것으로 먹는 경우는 거의 없습니다. 미역, 다시마, 김 같은 해조류만 양의 음식으로 분류된다고 기억하면 될 것 같습니다.

바다 생물이 육지 아래에 있다고 음이라고 하는 건 비과학적이라고 생각할 수도 있는데 그렇지 않습니다. 크게 보면 바다 생물은 육지 생물에 비해 단백질 함량도 낮고 영양가도 낮습니다. 생선보다는 육지에 사는 육류가 상대적으로 단백질 함량이 높고 비타민이나 효소 같은 영양소 함량이 높습니다.

서두에서 말했듯이 음양은 서로서로 상대적입니다. 중요한 사실은 육류, 생선, 채소, 해조류 등에 함유된 성분 중에서 우리가 아직 모르는 것이 많다는 점입니다. 우리가 아는 성분이 전부가 아니기 때문에 음양으로 구분해서 먹는 게 더 과학적이라 볼 수도 있습니다. 우리가 모르는 성분도 있지만 음양의 분류를 기억해서 일상생활에 활용한다면 건강에 조금이라도 도움이 될 것입니다.

그리고 바다 생물이 육지 생물보다 독소와 세균이 더 많기 때문에 음으로 보는 것이 타당합니다. 이제껏 회를 잘 먹어 왔는데 어느 순간부터 배가 아프고 설사를 하는 경우 양의 기운이 떨어진 것입니다. 바다회를 먹을 때 소주를 함께 마시는 경우가 많습니다. 소독 기능을 가진 소주 속의 에탄올이 회에 있는 음의 성질을 중화하는 역할을 합니다. 또한 소주는 우리 몸에 들어가 대사되면서 바로 열을 발생시키는데, 이 열이 바다회의 냉한 기운을 중화하는 역할을 합니다. 소주의 열성 기운과 바다회의 냉한 기운이 조화롭게 작용한다고 볼 수 있습니다. 조화를 생각한다면 바다회와 소주의 궁합은 최고가 아닐까 합니다.

민물에서는 잉어와 가물치가 양의 음식이고 붕어와 기타 민물고기는 음의 음식이라고 보는데 민물고기는 익혀 먹는 것 아시죠? 간디스토마에 걸리지 않으려면 민물고기는 무조건 익혀 먹어야 합니다. 민물 생물은 익혀서 먹으면 음의 성질이 많이 중화됩니다. 잉어와 가물치만 양의 음식이라고 기억하면 될 듯합니다. 정리하자면 바다 생물은 음의 세계이고 해조류를 제외한 모든 생물은 익혀서 먹으면 음의 성질이 많이 중화됩니다.

바다 생물의 마지막은 클로렐라와 스피루리나로 장식하겠습니다. 클로렐라와 스피루리나는 홈쇼핑 광고를 통해 널리 알려졌습니다. 근데 요즘은 아무도 관심을 두지 않기 때문에 제품 생산과 판매가 저조한 실정이며 취급하는 데도 별로 없습니다. 클로렐라는 바다에 사는 녹조류이고 스피루리나는 바다에 사는 남조류인데요, 쉽게 말하면 둘 다 바다에 사는 미생물입니다.

스피루리나는 클로렐라에 비해 세포벽이 얇아서 체내 흡수율이

90퍼센트가 넘는다고 합니다. 반면 클로렐라의 흡수율은 30퍼센트도 안 된다고 하니까 흡수율에서만 3배 넘게 차이 나는 셈입니다. 스피루리나는 클로렐라보다 필수아미노산을 비롯한 단백질 함량이 높고, 항산화제 성분의 종류도 많고 함량도 더 높습니다.

가장 중요한 점은 클로렐라는 약산성 식품인 데 반해 스피루리나는 강알칼리성을 띠는 알칼리성 식품이라는 것이죠. 우리 몸은 체액의 산도가 알칼리성에서 산성으로 변하면 만성 염증이 생기고, 면역력이 떨어지고, 각종 질환에 노출됩니다. 산성 식품이 무조건 나쁜 것이라 할 수는 없지만, 스피루리나는 알칼리성 식품으로 우리 몸의 산성화를 예방하는 데 큰 도움을 줍니다.

클로렐라와 스피루리나를 비교해서 살펴봤는데, 둘 중 스피루리나가 훨씬 더 좋습니다. 스피루리나는 10가지 이상의 비타민, 10가지 이상의 미네랄과 필수아미노산을 비롯한 다양한 아미노산, 다양한 필수지방산, 엽록소를 비롯한 다양한 항산화제, 다양한 효소 성분을 함유하고 있습니다. 영양소만 보더라도 가장 완벽한 식품이 아닐까 합니다.

또한 스피루리나는 중금속과 독소를 배출하고 항산화와 면역력을 증진하는 최고의 바다 식품이자 양 중의 양인 바다 식품입니다. 몸이 허약한 사람, 인스턴트 음식을 좋아하는 사람, 편식으로 영양 상태가 고르지 않은 사람, 면역 관련 질환자에게 스피루리나는 가장 기본 베이스로 깔아 줘야 하는 영양 물질입니다. 물론 건강한 사람이 섭취해도 많은 도움이 되겠죠.

첫 번째 영양제가 간장약이라고 했는데, 두 번째 영양제는 스피루리나라고 생각합니다. 저는 건강기능식품 전문회사 (주)그린스토어에서 나오는 에코스피루리나를 취급하고 있습니다. 스피루리나는 우리 인간이 살아가는 데 필요한 모든 영양소가 골고루 잘 함유된 최고의 식품입니다. 만성질환자나 면역 관련 질환자는 미역, 다시마, 김 같은 해조류, 멸치, 명태(황태, 북어), 스피루리나를 제외한 바다 생물은 피하는 게 좋다고 생각합니다.

바다 이야기는 이렇게 정리하고 이제 육지로 올라가겠습니다. 바닷속에 있었더니 왠지 모르게 조금 답답해지네요. 바다의 왕자는 마린보이가 아니라 스피루리나 아닐까요.

동물
이야기

육지로 올라오니 시원한 기분이 듭니다. 바다는 음의 세계이고 육지는 양의 세계인데 육지도 다시 음양으로 나뉩니다. 먼저 육류를 살펴보겠습니다. 대표적인 육류는 우리가 가장 많이 먹는 쇠고기와 돼지고기 아닐까 합니다. 쇠고기는 양의 음식이고 돼지고기는 음의 음식입니다. 그냥 봐도 그럴 것 같지 않나요?

쇠고기는 육질도 부드럽고 지방질이 적은 데 반해 돼지고기는 육질이 단단하고 지방질이 많습니다. 이 지방질은 우리 몸에 들어오면 다른 영양소보다 늦게 사용되다 보니 체내에서 지방으로 쌓여 버립니다. 우리 몸에 지방으로 쌓여서 잘만 하면 평생 그 부위에 눌러앉을 겁니다. 그래서 음의 음식이죠.

요즘은 쇠고기도 기름기가 많아졌습니다. 소는 들에서 풀 뜯어 먹고 돌아다니며 자라야 합니다. 또한 논밭도 갈고 리어카도 끌면서 살아야 합니다. 근데 요즘은 축사에서 별 움직임이나 노동 없이

Part 2_음식 이야기 | 173

성장하고 사료 위주로 먹으니 그럴 수밖에 없겠죠. 소끼리 비교해 봐도 지금의 소보다는 옛날 소가 더 양의 동물입니다.

우리가 자주 먹는 닭고기와 오리고기도 살펴보겠습니다. 닭고기 는 양의 음식이고 오리고기는 음의 음식입니다. 요즘은 쇠창살을 단 닭 장에서 한 발짝도 못 움직이는 상태로 키우기 때문에 닭도 지방질 이 꽤 있습니다. 닭도 한때는 새였습니다. 아니, 지금도 새입니다. 시골닭은 10미터 넘게 날아가기도 합니다. 밖에서 풀어 놓고 키우 는 닭은 육질이 쫄깃쫄깃하고 지방질도 거의 없습니다. 반면 오리 는 지방질이 많습니다. 그래서 닭고기는 양의 음식이고 오리고기 는 음의 음식입니다.

사람 위를 날아다니는 새는 어떨까요? 사람 위에 있으니 양의 음식이죠. 혹시 꿩고기 먹어 봤나요? 어린 시절 설날이면 떡국에 꿩고기를 얹었는데 정말 맛있게 먹었습니다. 지금 생각해 보니 배가 고파서 그럴 수도 있었겠다 싶지만 맛있게 먹은 기억이 납니다. 새는 하늘 을 날아다니니 지방질이 거의 없는 데다 원래 육질이 좋습니다.

도시에 사는 비둘기 봤나요? 사람이 다가가도 도망가지 않습니 다. 많이 먹어서 배도 불룩합니다. 이런 비둘기는 음이라고 봐야겠 죠. 그럼 한여름에 시도 때도 없이 울어 대는 매미는 어떨까요? 저 는 곤충이지만 당연히 양의 생물이라고 봅니다. 단백질 함량이 높 을 것으로 추정됩니다.

쇠고기든 돼지고기든 육류는 다양한 채소와 함께 먹는 것이 건 강에 좋은데, 예전에는 쌈밥 식당이 인기였습니다. 고기에 곁들여

나오는 채소가 정말 다양했습니다. 각종 씨앗류를 골고루 넣은 쌈장도 최고였습니다. 씨앗류는 평상시에 먹기가 쉽지 않지만 우리 건강에 큰 도움을 줍니다. 다양한 채소와 씨앗 쌈장을 곁들인 쌈밥이야말로 최고의 외식 메뉴라고 생각했는데 다른 사람은 그렇게 생각하지 않은 것 같습니다. 쌈밥 식당이 하나둘씩 없어지더니 이제는 쉽게 찾을 수 없는 정도가 되었습니다. 우리가 채소를 즐겨 먹지 않으니 쌈밥 식당도 줄어드는 거겠죠.

근처에 있는 쌈밥 식당을 즐겨 찾는데, 테이블을 살펴보면 채소를 그대로 남기는 경우가 많습니다. 그 집 고기가 맛있어서 그런지 고기만 먹고 가는 사람이 많습니다. 함께 나오는 맛있는 채소 반찬도 거의 다 남깁니다. 다시 한 번 강조하자면, 동양인인 우리는 채소류를 충분히 먹어야 합니다.

우리가 먹는 음식 중 동물의 음양에 대해 알아봤는데, 동물은 간단하고 쉽습니다. 동물에서 얻은 음식도 함유된 성분이 다양합니다. 동물뿐만 아니라 식물도 마찬가지겠죠. 이제껏 밝혀낸 성분으로 설명했는데, 우리가 모르는 성분도 다양하게 존재합니다. 성분 분석이나 영양 분석을 통해 음양을 구분하는 것은 독자의 이해를 돕기 위한 설명이니 참고하면 되겠습니다.

이제 식물 쪽으로 가 보겠습니다.

이제 식물 쪽의 음양을 살펴볼까요? 식물에 대해 쉽게 설명하자면 양의 기운인 태양을 향해 자라는 식물은 음의 음식이고, 태양을 등지고 자라는 식물은 양의 음식입니다. 양의 성질이 강하니 양기를 싫어하는 것이죠. 양의 기운은 음을 향하고 음의 기운은 양을 향함으로써 만물이 음양의 조화를 이루는 것입니다.

음양의 조화는 참으로 오묘합니다. 남성은 여성에게 호감을 보이고 여성은 남성에게 호감을 보이는 것과 같은 이치입니다. 태양의 기운을 사랑하는 식물은 음의 기운이 강하고, 태양의 기운을 사랑하지 않는 식물은 양의 기운이 강한 것이죠. 남녀 간의 사랑에 간혹 예외가 나타나는 것처럼 식물 쪽도 간혹 예외가 있다고 생각하면 됩니다.

그럼 우리의 주식인 쌀과 보리에 대해 알아볼까요? 쌀은 양의 음식이고 보리와 밀은 음의 음식입니다. 벼의 경우 처음에는 태양을 향해 고개를 빳빳이 들고 있다가 익어 가기 시작하면 태양을 피해 고개를 숙입니다. 보리는 어떨까요? 처음에도 고개를 빳빳이 들고, 익어 가기 시작해도 고개를 빳빳이 들고 태양과 맞섭니다.

다음은 영양 면으로 살펴볼까요? 현미는 탄수화물뿐만 아니라 각종 비타민, 효소, 항산화제 성분이 많이 들어 있습니다. 보리에 비해 많이 들어 있는 것이죠. 반면 보리나 밀은 쌀보다 영양소가 적은 대신 글루텐이라는 단백질이 들어 있습니다. 글루텐 단백질이 소화 장애나 알레르기를 일으킬 수 있는데, 불용성이라 소화되지 않고 변기 속으로 들어갑니다. 이렇게 비교하면 쌀이 양의 음식이고 보리와 밀이 음의 음식인 이유를 과학적으로도 이해할 수 있습니다.

이제 채소에 대해 알아볼까요? 우리가 흔히 접하는 상추와 배추, 양배추, 깻잎, 시금치 등은 잎이 넓습니다. 태양의 기운을 많이 받기 위해서입니다. 잎이 넓고 태양을 향해 뻗어 있는 식물은 모두 음의 기운을 가진 음식으로 보면 됩니다. 대부분의 채소가 해당되겠죠. 하지만 음의 기운을 가진 채소류도 김치와 같이 발효할 경우 그 성질이 변하니까 양의 음식으로 보면 됩니다. 발효한 김치류는 모두 양의 음식입니다. 발효를 통해 각종 유산균과 효소가 많이 생겨났기 때문입니다.

근데 태양을 바라보며 자라는 채소 중에도 예외가 있습니다. 태양의 기운을 바라보되 잎이 가늘고 찢어지고 뾰족한 것은 양의 식물입니다. 나름대로 태양의 기운을 피한 것이죠. 양의 기운이 강하니 양의 기운을 피하는 것입니다. 짐작한 대로 열무, 부추, 파, 냉이, 민들레, 쑥 등이 있습니다.

쑥 중에서 인진쑥은 예나 지금이나 생리불순, 여성대하, 생리통 등의 여성 질환에 많이 씁니다. 여성 질환은 아랫배와 자궁 쪽이 냉해져서 생기는 것으로 보기 때문에 인진쑥이 효과가 있는 것이죠. 개똥쑥도 빼놓을 수 없습니다. 개똥쑥에서 말라리아 치료제를 찾아낸 중국 과학자가 노벨생리의학상까지 받았습니다. 음의 음식이 아니라 양의 음식이니 이런 치료제가 들어 있는 것이죠. 노벨의학상까지 수상했으니 음식을 음양으로 구분하는 걸 비과학적이라 생각할 수 없습니다.

면역 관련 질환은 모두 양의 기운이 부족해서 발병하는 것입니다. 음식을 음과 양으로 구분해서 양의 음식 위주로 먹어야 된다는 것이죠. 음의 음식보다 양의 음식에 우리 몸을 치료해 주는 좋은 성분이 더 많다는 것입니다. 몸이 허약한 사람, 몸이 냉한 사람, 양기가 부족한 사람도 양의 음식을 잘 구분해서 먹으면 건강에 큰 도움이 되리라 봅니다.

양의 기운이 강한 온성 식물은 단연 옻입니다. 옻은 성질이 따뜻하기 때문에 혈액순환을 촉진시켜 줍니다. 혈액순환이 잘되면 면역력도 올라갑니다. 예전부터 옻은 손발이 차고 몸이 냉하거나 면역력이 약해졌을 때 먹었다고 합니다. 요즘은 연세 많은 분들이 먹는 것 같습니다. 알레르기만 없다면 면역 관련 질환이 있거나 몸이 냉한 사람에게 도움이 된다고 생각합니다.

산에서 나는 산나물은 어떨까요? 산나물은 대부분 큰 나무 밑에서 태양의 기운을 받지 못하고 음지에서 자라기 때문에 양의 음식입니다. 제가 아는 것은 취, 곤드레 정도인데 더 많은 산나물이 있겠죠.

한편 숲속 음지에서 태양의 기운을 받지 못한 채 혹독한 겨울을 여러 해 견뎌 낸(양의 기운이 강하니까 추운 겨울을 이겨 낸 것입니다) 버섯류는 당연히 양의 기운이 강한 음식입니다. 버섯류는 양 중에서도 양이 아닐까 합니다. 버섯에서 항암 성분이 많이 나오는 게 당연한 것이죠. 이것이 과학입니다.

견과류는 단단한 껍질 속에 들어 있어서 원천적으로 태양의 기운과 부딪히지 않습니다. 당연히 양의 음식이죠. 과학의 시각으로 풀어 보면 견과류는 각종 단백질, 비타민, 미네랄, 항산화제, 필수지방산 등이 많은데요, 단백질은 우리 몸의 효소로서 중요한 작용을 하고, 비타민과 미네랄은 우리 몸의 조효소로서 중요한 작용을 합니다. 우리 몸의 대사, 해독 기능 등 화학 작용을 일으키는 주요 원동력이 되는 물질입니다. 그러니 양의 음식입니다. 우리가 흔히 아는 견과류는 땅콩, 호두, 잣, 아몬드, 해바라기 씨 등이 있습니다. 견과류와 씨앗에는 우리의 면역과 관련된 좋은 성분이 많이 들어 있습니다. 건강을 위해 과자 같은 가공식품 대신 견과류나 씨앗을 간식으로 먹어 보세요.

태양의 기운을 피해서 자라는 땅속 식물도 당연히 양의 음식입니다. 칡, 도라지, 더덕, 감자, 고구마, 인삼, 무, 마, 연근, 양파, 우엉, 당근, 마늘, 생강 등입니다. 이 중 양파와 마늘은 늦가을에 심어서 늦봄에 수확합니다. 도시인들은 잘 모르겠지만 저는 양파와 마늘 농사를 지어서 학교에 다닌 터라 잘 알고 있습니다. 이런 시기의 재배는 벼농사와 이모작을 하는데, 벼 수확이 끝나면 마늘이나 양파를 심는 것입니다. 양파와 마늘은 추운 겨울을 이겨 내고 자란 데다 땅속 식물이니 양의 음식 중에서도 양의 기운이 더 강할 수밖에 없습니다.

인삼도 마찬가지입니다. 더덕도 마찬가지겠죠. 산삼은 말할 것도 없겠네요. 그래서 인삼, 산삼, 버섯, 마늘, 양파같이 겨울을 이겨 낸 땅속 식물에서 항암 성분이 많이 나오는 것입니다. 땅속 식물에 대해 하나 더 이야기하자면 우리에게는 수천 년 전부터 전해 내려오는 한약재가 있습니다. 한약재는 동물보다는 대부분 식물로 구성되어 있습니다. 식물 중에서도 뿌리 한약재가 많습니다. 뿌리 한약재는 대부분 양에 속하는 식물이겠죠. 양의 기운이 약해져서 많은 질환이 생기는 것이기 때문에 양의 한약재인 뿌리를 많이 사용하는 것입니다. 과학인 것이죠.

과일류는 예외가 있지만 거의 음의 음식으로 봐도 무방합니다. 양기가 떨어질수록 과일도 줄이는 게 좋습니다. 과일류는 차게 먹기도 하고 지방질은 아니지만 당류(과당)가 많아서 음의 성질로 분류됩니다. 게다가 과당은 포도당과 다르게 지방류로 저장되기 쉬운 물질입니다.

마지막으로 열대에서 자란 식품은 피하는 것이 좋습니다. 국내산 과일도 음의 성질이라고 했는데, 열대 과일은 음의 성질이 더 강하겠죠. 적도 지방의 열대 태양에 맞서서 자랐으니 음의 성질이 더 강할 수밖에 없습니다. 귤, 바나나, 파인애플, 야자, 알로에 등이 대표적입니다.

알로에는 아주 냉한 음의 음식으로 열성 질환에 많이 사용하며 그 효과도 잘 나타납니다. 피부 면역 과잉인 아토피는 열성인 양의 질환입니다. 아토피에 외용제로 쓰고 경증 화상에도 쓰는 것이 알로에입니다. 변비에도 사용하는데, 열성 변비라면 효과가 좋겠지만 몸이 냉해서 생긴 한성 변비에는 효과가 없을 겁니다. 이처럼 알로에는 우리 생활에서 사용되며 음의 기운이 강한 냉한 식물로 증명되고 있습니다.

지금까지 음양의 관점에서 식물을 바라보고 분류했습니다. 식물의 음양을 살펴보더라도 음식 분류는 현대 영양학 못지않게 과학적입니다.

생각하라! 행동하라! 그러지 않으면 아무것도 변하지 않는다!

밸런스
이야기

음식에서 음양을 가르는 기준을 단백질, 지방, 탄수화물, 비타민, 미네랄 등으로 설명했습니다. 여기에 더해 우리가 아직 잘 모르는 물질이 각 식품에 함유되어 있어서 음양의 효능을 나타낸다고 봅니다. 우리가 많이 안다고 생각하겠지만 실제로는 속속들이 많이 아는 게 아닙니다. 음양의 기준으로 음식을 구분하고 선택하는 것이 더 과학적이라 볼 수도 있습니다.

우리가 접하는 음식을 음양으로 분류해 보았는데, 양의 기운이 약해지면 음식도 음양에 맞추어 조금씩 신경 써야 합니다. 양의 기운이 떨어진다는 걸 어떻게 아느냐고요? 그건 본인이 가장 잘 압니다. 느낌이 오니까요.

양의 기운이 떨어지면 이제껏 잘 먹어 온 활어회를 먹었는데 이유도 없이 배탈이 나고 설사를 합니다. 여름에 한창 더울 때는 빙과류를 잘 먹었는데 어느 순간부터 한여름인데도 빙과류를 먹으면 배가 살살 아프고 화장실에 갑니다. 이제껏 생것으로 잘 먹어 온 채소류를 먹었는데 이유도 없이 배탈이 나고 설사를 합니다. 다른 사람은 멀쩡한데 말입니다.

생으로 먹은 채소와 회에는 여러 가지 미생물과 독소가 존재하기 마련입니다. 우리 몸의 양기가 충만할 때는 해독 부대가 걸러 내고 면역 부대가 바로 출동해서 이런 물질을 가볍게 중화, 해독해 버립니다. 근데 양기가 떨어지면 우리의 면역 부대도 힘이 달리는 것입니다. 제대로 처리하지 못하는 것이죠. 다르게 표현하자면 우리 몸이 예전보다 냉해진 것이고 위장과 내부 장기가 냉해진 것입니다.

이제 생것이 아니라 익혀서 먹어야 합니다. 바다 생물도 익혀 먹고 각종 채소도 익혀 먹는 것이 좋겠죠. 익히면 다양한 독소와 미생물이 어느 정도 제거되는데, 이런 과정이 음의 성질을 중화하는 것입니다. 고사리가 대표적입니다. 고사리는 독성 물질이 있어서 삶아 먹어야 합니다. 삶아서 물에 푹 담가 놓으면 고사리의 독성 물질이 빠져나옵니다. 근데 우리의 선조들은 이런 원리를 어떻게 알고 삶아서 물에 푹 담갔다 먹었을까요? 선조들의 지혜나 민간요법을 비과학적이라고 무시하면 안 된다고 봅니다.

고기도 돼지고기 대신 지방질이 적은 담백한 쇠고기를 권합니다. 당연히 한우가 좋겠죠. 나이 들어 양기가 떨어지면 음식도 가려 먹고 한우도 먹어야 합니다.

이 정도로 분류해 보면 우리가 흔히 접하는 음식은 음양으로 이해할 수 있습니다. 무조건 외우지 않더라도 음의 음식이 무엇인지, 양의 음식이 무엇인지 대략 구분할 겁니다. 음양이란 모든 것이 상대적이라고 했듯이 100퍼센트 음이다, 100퍼센트 양이다, 라고 할 수는 없습니다. 음이 양이 되고 양이 음이 되기도 하기 때문에 우리의 몸과 우리의 인생은 음양의 조화 속에서 건강하게 살 수 있는 것입니다.

세월이 흐르면서 음양의 조화가 깨지게 되어 있습니다. 하지만 음식에 좀 더 신경 써서 대처해 나간다면 건강을 유지할 수 있습니다. 음식의 음양에 대해 그 원리를 하나하나 이야기하며 이해하기 쉽게 설명하는 자리는 그 어디에도 없습니다. 음식의 음양 조화를 통해 인체의 음양이 조화를 이루고, 인체의 음양 조화를 통해 우리 인간이 건강하게 생활할 수 있는 것입니다.

백반
이야기

직장 생활을 하면 점심을 밖에서 먹습니다. 날마다 뭐 먹을지 고심하는데, 아무리 고심해 봤자 결론은 본인이 좋아하는 음식을 선택한다는 것이죠. 메뉴만 좀 달라졌지, 본인 취향으로 먹을 뿐 싫어하는 것은 선택을 안 합니다. 밥은 한 공기만 먹고 함께 나오는 반찬을 골고루 먹는 게 좋은데, 과연 어떤 점심이 이상적일까요?

제가 생각하는 이상적인 점심은 바로 백반입니다. 백반집에 가면 매일 메인 반찬이 바뀝니다. 국도 매일 바뀝니다. 기본으로 나오는 반찬도 김치를 비롯해 몸에 좋은 나물류가 많습니다. 메인 반찬은 돼지고기가 되었다가, 닭고기가 되었다가, 가끔 쇠고기가 나오기도 합니다. 메인 반찬은 단백질 보충용으로 나오는 것 같은데 주인장의 센스가 돋보이는 부분이죠. 하나하나 영양소를 계산하고 음식을 차리는 것 같다는 느낌마저 들 정도로 마음에 듭니다.

함께 나오는 국도 정말 다양합니다. 미역국이 나오면 싫어도 먹는 것이고, 된장국이 나오면 싫어도 먹는 것이죠. 기본 반찬도 김치를 비롯해서 여러 가지인데, 다 몸에 좋은 것들입니다. 그것도 골고루 먹어 보는 것이죠. 냉이나 가지무침 등 철마다 나오는 제철 식품도 몸에 좋습니다.

요즘은 백반집을 쉽게 찾아보기 힘든데, 그래도 찾아보면 어디 있을 겁니다. 이왕이면 백반집을 찾아 점심 한 끼라도 골고루 잘 먹어서 건강을 챙기는 것이 좋습니다. 한식 뷔페에 가서 먹을 수도 있겠지만 뷔페라서 본인이 먹고 싶고 좋아하는 음식만 잔뜩 먹어 버립니다. 어쩌겠어요? 인간의 본능인 것을. 결혼식 뷔페에 가 보면 저마다 식성이 다 나옵니다. 고기만 잔뜩 담아 오는 사람, 해산물만 잔뜩 담아 오는 사람, 밀가루 음식만 잔뜩 담아 오는 사람, 채소만 잔뜩 담아 오는 사람이 있는데, 채소를 즐기는 게 건강한 식성입니다.

백반집의 아쉬운 점은 4가지입니다. 백미, 정제염, 설탕, 조미료입니다. 설탕은 피하고 정제염은 죽염으로, 백미는 현미로 바꾸는 것이 좋은데 식당에서 이렇게 바꾼다는 건 현실적으로 어렵습니다. 밖에서는 그렇다 치더라도 집에서는 이렇게 바꿔서 차려 먹어야 건강에 도움이 됩니다.

뭐니 뭐니 해도 한식입니다. 전통적으로 우리가 먹는 상차림 말입니다. 현미나 잡곡 등 정제되지 않은 곡물, 다양한 색깔의 채소, 땅속 식물, 과일, 해조류, 버섯, 발효식품(김치, 청국장, 된장, 간장), 한우 같은 육류 등 가공되지 않은 음식을 골고루 먹는다면 더욱더 건강한 생활을 유지할 수 있습니다.

거기에 더해 우리 땅에서 자란 토종 음식이면 금상첨화입니다. 우리 몸에는 제철 음식과 신토불이가 최고죠. 이렇게만 먹어도 인간이 먹는 음식에서 야기되는 질환을 예방하고 피할 수 있습니다.

건강한 밥은 현미 1 : 잡곡 1의 비율이지만 밥맛을 위해 현미 1 : 잡곡 1 : 백미 1의 비율로 조정하는 것도 무방할 듯합니다. 요즘은 밥솥의 기능이 좋기 때문에 현미를 섞어도 밥맛이 나쁘지 않습니다. 암을 비롯한 만성질환자는 현미 2 : 잡곡 1 : 율무 1의 비율을 추천합니다. 우리의 건강은 신토불이입니다.

독소
이야기 ❶

음식에 들어 있는 독소나 해로운 물질에 대해 알아보겠습니다. 이번에도 바다 먼저 가 보겠습니다. 지구상의 쓰레기란 쓰레기는 다 바다로 흘러 들어갑니다. 쓰레기만 흘러 들어가는 것도 아니고 각종 화학 물질, 중금속, 노폐물 등 수많은 유해 물질이 흘러 들어갑니다. 이렇게 흘러 들어간 각종 유해 물질은 결국 바다 생물에게 들어가서 먹이사슬 상위층에 있는 생물에 쌓여 버립니다. 그 수치를 정확히 알 수는 없지만 여러 종류의 검사에서 기준치 이하로 나오니까 먹거리로 올라오는 거겠죠.

자, 그럼 육지로 가 보겠습니다. 육지 쪽 음식은 좀 덜할 것 같은가요? 일단 주식인 쌀을 보더라도 대부분 농약을 사용합니다. 저는 농약을 쳐서 농사를 지었는데 치지 않을 수가 없습니다. 고추도 농약을 살포하지 않으면 병들어 말라 죽는 것이 다반사이기 때문에 살포할 수밖에 없습니다. 재배 기간이 짧은 배추나 상추 같은 식물과 땅속에서 자라는 작물은 농약 없이도 잘 자라기 때문에 그나마 다행입니다.

농약을 살포하지 않는다고 깨끗한 것은 아닙니다. 공기 중에 노출된 유해 물질이 비가 오면 땅속으로 스며들기 때문이죠. 자동차 매연, 각종 공장에서 뿜어져 나오는 오염된 연기, 서쪽에서 시도 때도 없이 날아오는 미세먼지, 황사 등 공기 중으로 배출된 유해 물질이 호흡을 통해 우리 몸으로 들어오기도 합니다. 이런 오염 물질이 우주 밖으로 나가서 없어지면 좋겠지만 비가 내리면 전부 다 땅속으로 스며듭니다. 땅속으로 스며든 유해 물질은 우리가 재배한 농산물로 스며들어 결국 우리가 먹는 음식을 통해 우리 몸에 들어옵니다.

유기농 재배를 하려면 일반 농사를 짓고 몇 년간 휴경했다가 농사를 지어야만 인증된다고 합니다. 몇 년 동안 농약 같은 유해 물질을 사용하지 않고 땅의 본래 모습으로 되돌린 후에야 유기 농사를 지을 수 있다는 것이죠. 공기 중의 각종 유해 물질이 땅속으로 스며든다고 했는데, 그 오염 물질은 유기농 작물에도 흡수됩니다. 유기농이 나쁘다는 것이 아니라 유해 물질이 제로인 청정 식품은 없다는 말입니다. 물론 농약을 뿌린 식품보다는 유해 물질이 훨씬 적을 것입니다.

육류 쪽도 살펴보겠습니다. 원래 한우는 들에서 풀도 뜯어 먹고 농사일도 하면서 건강하게 자랐습니다. 근데 요즘은 대부분 축사에서 키웁니다. 운동이 될 리가 없습니다. 스트레스도 많이 받겠죠. 운동도 못 하고 축사에 모여 있으니 병도 잘 걸릴 수밖에 없습니다. 한국은 항생제 규제가 다른 나라보다 약하다고 합니다. 소에게 사료도 먹이고 볏짚도 먹입니다. 볏짚은 벼를 재배하여 낟알을 떨어내고 남은 줄기입니다. 벼가 자라는 동안 농약도 살포하고 공기 중에 있던 미세먼지도 논으로 스며들어 갑니다. 이렇게 만들어진 볏짚을 먹으니 소도 농약을 먹는 것이고 공기 중 유해 물질을 먹는 것입니다.

닭도 마찬가지입니다. 좁은 닭장에서 나름대로 건강하게 키우려고 어떤 조치를 취하겠죠. 닭장에서 자란 닭도 스트레스가 만만치 않을 겁니다. 스트레스를 받은 닭은 분명 스트레스호르몬이 많을 텐데 우리 인간이 그 닭을 먹습니다. 그냥 먹는 게 아니라 아주 짜고 아주 달게 요리해서 먹습니다.

과일도 농약을 많이 칩니다. 그나마 껍질이라는 1차 보호막이 있어서 다행입니다. 우리가 재배하는 식품 중에서 가장 미스터리한 것이 바로 인삼입니다. 인삼은 시도 때도 없이 농약을 살포합니다. 고추와 벼에 살포하는 농약 빈도와는 차원이 다릅니다. 평생 농사를 지은 우리 어머니가 인삼에 농약 살포하는 걸 보고 놀라워하던 기억이 생생합니다. 나중에 농약 잔류 검사를 할 텐데 그 기준을 어떻게 통과하는지 의문이 들 정도입니다. 암튼 기준치 이하로 통과되니까 유통이 될 텐데 땅의 힘과 거기에서 자라는 식물의 정화 작용이 참으로 대단하다는 생각이 듭니다.

이렇게 살펴보니까 깨끗하게 먹을 음식이 하나도 없습니다. 뭐하나 제대로 안전한 식품이 보이지 않습니다. 그런데 이런 식품을 안 먹으려야 안 먹을 수가 없습니다. 우리가 피한다고 피할 수 있는 문제가 아닌 것이죠. 물론 우리의 자연이 자체적으로 중화해서 유해 물질이 줄어들겠지만 한계가 있는 것입니다. 우리가 아프지 않고 건강하게 살아가는 것이 이상할 정도입니다.

우리 우주님이 인간을 정말 대단하게 창조했다는 생각이 듭니다. 이러한 환경에서도 건강하게 생활할 수 있는 인체 시스템을 만들었으니 참으로 대단한 것이죠. 근데 인간의 탐욕 때문에 각종 유해 물질이 더 들어옵니다. 각종 유해 물질이 가득한 가공식품을 즐겨 먹으면 만성질환이 유발될 확률이 점점 높아집니다. 우리 몸의 해독 능력에 과부하가 걸리는 것이죠.

인체 세포는 파괴와 재생을 주기적으로 반복합니다. 파괴와 재생의 주기는 장기나 조직에 따라 다른데 적혈구가 120일 정도입니다. 몸 전체로 보면 하루에 3000억 개 이상의 세포가 파괴되고 새롭게 재생된다고 합니다. 파괴된 3000억 개의 세포는 체내에서 노폐물이 됩니다. 인체는 파괴된 세포 노폐물을 청소해야 합니다.

그리고 우리 몸속 세포가 살아가고 생명을 유지하려면 신진대사라는 과정이 꼭 필요합니다. 각종 신진대사 과정에서 생성된 독소와 노폐물도 우리 몸에 쌓입니다. 이것도 우리 몸이 청소해야 합니다. 거기에 더해 너무 많이 섭취해서 사용하고 남은 3대 영양소도 우리 몸에 쌓입니다. 뭔 쓰레기가 이렇게 많이 나오는지…….

종합해서 본다면 우리 몸은 내부, 외부에서 생성되고 들어온 유해 물질과 노폐물을 청소하고 과다 섭취된 영양소를 대사시켜야 합니다. 이 모든 것을 우리 몸이 해독하고 대사 처리해야 하는데, 용량 초과 상태에 빠지고 맙니다. 인체에 과부하가 걸리는 것이죠. 살펴봤듯이 과부하가 걸릴 만도 합니다.

인체에 들어온 독소는 1차로 소화기관, 2차로 소중한 장기인 간에서 해독됩니다. 그리고 림프기관과 비장을 비롯한 장기, 각 세포에서 해독시켜 땀, 소변, 담즙으로 배출합니다. 그런데 해독에서 가장 중요한 간에 과부하가 걸리면 각종 독소와 노폐물이 넘쳐흘러 여러 장기와 조직에도 쌓여 버립니다. 인체에서 독소가 넘치는 상태가 지속되면 결국 독소가 간 자체에도 영향을 미쳐 간 질환이 유발되는 것입니다. 간 과부하가 걸리지 않도록 평상시 간의 해독 능력을 키우고 간을 단련해야 하는 이유입니다.

여기에 더해 외부적으로 간장약이란 병사와 무기를 공급하여 간의 해독 기능을 올려 줌으로써 간 과부하가 걸리지 않도록 하는 것이죠. 독소와 과잉의 영양소가 인체에 과부하를 일으키지 않는다면 우리 인간은 많은 질환을 피하며 더욱더 건강하게 생활할 수 있습니다.

독소를 피하려면 장을 볼 때 어떻게 해야 할까요? 가공식품과 포장 제품은 피하는 것이 좋습니다. 대부분 보존제와 각종 화학 첨가제가 들어 있기 때문에 피하는 것이 좋습니다. 우리의 우주님은 인간에게 물과 불을 주셨고, 그 물과 불을 이용해서 음식을 조리하게 했다고 봅니다. 물과 불을 이용한 조리 음식 외에는 피하는 것이 좋습니다. 삶고 찌는 요리가 가장 좋다고 보는 것이죠.

각종 가공식품은 보존제와 화학 첨가제 때문에 해롭다고 하는데, 그뿐만 아니라 가공 처리 과정에서 지지고 볶고 튀기는 과정을 거칩니다. 식품을 가공 처리하는 과정에서 성분이 어떻게 변하는지 정확히 알 수 없다는 것입니다. 우리가 많은 성분을 안다고 하지만 수많은 단백질과 탄수화물, 지방류, 비타민, 미네랄이 화학 반응을 일으켜 구조적으로 변해 버리면 우리가 먹는 식품에 들어 있는 성분은 무한대로 많아집니다. 셀 수가 없습니다. 우주님만 아는 것이죠. 그런 무한대 성분 중에서 우리 인간이 아는 성분은 아주 극히 일부라는 것입니다. 아주 조금 안다고 보면 되는 것이죠.

이런 상태인데 우리 인간은 음식 성분을 잘 아는 것처럼 유해 물질이 발견되지 않았고 안전하다고 합니다. 우리가 현재 알고 있는 유해 물질 기준으로 안전한 것일 뿐 우리 인간의 지식 범위를 벗어나면 그 누구도 얼마나 유해한지 모릅니다. 작물을 재배할 때 살포하는 농약은 우리 인간이 만들었기 때문에 그 성분을 잘 알고 있습니다. 인체에 해를 끼치는 농도도 알기 때문에 농약 잔류 검사를 하는 등 인간이 어느 정도 통제할 수 있습니다. 하지만 가공 처리 과정에서 생길 수 있는 인간이 모르는 유해 물질은 통제할 수 없습니다.

우리는 일상에서 전자레인지를 사용합니다. 보통 컵라면이나 인스턴트 식품을 데울 때 사용합니다. 컵라면도 가공식품인데 전자레인지에 넣어서 전자파를 쏴 버립니다. 가공 처리된 식품에 또 한번 전자파로 가공 처리해 버립니다. 식품에 함유된 수많은 성분이 구조적으로 어떻게 변할지 우리 인간은 알 수 없습니다.

포도당과 과당은 쌍둥이인데 하는 역할이 다릅니다. 인간이 즐겨 마시는 에탄올도 탄소 고리 하나만 떨어지면 메탄올이 됩니다. 이런 건 그나마 인간이 아는 영역이고 지식 범위를 벗어나면 I don't know, We don't know가 됩니다. 우리 몸에 들어오는 음식에 전자파라니요? 전자레인지는 이별을 고하는 것이 건강에 이롭습니다.

우리가 흔히 접하는 독소는 재배 과정에서 들어가는 독소와 공기나 환경 오염으로 인해 생기는 독소가 있습니다. 이 정도의 독소는 우리 인간이 어느 정도 해독하고 중화하도록 설계되어 있습니다. 문제는 인간의 탐욕과 편리를 위해 만들어진 가공식품과 정크푸드입니다. 가공식품과 정크푸드만 피해도 더욱 건강하게 생활할 수 있는 것입니다.

신토불이 한식 위주의 음식에 들어 있는 독소 정도는 우리 몸이 충분히 정화할 수 있습니다. 이런 정도의 독소는 우리 몸의 해독 경험과 해독 능력을 키워 주는 자극제로서 긍정의 역할도 합니다. 해독도 경험이고 대사도 경험이고 면역도 경험입니다. 각종 가공식품을 피하고 정제되지 않은 곡물을 포함한 전통 한식 식단을 선택하면 건강한 생활을 유지할 수 있는 것입니다. 간장약까지 복용한다면 금상첨화입니다.

물
이야기

물은 인간의 근원이고 생명의 원천입니다. 우리는 물 없이 살아갈 수 없다는 걸 잘 알면서도 정작 물에 대해 무관심합니다. 우리 인체에서 물이 60~70퍼센트를 차지합니다. 이 정도면 걸어다니는 물통이라고 봐도 될 만큼 물이 가득한 것입니다. 인체에 이렇게 많은 양의 물이 들어 있는 데는 당연히 그 이유가 있을 것입니다.

우리 골격의 기본이 되는 뼈는 칼슘, 인 같은 미네랄이 45퍼센트, 콜라겐을 비롯한 단백질이 35퍼센트를 차지하고, 나머지 20퍼센트는 물이 차지하고 있습니다. 생각보다 물이 많이 들어 있죠. 왠지 뼈가 물렁물렁하게 느껴지지 않나요? 물은 우리 몸에서 차지하는 비중만큼 엄청 중요한 역할을 하고 있습니다.

우주님이 우리 인체를 아주 과학적으로 창조했다고 생각합니다. 우리 인간이 잘 모르니 신비하게 생각할 뿐이겠죠. 우리 혈액의 혈장 성분을 보면 물이 90퍼센트를 차지하고 있습니다. 혈액에서 물이 부족하면 인체의 혈액 점도가 높아집니다. 혈액이 뻑뻑해지는 것인데, 이렇게 되면 혈액순환이 잘 안 되고 혈압이 상승합니다. 그 결과 혈액의 수분만 부족해지는 것이 아니라 체내 일반 세포의 수분도 부족해집니다. 우리 몸 전체에 수분이 부족해지는 것인데 이 정도가 되면 우리 몸이 갈증 신호를 보내서 물을 먹게 합니다.

이런 신호가 왔다는 건 이미 세포들이 고통스럽다는 것이니 갈증이 오기 전에 미리 수분을 섭취하는 것이 좋습니다. 건강을 위해 물을 많이 마시라고 하는데, 성인 기준 하루 2리터를 권장합니다. 하지만 사람마다 체중이나 체질이 조금씩 다르기 때문에 자신의 몸 상태에 맞는 양을 마시면 됩니다.

우리 몸을 자동차라고 본다면 충분한 수분 섭취는 세차와 비슷합니다. 물을 분사해서 자동차에 묻은 먼지나 흙을 씻어 내듯이 수분을 섭취하여 우리 몸의 노폐물과 독소 등을 제거하는 것이죠. 우리 몸 구석구석을 돌아다니며 신체에 쌓인 독소와 노폐물을 씻어 내는 것인데 물이 부족하면 이 기능이 떨어집니다. 물은 인체 세포 어디에도 자유롭게 들어갑니다. 모든 장기와 혈관에 들어가서 오염 물질을 제거하는 것입니다.

또한 혈액의 점도를 낮춰서 고혈압 예방에 도움을 주고, 혈액의 포도당 점도를 낮춰서 당뇨 예방에 큰 도움을 줍니다. 우리 신체의 기본적인 건강 시스템에는 반드시 물이 존재하고, 충분한 물 없이는 건강한 생활을 유지할 수 없습니다. 우리 몸은 여러 가지 대사 작용을 하는데 그중에 가수분해라는 대사 작용이 있습니다. 우리 몸의 대사 과정에서 물을 촉매제로 사용하여 효소가 분해 작용을 하는 것입니다.

가수분해 작용은 우리 몸에서 수백 종류가 넘습니다. 우리 몸의 각종 소화 효소, 지방 대사, 탄수화물 대사, 단백질 대사, 노폐물과 독소 분해 등에서 촉매제 역할을 하는 것이죠. 그리고 우리의 에너지원인 ATP 가수분해 작용인데, ATP는 물을 촉매로 사용함으로써 최종적으로 에너지를 발생시킵니다. 최종적인 에너지 대사의 정점에 물이 있으니 정말로 중요하고 고마운 존재입니다.

소주는 우리 몸에 들어오면 ATP로 바뀌어 열로 대사되는데 이 과정에서 물이 필수 물질이 됩니다. 과음을 하면 다음 날 갈증이 생기는 이유인데, 갈증이 생기기 전에 물을 마시는 게 좋겠죠. 물이 부족하면 소화 효소 작용도 떨어지고 지방, 탄수화물, 단백질 분해력도 떨어진다는 것을 알 수 있습니다. 여기에 더해 노폐물과 독소 분해 능력도 떨어지는 걸 보면 물은 정말 생명의 근원입니다.

영양소 대사 능력과 해독 능력이 떨어지면 우리 몸의 건강 밸런스가 무너집니다. 물이 지방 분해에 중요한 역할을 하기 때문에 다이어트할 때는 반드시 물을 충분히 마셔야 더 큰 효과를 볼 수 있습니다. 물만 먹어도 살이 찐다는 사람이 있습니다. 지방이 분해되는 과정에서 물이 많이 사용되어 우리 몸에 수분이 부족해집니다. 이런 수분 부족 상황이 생기면 우리 몸은 방어 기전으로 신장에서 걸러진 나트륨과 함께 물을 재흡수시킴으로써 수분이 빠져나가는 것을 막아 버립니다. 수분 부족에 대한 방어 기전으로 수분 저류가 나타나서 몸이 무겁게 느껴질 수도 있지만 일시적인 것이죠.

그리고 옛날에는 소변이 노란색이면 영양 상태가 좋은 것으로 생각해서 건강 상태가 양호하다고 이야기했습니다. 예전에는 먹거리를 제대로 섭취하지 못했는데 비타민 같은 영양소들이 부족하면 소변색이 투명해집니다. 요즘같이 영양이 넘치면 소변 상태를 봐서 수분 부족 상태를 확인할 수도 있습니다. 소변색이 너무 노랗게 찐하면 몸속에 수분이 부족한 것이고, 소변이 투명하면 수분이 충분하다고 판단할 수 있습니다. 하지만 물을 많이 마시는 편이 아닌데도 소변색이 진하지 않고 투명한 상태라면 영양 상태가 부족하다고 판단할 수도 있습니다.

아침에 일어나서 공복에 찬물을 마시면 몸에 좋다고 하는데 왜 그럴까요? 아침 공복에 찬물을 마시면 우리 몸의 위-결장 반사라는 기전이 작용해서 위와 대장을 자극하여 연동운동을 촉진시킵니다. 이 기전은 공복에 음식물이 들어오면 위가 자극을 받고 그 자극이 바로 대장에 신호를 보내서 대장을 자극하는 것인데, 변비나 소화 장애가 있다면 많은 도움이 되겠죠. 공복에 찬물을 마시면 배(대장)가 아파서 화장실에 가는 원리가 위-결장 반사입니다. 장이 냉해지면 이런 현상이 심해지겠죠.

아침 공복에 마시는 물은 부교감신경을 흥분시킴으로써 소화기관을 활성화하는 역할을 한다고 볼 수 있습니다. 위장 질환이 있거나 면역 관련 질환이 있는 사람 그리고 몸이 냉한 사람은 찬물을 피하고 따뜻한 물을 마시는 것이 좋습니다. 밤에서 새벽까지는 부교감신경이 우세해지면서 정적인 편안한 모드로 돌아가 수면도 취하고 몸도 휴식 모드에 들어갑니다. 아침이 되면 서서히 교감신경이 살아나면서 위장 활동의 억제력도 조금씩 살아납니다. 이럴 때 공복에 찬물을 마시면 위장이 자극을 받아 부교감신경을 흥분시킴으로써 소화력이 올라갑니다.

그리고 한국 사람은 서양인에 비해 식사 중에 수분을 많이 섭취합니다. 국에 밥을 말아 먹고, 숭늉을 마시고, 입가심으로 물까지 마십니다. 식사 중에 수분을 많이 섭취하면 소화 효소가 희석되기 때문에 우리 몸의 소화력이 떨어질 수 있습니다. 물론 식사 중에 수분을 많이 섭취해도 소화 장애가 전혀 없는 사람은 상관없습니다.

식사 전후로 물을 많이 마실 때 소화 장애가 생기는 사람은 식사한 지 2시간 후에 물을 마시는 게 좋습니다. 2시간이 지나면 위에 있던 음식물이 장으로 내려가기 때문이죠. 또한 위와 장에 남은 음식물과 찌꺼기를 밀어내어 청소하는 역할도 합니다. 거기에 더해 충분한 수분 섭취는 대장에서 변을 부드럽게 하고 식이섬유와 더불어 연동운동을 촉진하여 변비에 큰 도움을 줍니다.

수분은 식사 사이인 식간에 충분히 섭취하는 것이 좋고, 취침 전에 마시는 물도 건강에 도움이 됩니다. 단, 방광 기능이 약해서 소변을 자주 본다면 숙면을 위해 취침 전 수분 섭취는 피해야겠죠. 물을 많이 마셔라, 물은 많이 마실 필요가 없다, 라고 대립하는 것은 이해가 잘 안 되는 일입니다.

1986년 체르노빌 원전 사고가 발생했습니다. 수많은 사람이 방사능에 노출되었고 수백만 명의 주민이 암 환자가 되었죠. 이런 상황에서도 건강한 삶을 유지하고 암도 걸리지 않은 사람들이 있었다고 합니다. 코카서스산맥 주위에 사는 사람들인데, 이들은 코카서스산맥을 따라 흐르는 물을 먹으며 생활했습니다. 이 산맥을 흐르는 물분자가 아주 강력한 힘을 가진 것으로 볼 수 있는데요, 세포에 엄청난 양의 수분을 공급하는 이 특별한 물이 방사능 물질로부터 주민들의 건강을 보호해 준 것이라 볼 수 있습니다.

인체 세포에 물이 충분히 공급되면 세포가 최적의 상태를 유지해서 외부의 공격을 방어한다고 보면 될 것 같습니다. 이 물은 산맥을 따라 흐르면서 그 구조가 바뀐 것인데. 각진 형태의 삼각 모양이 아니라 일직선 구조의 물분자로 바뀐다고 합니다.

우리 몸의 세포에 물이 통과되어 들어오는 일련의 과정을 간단히 살펴보겠습니다. 물분자는 세포막에 붙어 있는 세포막 단백질인 아쿠아포린이라는 물 수송 채널을 통해 우리 몸에 들어옵니다. 물 수송 채널은 물이 통과되어 들어오는 세포막의 관문이라 보면 될 것 같은데, 아파트에 비유한다면 현관문 정도 됩니다. 대부분의 물분자는 이 단백질 채널을 통해 선택적으로 통과되어 들어오며, 단순 확산보다 수송력이 뛰어나서 훨씬 더 빨리, 훨씬 더 많이 들어올 수 있습니다.

아쿠아포린 단백질 채널을 통한 물의 흡수는 다른 어떤 수송 수단보다도 효율적이라고 볼 수 있습니다. 물분자가 각진 형태를 유지하면 세포에 있는 아쿠아포린 단백질 채널을 매끄럽게 통과하는 것이 힘들어집니다. 하지만 물분자가 각진 형태를 띠지 않고 일직선 형태를 부드럽게 유지하면 단백질 채널을 쉽게 통과하는 것이죠. 많은 수분이 세포 속으로 쉽게 통과하면 세포에 영양이 충분히 공급되고 독소 물질의 배출도 원활히 이루어지는 것입니다.

물은 섭취하는 양도 중요하지만 질도 엄청 중요하다는 걸 알 수 있습니다. 물 그 자체뿐만 아니라 물에 함유된 다양한 미네랄도 중요하고 물에 함유된 산소도 아주 중요한 것입니다. 코카서스산맥 지역의 주민들이 먹는 다양한 음식도 건강한 삶에 한몫을 했겠지만, 건강을 지켜 낸 가장 중요한 요인은 물이라고 이야기합니다.

우리가 느끼고 표현하는 감정에 따라 물분자의 결정체가 다르다고 합니다. 사랑, 감사, 행복, 즐거움, 기쁨 등 긍정의 감정으로 표현해 준 물과 미움, 분노, 불행, 슬픔, 걱정 등 부정의 감정으로 표현해 준 물의 결정체가 확연히 다르다는 것입니다.

우리 몸에 들어오면 똑같은 물분자가 되는데 그것이 뭐가 중요하냐고 반박할 수도 있습니다. 맞는 말이죠. 우리 몸에 들어오면 똑같은 H_2O 구조식을 가진 물분자가 되니 그렇게 생각하는 것이 맞습니다. 하지만 코카서스산맥 주변에 사는 사람들을 살펴봤듯이 물이라고 다 같은 물이 아닙니다. 육각수(물분자 6개가 수소 결합을 형성해서 만들어진 육각 형태의 물)든 오각수든 사각수든 물은 우리 몸에 들어올 때도 H_2O 형태로 들어오고 세포 속으로 통과할 때도 H_2O 형태로 들어오니 큰 의미는 없다고 봅니다.

하지만 물분자가 단독으로 하나일 때는 체내에서 그 형태나 모양에 따라 물의 기능과 활동량이 크게 차이 납니다. 물분자 하나하나의 형태와 모양이 인체 세포에 큰 영향을 주고, 인체의 건강에도 큰 영향을 주는 것입니다. 우리 몸에 있는 물분자도 우리가 어떤 생각을 하고 어떤 감정을 느끼고 어떤 행동을 하느냐에 따라 달라지는 것입니다. 분노하고 미워하는 부정의 감정을 가진 사람이나 사랑하고 감사하는 긍정의 감정을 가진 사람이나 물분자의 모양과 형태가 과연 똑같을까요? 그 감정의 차이가 크면 클수록 물분자의 형태도 더욱더 큰 차이를 보일 것입니다.

인체에서 물은 노폐물, 독소, 세균 등을 제거해서 우리 몸을 깨끗이 정화하는 가장 기본적인 물질입니다. 각종 가수분해 작용에 필수불가결한 물질로서 우리 생명을 유지하는 데 없어서는 안 될 가장 기본적인 영양소입니다.

우리가 생각하고 느끼는 감정에 따라 인체의 물이 생명수가 될 수도 있고 그렇지 못할 수도 있습니다. 물은 생명입니다. 우리가 섭취하는 물의 양도 중요하고, 물의 질도 중요합니다. 물의 질은 우리가 생각하는 마음과 느끼는 감정에 의해 그 형태가 변할 수 있는 것입니다.

마음을 가라앉히고 나 자신이 스스로의 신(神)임을 인식하라!

불로초
이야기

진시황이 떠오릅니다. 그 드넓은 중국 땅을 최초로 통일했으니 정말 대단한 인물이 아닐까 합니다. 세상의 권력과 힘을 다 가지고 천하를 통일했건만 죽음은 두려웠던 모양입니다. 인간의 한계인 것이죠. 죽음을 두려워만 했으면 그만인데 이걸 극복하려 했고, 극복할 수 있다고 믿었다는 게 문제입니다. 천하를 통일하고 막강한 권력을 가졌다 해도 한 인간일 뿐인데 우리 우주님에게 반기를 들고 대든 것이죠.

실제로 진시황은 불로초를 찾기 위해 서복이라는 신하를 단장으로 하여 수많은 금은보화와 함께 수천 명을 보냈다고 합니다. 동쪽에 있는 어떤 산에 가면 무병장수하는 불로초가 있다는 첩보(?)를 입수해서 항해를 시작한 것이죠. 그 산이 바로 한라산이라고 합니다. 제주도에 가면 진시황의 불로초 군단이 왔다는 비석 같은 게 있다고 합니다. 그곳이 바로 서귀포입니다. 서귀포는 서복의 불로초 군단이 돌아간 포구 또는 불로초 군단이 서쪽으로 돌아간 포구라는 뜻이라고 하네요.

불로초를 찾지 못하고 빈손으로 돌아간 불로초 군단은 다시 불로초를 찾을 수 있다고 진시황을 꾀었습니다. 눈이 먼 진시황은 불로초를 찾기 위해 더 많은 금은보화와 더 많은 인원을 꾸려서 불로초 군단을 다시 보냈습니다. 지금 보면 정말 어리석은 행동이지만 그 당시를 생각하면 공감이 가기도 합니다.

다시 떠난 불로초 군단은 돌아오지 않았다고 하는데, 불로초가 없다는 것을 알고 숨어 버린 게 아닐까 추정해 봅니다. 그 종착지가 일본이라는 설이 유력하다는데, 어느 좋은 곳에서 눌러앉아 살았든 사정상 돌아오지 못했든 제가 알 바는 아니지만 어쨌든 불로초는 구하지 못했습니다.

여기서 그치면 괜찮은데 천하 통일 진시황이 그쳤을 리가 없겠죠. 좋다는 건 이것저것 다 했을 것 같은데, 그것이 우리가 잘 아는 수은입니다. 그 당시 수은이 엄청나게 많이 나왔다고 합니다. 수은을 얼굴에도 바르고 수은 목욕까지 했다고 합니다. 실제로 먹기도 했는지는 모르겠지만 그럴 수도 있다고 봅니다. 수은이 노화를 막아 준다고 알려져 있었다니, 지금 식으로 표현하자면 항산화 작용이 탁월하다고 생각했던 것입니다. 불로초를 찾아 그렇게 안간힘을 썼건만 결국은 독주를 찾아 마신 꼴이 되었습니다.

세상에 불로초가 있겠습니까? 어리석은 질문이죠. 그런데 왜 불로초일까요? 불로육은요? 역시나 어리석은 질문인가요? 다른 동물도 우리 인간처럼 늙고 병들고 죽기 때문에 식물 쪽에 특효 성분이 많다고 보는 것입니다. 실제로도 식물 쪽에 특효 성분이 많고, 한약재도 거의 대부분이 식물성입니다. 만성질환자나 중증질환자들이 식물 쪽으로 눈을 돌리는 이유도 동물에게 없는 특효 성분을 찾는 것이겠죠.

4차 산업혁명의 시대에 살고 있지만 아직 우리가 모르는 성분이 너무나 많습니다. 역으로 보면 우리는 앞으로 훨씬 많은 것을 알아낼 수 있습니다. 물론 알아낸다는 것이 쉬운 일은 아니죠. 현대의학에서는 바이러스도 제대로 처리하지 못하는 게 현실입니다.

인생을 살아가면서 크고 작은 질환을 겪는데, 그 질환을 극복하기 위해 치료를 합니다. 질환을 극복하려면 인체 스스로 치료하도록 만들어야 한다는 것이 제 소견입니다. 면역 관련 질환은 더더욱 그렇습니다. 인체의 모든 질환은 우리 몸이 스스로 치료하는 것이고, 인체가 스스로 치료할 수 있도록 도와주는 것이 진정한 치료제입니다.

항생제가 염증을 치료하는 게 아닙니다. 항생제는 염증반응이 일어나고 우리 몸이 치열하게 싸울 때 외부에서 지원 사격을 해 주는 것입니다. 외부에서 지원 사격을 해 줌으로써 세균을 제거하는데, 세균과의 전투에서 인체를 도와주는 것입니다. 결국 염증반응에서 생긴 염증을 없애고 치유하는 것은 우리의 몸이고 우리의 면역 시스템입니다.

어린 시절 탁월한 암 치료제가 개발되었다는 뉴스를 여러 번 본 기억이 있습니다. 40여 년이 지난 지금도 크게 달라진 건 없습니다. 아직도 제대로 된 치료제가 없는 것이죠. 40여 년 전이나 지금이나 참된 치료제가 없는 이유는 진시황처럼 불로초를 찾기 때문이 아닐까 합니다. 이제껏 연구하고 지향하는 바가 불로초라는 허상을 좋아가는 것이기에 아직도 큰 발전이 이루어지지 않은 것이죠.

어떤 질환을 근본적으로 치료하려면 인체 스스로 치료하게 해야 하고, 그렇게 해야 진정한 치료입니다. 인체 면역 시스템을 올려 주고 정상 밸런스로 잡아 주는 약물을 개발하고 알아내야 한다고 봅니다. 그래서인지 몰라도 요즘은 면역요법이라는 3세대 항암제가 개발되고 있다는데, 제 생각에는 글쎄요……입니다.

새로운 치료 약물을 개발할 때는 세세하고 구체적으로 연구하고 접근합니다. 이렇듯 어렵게 약품을 개발했다고 해도 그 병든 나무만 고치고 다른 나무는 고치지 못하는 것입니다. 숲을 보지 못하고 나무만 보는 치료 방식은 한계가 있기 마련입니다. 완치했다고 생각했는데 또 다른 변종 질환에 걸려 시들시들해집니다. 이렇게 되면 다람쥐 쳇바퀴 도는 것이죠.

진시황이 불로초를 찾아 헤맨 것처럼 어떤 질환에 접근하고 치료하는 방식이 불로초를 찾아 헤매는 게 된다면, 그 결과는 허무할 뿐이라고 생각합니다. 어떤 버섯의 항암 성분이 어떠하다, 인삼의 항암 성분이 어떠하다, 백날 해 봐야 딱 거기까지입니다. 제대로 치료하지도 못하는데 항암 성분이 들어 있으면 뭐 하나요? 진정으로 그 질환을 치료할 수 있어야 항암제입니다.

간염 치료도 마찬가지입니다. 간염은 원인을 아는데도 제대로 치료하지 못합니다. 수십 년이 지났건만 아직도 간염을 제대로 치료하지 못합니다. 왜 그런 걸까요? 눈에 보이는 것만 찾아서 연구하고 개발하려는 방식이 문제입니다. 몸 상태는 보지 못하고 외부의 원인만 찾기 때문입니다.

어떤 질환을 치료하지 못하는 의약 지식은 한낱 공염불에 불과합니다. 어떤 질환을 치료하지 못하는 지식은 과학 지식이 아니라 그저그런 주장에 불과한 것이죠. 우리의 면역 시스템이 어떤 한 가지 특수 물질로 쭉 회복되고 유지되면 얼마나 좋겠습니까? 하지만 우리의 복잡한 면역 시스템은 그렇게 단순하지 않습니다. 단순하다면 그게 이상한 일이죠.

우리의 면역 시스템을 건강하게 만들고 그 밸런스를 유지해 나가는 것만이 진정한 치료제라고 생각합니다. 다시 말해서 인체가 어떤 질환을 스스로 치료하고 회복할 수 있도록 도와주는 것이 진정한 치료제입니다. 세상에 불로초는 없습니다. 근데 또 있더라고요. 불로초라는 식물이 있는 것을 보고 서프라이즈!

P Professional
Y Your
D Drug

PART **03**

미네랄이야기

미네랄
이야기 ①

미네랄은 비타민과 더불어 우리 몸의 생명 유지에 꼭 필요한 물질입니다. 조효소의 쌍두마차라고 볼 수 있습니다. 미네랄과 비타민은 우리 몸에서 조효소로 작용하는데, 때론 독립적으로 작용하면서 수많은 대사 과정에 관여합니다.

세포 속 미토콘드리아에서 탄수화물의 분해 산물인 포도당이 산소와 반응하여 우리의 에너지인 ATP를 생성하는데요, 포도당만 있다고 에너지가 생산되는 건 아닙니다. 여러 가지 비타민과 미네랄이 에너지 대사 과정에 관여할뿐더러 조효소가 없다면 우리 몸의 에너지원인 ATP가 생산될 수 없습니다.

보통 면역에서 가장 중요하다는 대표적 영양소가 비타민D와 아연입니다. 비타민D와 아연은 면역세포의 성숙, 분화에 꼭 필요한 물질일 뿐만 아니라 아주 많은 면역 과정과 대사 과정에 참여합니다.

그렇다면 다른 비타민과 미네랄의 도움 없이 비타민D와 아연만으로 우리 몸이 건강하게 잘 돌아갈까요? 전혀 그렇지 않다는 것은 누구나 아는 사실입니다. 비타민과 미네랄은 효소와 복잡하게 얽혀서 상호보완적으로 작용하며 우리 몸을 건강하게 유지하고 있습니다.

어느 비타민이 어떤 역할을 하고 어느 미네랄이 어떤 역할을 하는지 상세하게 알 필요는 없습니다. 지금 우리가 가진 지식이 모두 옳다고 볼 수 없는 데다 그 기능과 역할을 모르는 것도 많기 때문입니다. 우리가 살아가는 지구 속, 깊은 바닷속도 정확하게 알지 못하는 게 현실입니다. 신비하기 그지없는 우리 인체에 대해 제대로 안다고 논할 수는 없는 것이죠. 4차 산업혁명 시대라고 하지만 우리 인체에 대해서는 아직 갈 길이 멀다고 생각합니다. 지금 우리가 지식이라고 알고 있는 것들과 제가 이야기하는 내용도 잘못된 부분이 많을 것입니다. 우리 우주님만이 모든 진실을 알고 있는 것이죠.

미네랄도 많은 종류가 있습니다. 흔하게 접하는 미네랄이든 생소한 미네랄이든 수십 종이 넘게 존재하는 터, 우리 인간이 그 기능을 다 알 수는 없는 일이죠. 비타민과 더불어 미네랄은 우리 몸의 5대 영양소에 드는데요, 탄수화물, 단백질, 지질, 비타민과 함께 아주 중요한 영양소로서 그 역할을 하고 있습니다.

미네랄은 우리말로 무기질이라고 합니다. 여기서 잠깐 유기물과 무기물에 대해 간단히 알아보겠습니다. 탄소를 함유한 탄소화합물이 유기물인데, 생명체의 구성 물질이라고 보면 됩니다. 탄수화물, 단백질, 지질, 비타민 등이 있습니다.

식물은 공기 중에 있는 이산화탄소에서 탄소를 공급받아 광합성 작용을 합니다. 공급받은 탄소를 이용해 각종 탄수화물, 단백질, 비타민 등을 합성합니다. 뿌리로 흡수된 영양소와 공기에서 공급받은 탄소를 이용하는 것이죠. 몸에 좋다는 식물성 영양소의 기본 소스는 이산화탄소인 것입니다.

이렇게 합성된 유기화합물은 생명이 다하면 땅속 자연으로 돌아갑니다. 유기물이 땅속으로 돌아가면 그 안에 있는 미생물에 의해 조용히 분해됩니다. 이 과정에서 생긴 이산화탄소는 또다시 공기 중으로 방출됩니다. 일명 탄소순환이죠. 동물도 그 생명이 다해 자연으로 돌아가면 식물처럼 탄소순환에 동참합니다. 탄소는 유기화합물에 의해 돌고 도는 것입니다. 지구만 돌고 있는 것이 아니죠. 우리 우주님이 세상을 이렇듯 완벽하게 만들어 놨건만 우리 인간의 탐욕으로 인해 그 질서가 파괴되고 있습니다.

유기물인 탄소화합물의 특징은 불에 탄다는 것입니다. 탄소화합물은 불에 타는 성질이 있어서 공기 중 산소와 반응하여 산화되면 이산화탄소를 발생시킵니다. 대형 산불이 나면 이 유기화합물이 산화되는 것인데요, 땅속으로 돌아가 미생물의 작용에 의해 조금씩 이산화탄소를 방출해야 하는데 산불이 이 모든 과정을 없애 버립니다. 인간이 사용한 석유화학 물질도 공기 중으로 탄소를 무자비하게 배출합니다. 오죽하면 탄소배출권이 생겼을까요? 탄소순환이 파괴되고 있는 것입니다.

무기물은 탄소를 함유하지 않은 물질이라고 보면 됩니다. 물도 무기물이고 소금도 무기물입니다. 무기질은 탄소를 제외한 원소라고 보면 되는데 원소주기율표에 나오는 단일 원소가 무기질입니다. 우리가 흔히 접하는 무기질은 칼슘, 나트륨, 인, 칼륨, 염소, 철, 마그네슘, 아연 등이 있습니다. 무기질은 탄소가 없기 때문에 타지 않는 성질이 있습니다.

요즘은 영양소가 넘쳐서 병이 생기고 있습니다. 영양소를 과잉 섭취하여 체내에 영양 과부하가 걸리면 각종 대사증후군과 여러 가지 만성 질환이 발생하는 것입니다. 근데 미네랄은 어떨까요? 미네랄을 과잉 섭취하면 우리 몸이 미네랄 과부하에 걸릴까요?

미네랄은 과잉이 아니라 부족해서 문제를 일으킵니다. 각종 오염 물질과 화학 물질, 농약, 오염된 공기 등으로 토양의 질이 예전과 많이 달라졌습니다. 토양을 쉬게 하지도 않고, 땅에서 자란 식물이 땅속으로 돌아가 자연스레 거름이 되도록 하지도 않습니다. 가을 들녘을 보더라도 볏짚을 꽁꽁 묶어 놓았다가 어디론가 가져갑니다. 대부분 쇠여물로 사용하겠죠.

땅도 제대로 먹고 살아야 하는데 화학 비료만 먹고 살라고 합니다. 신토불이 식품으로 만든 전통 한식을 원하는데 인스턴트와 가공식품만 잔뜩 주는 것하고 비슷한 것입니다. 땅도 밸런스 붕괴가 오는 것이죠. 이렇게 오염된 영양 불균형 상태의 토양은 그 힘이 떨어질 수밖에 없습니다. 이런 상태의 토양이 바로 미네랄 부족을 초래하는 것입니다.

비타민은 유기물이기 때문에 그럭저럭 합성될 것입니다. 하지만 미네랄은 토양에서 바로 흡수할 수밖에 없는 물질이라 합성이 안 됩니다. 토양의 미네랄 부족은 식물의 미네랄 부족으로 이어지고 결국 우리 인간의 미네랄 부족으로 이어지는 것이죠. 음식으로 먹는 식물에 포함된 미네랄이 부족한 게 현실인데, 우리는 고기만 많이 먹고 채소는 제대로 먹지 않네요. 미네랄이 더 부족해지는 거죠.

비타민이 중요하다고 이야기하고 늘 비타민만 강조합니다. 어떻게 보면 우리가 생명을 유지하려면 미네랄이 더 중요할 수도 있는데 말입니다. 대표적인 것이 소금이죠. 역사적으로 소금 때문에 일어난 전쟁이 많습니다. 소금이 얼마나 중요한 미네랄인지 보여주는 것입니다.

소금뿐만 아니라 아주 다양한 미네랄이 우리의 몸에서 중요한 임무를 수행합니다. 근데 대부분의 전문가가 미네랄 부족을 크게 생각하지 않습니다. 미네랄은 효소를 보조하는 조효소로도 작용하지만 미네랄 자체가 효소의 기능을 수행함으로써 우리 몸을 건강하게 유지해 줍니다. 미네랄은 면역, 대사, 해독 과정에서 아주 다양한 역할을 하며 인체 건강에 아주 중요한 역할을 하는 꼭 필요한 물질입니다.

미네랄
이야기 ❷

미네랄이 부족한 현실에서 어떻게 미네랄을 보충해야 할까요? 제가 생각하는 최고의 미네랄 제품은 스피루리나와 죽염입니다. 스피루리나는 미네랄뿐만 아니라 비타민을 비롯한 다양한 영양소가 골고루 함유된 최고의 식품입니다.

술을 담글 때나 빵을 만들 때 발효 과정을 거칩니다. 발효 과정에서 효모균이 필요한데, 효모는 곰팡이균의 일종으로 영어로는 이스트(yeast)라고 부릅니다. 효모균에 의해 당분이 발효 과정을 거치면서 알코올과 이산화탄소가 발생합니다. 알코올은 술을 제조할 때 이용되고 이산화탄소는 빵을 만들 때 이용됩니다. 막걸리 담글 때 거품이 뽀록뽀록 올라오는 것이 바로 이산화탄소입니다. 빵을 만들 때 부풀어 오르는 것도 이산화탄소 작용입니다.

발효는 무산소 환경에서 당분이 대사되는 과정입니다. 체내 세포에서 발효되면 젖산이 생성되고, 효모균에 의해 발효되면 알코올과 이산화탄소가 생성됩니다. 그럼 효모란 과연 무엇일까 하는 궁금증이 생길 겁니다. 효모는 발효라는 대사 작용을 일으키는 주체이기 때문에 다량의 효소를 함유하고 있습니다. 효소를 통해 발효 과정을 거치는 것입니다.

효모는 영어로 yeast이지만 한자는 酵母입니다. 효모는 효소의 어머니 혹은 발효의 어머니로 해석하면 됩니다. 효소의 어머니, 발효의 어머니. 그래서 효모인 것이죠. 건조 효모라는 영양제 들어봤을 겁니다. 간단히 설명하면 효모를 말린 것입니다. 효모에서 수분을 제거한 것이 건조 효모입니다.

효모는 효소의 어머니라 부르는 만큼 당연히 많은 양의 효소를 함유하고 있겠죠. 미네랄도 아주 다양하게 함유하고 있습니다. 미네랄을 설명하기 위해 효모에 대해 조금 알아본 것입니다. 효소는 단백질이기 때문에 효모의 50퍼센트가 단백질로 구성되어 있습니다. 거기에 14종 이상의 미네랄을 함유하고 있습니다. 특히 대사증후군 질환 예방에 도움이 되는 크롬과 셀레늄이 함유되어 있고, 비타민B군을 중심으로 다양한 비타민도 함유되어 있습니다. 간 해독 기능에 탁월한 작용을 하는 글루타치온, 면역 증강 물질로 알려진 베타글루칸, 인지질의 구성 성분이기도 하고 신경 전달 물질의 원료가 되는 콜린, 장 건강에 도움을 주는 식이섬유 등이 함유되어 있습니다. 현미보다 소화 효소가 더 많아서 소화에도 도움을 줍니다. 이처럼 아주 다양한 기능을 하는 것이 효모입니다.

그럼 이 효모도 따로 구입해서 먹어야 할까요? 노노입니다. 소개한 간장약에 함유되어 있습니다. 간장약에 부수적으로 들어 있기는 하지만 스피루리나랑 함께 한다면 상호보완하여 미네랄 밸런스를 유지할 수 있습니다. 간장약을 복용하면 간장약도 먹는 것이고 건조 효모도 먹는 것입니다. 꿩 먹고 알 먹고, 도랑 치고 가재 잡고.

효모와 스피루리나가 합쳐진다면 미네랄, 비타민, 필수지방산, 필수단백질, 항산화제, 효소 등의 영양에서 어느 정도 밸런스를 유지할 수 있습니다. 그래서 첫 번째 영양제로 간장약, 두 번째 영양제로 스피루리나를 추천하는 것입니다. 미네랄을 그저그런 것으로 간과해서는 안 됩니다.

현대인에게 가장 부족한 영양소가 미네랄입니다. 미네랄 부족으로 각종 질병이 야기된다는 주장에 동의하며, 미네랄의 중요성을 다시 한 번 생각해 보는 계기가 되었으면 합니다. 우리는 미네랄의 중요성도 알고, 잘 보충하는 방법도 알고 있습니다. 미네랄의 밸런스를 통해 더욱더 건강한 삶을 누리기 바랍니다.

소금
이야기 ❶

소금 하면 "빛과 소금이 되어라." 하는 좋은 말이 생각납니다. 소금은 물, 공기와 더불어 우리 인간이 살아가는 데 아주 근본적으로 꼭 필요한 물질입니다. 생명 유지를 위한 필수 미네랄이죠. 우주님이 선물해 준 공기, 물, 빛, 소금을 우리 인간은 너무나 하찮게 생각하는 것 같습니다.

역사적으로 살펴봐도 소금의 중요성을 알 수 있습니다. 소금과 관련된 전쟁도 많고, 소금 쟁탈전이 전쟁의 승부를 가르는 중요한 요소가 되기도 했습니다. 소금이 권력과 부를 상징하는 시절도 있었습니다. 진시황과 로마제국도 소금으로 흥해서 성공할 수 있었다고 합니다. 고대 중국과 유럽에서는 소금으로 세수를 거두기도 하고 소금으로 급여를 지급하기도 했다니, 소금의 중요성을 다시 한 번 느낍니다.

소금을 역사적으로 살펴보더라도 아주 중요한 물질이라는 걸 알 수 있는데, 소금이 생명 유지에 꼭 필요한 물질이기 때문입니다. 근데 지금은 하루 소금 섭취량을 5g으로 제한하라고 합니다. 옛날 옛적에는 소금 전쟁까지 했는데 지금은 하루 5g이라고 합니다.

소금의 종류는 다양하지만 크게 정제염, 천일염, 죽염으로 분류할 수 있습니다. 마트에서 사 먹는 소금과 각종 가공식품, 음료에 들어 있는 소금이 정제염입니다. 말 그대로 정제해서 염화나트륨만 만든 것이죠. 바닷물에 들어 있는 불순물을 제거하고 정제한 소금인 정제염은 맛과 형태, 색깔을 보강하기 위해 여러 가지 화학첨가물을 집어넣습니다.

정제염에 화학 첨가물이 들어간다는 것도 문제지만 정제 과정에서 아주 다양한 미네랄 성분이 빠져 버립니다. 염화나트륨+화학첨가물이 정제염인데, 정제염은 생명의 소금이 아니라 죽어 버린 화학 가공품이 되는 것입니다. 정제염은 생명력을 잃어버린 서양 소금일 뿐 우리 한국인의 전통 소금이 아닌 것이죠.

서양인은 전통적으로 육류를 많이 먹고 채소를 적게 먹습니다. 육류는 나트륨, 채소는 칼륨이 많은 터, 서양인은 식습관 때문에 나트륨을 많이 섭취합니다. 그 기준이 하루 소금 섭취량 5g이라 보는데 우리의 식습관과는 맞지 않습니다. 우리는 채식 위주의 식사를 해 왔고 우리 몸도 유전적으로 그렇게 세팅되어 있습니다. 하루 소금 섭취량 5g이라고 주장하는 것은 과학적 근거가 부족하며, 여기에 반론을 제기하는 전문가도 많습니다.

근데 왜 이렇게 저염식을 하라고 주장하는지 별들에게 물어봐야 하나요? 미국식 표준 권고 사항을 그대로 따온 것입니다. 우리는 예부터 채식 위주로 먹기 때문에 칼륨 섭취량이 높습니다. 칼륨과 나트륨은 서로 경쟁도 하고 협동도 하는 관계입니다. 실과 바늘 같은 존재? 남녀 사이 같은 존재?

칼륨 섭취가 높아지면 나트륨 섭취도 높아져야 서로 균형을 이루면서 우리 몸을 건강하게 유지할 수 있습니다. 나트륨-칼륨 펌프에 대해 이야기한 것처럼 나트륨과 칼륨의 협동 작용으로 우리 세포가 그 형태를 잘 유지하며 생명 활동을 영위할 수 있습니다.

우리의 신경은 몸속 신경세포에 의해 전달됩니다. 신경세포에서 탈분극과 재분극을 일으켜 신경을 쭉 전달하는데 그 중심에 나트륨과 칼륨이 있습니다. 이외에도 아주 많은 일을 하겠죠. 식습관도 다르고 체질도 다르고 생활 문화도 다른데, 동서양 모두 하루 소금 섭취량을 5g으로 제한하는 것은 무리가 있는 주장입니다. 5g에 대한 정확한 과학적 근거도 없으니 더 신뢰가 안 가는 것이죠.

건강 프로그램에서는 짜게 먹으면 혈액의 나트륨 농도가 올라가 삼투압이 생긴다고 합니다. 그 삼투압에 의해 혈액의 나트륨이 수분을 빨아들여서 혈압이 올라간다고 설명합니다. 언뜻 보면 맞는 말 같은데 사실은 그렇지 않습니다. 혈액으로 나트륨이 들어온다고 혈관에만 나트륨이 존재하는 게 아닙니다. 삼투압에 의해 나트륨이 각 조직으로 들어갑니다. 나트륨이 많이 필요한 조직에는 많이 가고 덜 필요한 곳에는 덜 가겠죠. 삼투압 작용에 의해 수분만 혈관으로만 이동하는 게 아니라 나트륨도 조직 속으로 들어가 결국은 등장액이 되는 것입니다. 짜게 먹으면 인체의 혈액과 조직 모두 나트륨 농도가 올라간다고 보면 됩니다. 물과 소금은 함께 하기 때문에 둘 다 같은 것이죠. 짜게 먹는다고 무조건 혈압이 오르는 건 아니라고 생각합니다.

혈압은 심장 근육 자체에 문제가 있거나, 혈관 근육의 탄력성이 떨어졌거나(노화로 인한 경우가 많겠죠), 당뇨와 고지혈증, 혈전, 노폐물 등으로 혈액순환이 안 되거나, 간의 혈액 저장 능력이 떨어졌거나, 단백질 대사에 문제가 생겼거나, 신부전이나 신장 기능에 문제가 있을 때 정상치를 벗어납니다. 고혈압의 원인에서 혈액과 혈관 문제가 가장 큰 비중을 차지하고 나트륨은 부가적 요소에 불과하다고 생각합니다.

과학 전문지 《사이언스》의 발표에 따르면 식생활과 건강 관계를 조사한 결과, 고혈압은 소금 과잉 섭취보다 칼슘 부족으로 발생한다고 합니다. 소금은 생명 물질입니다. 조금 짜게 먹는다고 고혈압이 발생하는 건 아닙니다. 오히려 저염식이 각종 질환을 부르는 경우가 많습니다.

에스키모인은 심혈관계 질환의 발병률이 낮다고 합니다. 오메가3가 그 비결입니다. 근데 에스키모인의 평균 수명이 40세 정도입니다. 그 원인에 대해 일부 전문가는 소금 섭취 부족을 들었습니다. 에스키모인은 생선 자체에 들어 있는 염분 외에는 소금을 따로 섭취하지 않는다고 합니다. 하루에 소금을 3g 정도 섭취한다고 하는데, 이 정도의 저염식이면 장수해야 하지만 현실은 그렇지 않은 것입니다.

반면 최장수 국가인 독일은 세계에서 가장 짜게 먹는다고 합니다. 하루에 대략 20g 이상의 소금을 섭취한다고 하는데 5g의 4배입니다. 한국의 장수촌, 일본의 장수촌 모두 짜게 먹는 마을입니다. 저염식으로 장수하는 마을은 그 어디에서도 찾아보기 힘듭니다. 우리 민족은 식습관, 체질, 생활 문화가 서양인과 다르기 때문에 서양인보다 소금 섭취를 더 늘려야 건강하게 살 수 있습니다.

동양인은 서양인보다 장이 길어서 육식 위주로 먹으면 단백질 분해 산물이 장에 오래 머물러 버립니다. 단백질 분해 산물이 장에 오래 머물면 부패하면서 각종 독소가 만들어져 장을 자극하고 질병을 유발합니다. 근데 소금이 이 부패를 막아 줍니다. 천연 방부제이자 살균제인 소금이 단백질 부패를 막아서 장을 보호하는 것이죠. 생선에 소금을 뿌려 놓으면 파리도 들끓지 않고 부패하지도 않는 것과 같은 원리입니다. 소금은 천연 방부제입니다.

소금이 우리 몸에서 천연 방부제이자 살균제 역할을 하는데 저염식을 하라는 것은 우리 몸을 빨리 병들게 하라는 소리와 같습니다. 우리는 예부터 짜게 먹으면서 건강하게 살아온 민족입니다. 된장, 간장, 김치, 고추장, 장아찌, 젓갈 등 엄청 많습니다. 지금 우리는 소금 섭취량이 많아서 대사증후군이 생기는 것이 아니라 화학 정제염을 많이 섭취해서 대사증후군이 생긴다고 볼 수 있습니다.

가축을 기를 때 정제염이 포함된 사료를 먹이면 발육 불량, 비만, 불임을 초래하고 면역력 저하를 일으켜 각종 질환을 유발한다고 합니다. 우리 인간도 동물입니다. 가축에게 각종 질환을 유발하는 정제염이 우리 인간의 몸에 좋을 리가 없는 것이죠. 정제염은 미네랄이 빠지고 그 자리에 각종 화학 첨가물이 들어간 화학 가공품에 불과하며 우리 몸의 신진대사 기능에 이상을 일으킬 수 있습니다. 짜게 먹어서 몸에 이상이 오는 게 아니라 진짜 소금을 먹지 않고 정제염을 많이 먹어서 우리 몸의 건강 밸런스가 무너지는 것입니다.

정제염이 아니라 다양한 미네랄이 함유된 진짜 소금을 섭취함으로써 건강한 삶을 유지할 수 있다고 봅니다. 고대 유럽인은 소금을 변함없는 우정, 성실, 맹세의 상징으로 여겼습니다. 성경에 나오는 '소금의 맹세'도 같은 의미 아닐까요.

소금
이야기 ❷

소금은 우리 인간이 어머니 배 안에 있을 때부터 아주 중요한 역할을 합니다. 태아는 양수에서 성장하는데 양수는 소금물로 되어 있습니다. 양수의 소금 농도는 1.2퍼센트 정도 됩니다. 바닷물의 소금 농도가 3퍼센트, 링거액의 소금 농도가 0.9퍼센트, 혈액의 소금 농도가 0.7~0.9퍼센트니까 양수는 인간의 몸보다도 소금 농도가 높습니다.

양수의 소금은 천연 방부제, 살균제 역할을 하기 때문에 태아를 세균으로부터 보호하고 건강하게 잘 자랄 수 있도록 지켜 주는 보호자 역할을 합니다. 양수가 부족하거나 양수의 소금 농도가 떨어지면 이런 보호 기능이 약해져서 태아가 세균 등에 노출되기 쉽습니다. 태아가 건강하게 잘 자랄 수 있도록 양질의 소금과 양질의 물을 충분히 섭취해야 합니다. 그렇게 해야 건강한 양수를 유지할 수 있는 것이죠.

양수가 건강하면 태아도 건강할 수 있기 때문에 산모에게 좋다는 음식만 먹는 것보다 양질의 소금과 물을 섭취하는 게 더 중요합니다. 배추를 소금물에 절여 놓을 경우 2일이면 50퍼센트, 5일이면 100퍼센트 잔류 농약이 없어진다고 합니다. 소금의 중금속 흡착 능력 때문이죠. 소금은 중금속이나 독소 흡착 능력이 있기 때문에 면역에서도 큰 역할을 합니다.

소금은 물과 더불어 혈액의 주성분으로 삼투압을 통해 물의 양을 조절하고 소화를 돕기도 하며 체온 조절에도 중요한 역할을 합니다. 소금물은 물에 비해 영하의 기온에서도 잘 얼지 않고 더운 날씨에도 잘 증발하지 않습니다. 소금이 물의 온도를 일정하게 유지시켜 주는 것이죠.

몸이 냉한 사람은 소금 섭취가 아주 중요합니다. 체온이 내려가는 것을 소금이 막아 주기 때문입니다. 소금이 체온 면역력에도 중요한 역할을 하는 것입니다. 체온이 1도 상승하면 면역력이 몇 배나 올라가기 때문에 면역력에서 체온은 아주 중요한 요소입니다. 체온이 올라가면 혈액순환이 촉진되고 면역세포의 활성도가 올라가기 때문에 면역력이 높아질 수밖에 없습니다. 이 중심에 소금이 있는 것입니다.

소금을 충분히 섭취하면 몸이 물을 요구하고, 소금 섭취가 부족해지면 물의 요구가 줄어듭니다. 물을 덜 마시는 것이죠. 소금과 물은 삼투압에 의해 서로 끌어당기는 힘이 있기 때문에 우리 몸에서 소금이 부족해지면 수분도 부족해집니다. 혈액이나 조직에서 수분이 부족해지면 혈액과 세포질이 탁해질 수밖에 없습니다.

혈액이 탁해지면 각종 질환이 생깁니다. 혈액과 조직이 탁해지면 세포 속으로 산소 공급이 제대로 될 리가 없고, 몸속 노폐물이나 독소 배출이 제대로 될 리가 없습니다. 이런 상태가 지속되면 대사증후군을 비롯해 각종 장기에 질환이 생기는데 가장 약한 장기에서 가장 먼저 발생합니다.

소금과 물을 충분히 섭취하면 혈액과 조직 세포의 혈류량이 개선되기 때문에 산소 공급도 원활해지고 노폐물도 원활하게 제거할 수 있습니다. 몸이 냉하거나 혈액순환에 장애가 있다면 질 좋은 소금과 물을 충분히 섭취해서 체온을 올리고 혈류를 개선할 필요가 있습니다. 소금과 물이 체온도 올려 주고 혈액순환도 촉진시켜 주기 때문에 면역력 상승은 자동으로 따라옵니다. 혈액과 조직의 근원이 되는 소금과 물만 잘 섭취해도 혈액순환이 원활해집니다. 영양제 선택은 그다음의 문제죠.

소금은 지방을 흡착해서 배설하는 기능도 있습니다. 고기를 소금이나 된장에 재우면 지방이 잘 빠져나옵니다. 소금을 권장량 이하로 섭취했을 때 고지혈증이 발생하고, 소금을 충분히 섭취했을 때 고지혈증 수치가 낮아졌다는 연구 결과도 있습니다.

소금은 중금속을 흡착해서 배출하는 능력도 뛰어납니다. 이 중금속은 소변과 땀, 담즙으로 배출됩니다. 땀으로 소금이 함께 배출되는 것을 볼 때 미네랄 중에서도 소금의 독소 배출 역할이 아주 크다는 걸 알 수 있습니다.

우리의 전통 음식은 소금으로 만듭니다. 김치, 된장, 간장, 고추장, 젓갈 모두 소금의 역할이 큽니다. 물고기를 잡으면 소금을 뿌려서 부패를 방지합니다. 전통 음식인 김치나 된장을 담글 때도 소금에 절이고 소금을 뿌립니다. 소금은 우리 몸에 좋은 유익균은 잘 증식시키고 유해균은 증식하지 못하게 차단합니다. 전통 음식에서 증명하듯이 발효는 일어나게 하고 부패는 차단하는 것이 소금입니다. 우리의 소금은 정말 똑똑하고 현명합니다.

소금님이 우리 인간에게 전하는 말입니다. "발효는 허락하되 부패는 용서치 않으리라."

김치, 된장 등의 발효 음식이 몸에 좋다는 것은 우리 모두 알고 있습니다. 발효 음식에 들어 있는 유산균과 효소가 우리 몸을 보호하고 면역력을 올려 주기 때문이라고 생각하는데 더 중요한 것이 있습니다. 바로 소금이죠. 독소의 흡착력, 살균력을 가진 소금이 함께 하기 때문에 우리의 전통 음식이 몸에 좋은 역할을 하는 것입니다.

김치나 된장 추출물을 쥐에게 투여하면 면역 부대인 백혈구 수가 증가하고 활동성도 증가한다고 합니다. 이런 작용으로 김치, 된장 등의 발효식품이 항암 효과를 나타내는 것이죠. 소금과 유산균의 합작품으로 봐도 될 것 같습니다. 선조들이 물려준 우리의 전통 식품이 이렇게 훌륭합니다.

그런데 우리는 가면 갈수록 전통 식품을 외면하고 있습니다. 그러면서 몸에 좋다는 비싼 영양제를 먹습니다. 돈을 허투루 쓰는 것이죠. 가장 먼저 우리의 전통 음식에서 건강을 찾아야 합니다. 행복은 멀리 있는 것이 아니라고 합니다. 행복의 1순위는 가족이겠죠. 그리고 나서 친구, 동료, 지인들과 함께 행복을 찾고 행복을 누려야 합니다.

외부에 있는 그 누가 행복을 가져다줄 거라고 생각한다면 우리는 평생 행복을 찾을 수 없습니다. 건강도 멀리서 찾지 말고 선조들의 지혜가 담긴 우리의 전통 음식에서 찾아야 합니다. 행복과 건강은 멀리 있는 게 아니라 가까이 있습니다.

소금
이야기 ❸

흔히 하트를 사랑이라고 표현하는데, 영어 heart는 심장입니다. 하트=사랑=♡=심장. 영어는 심장을 하트, 사랑이라고 표현하지만 우리말은 심장을 염통이라 부릅니다. 갑자기 웬 심장이냐고요? 심장을 의미하는 염통이 소금통이라는 뜻이기 때문입니다. 소금기가 가득해서 염통이라 부를 만큼 심장은 태생적으로 소금기를 많이 함유하고 있습니다.

소금기가 많아야 심장이 건강하게 제 역할을 수행한다는 것이니 소금의 중요성이 여기서도 나타납니다. 저염식을 하면 염통이라 부르는 심장도 소금 농도가 낮아집니다. 소금기가 많아야 잘 돌아가는 장기가 심장이라 소금기가 적어지면 오히려 심장 기능이 떨어집니다. 고염식이 아니라 저염식이 심장 기능 장애를 유발할 수 있다는 것인데, 이런 상태는 혈압과 혈관에도 영향을 미칩니다. 혈압과 혈관에 영향을 미치면 당연히 여러 가지 심혈관 질환이 발생합니다. 우리는 짜게 먹어서 그런 줄 알 뿐이죠.

우리가 음식을 섭취하면 우선 입 안에서 소화 작용을 하여 위장으로 넘어갑니다. 위장에서는 염산과 펩시노겐이라는 효소가 분비됩니다. 펩시노겐은 염산에 의해 펩신으로 활성화되는데, 염산의 농도가 낮아지면 이 소화 효소의 활성화도 떨어집니다.

위에서 분비된 염산은 강산성으로 우리가 섭취한 음식물을 녹이는 역할과 함께 소화 효소도 활성화하는 역할을 합니다. 위에서 분비되는 염산이 부족해지면 소화 장애를 일으킬 수밖에 없습니다. 염산이 없으면 위의 소화 작용은 올스톱되는 것이죠.

단백질의 1차 소화 장소인 위에서 염산이 제대로 분비되지 않으면 단백질 소화에도 큰 문제가 생깁니다. 염산에 의해 제대로 분해되지 않은 단백질이 소장으로 넘어가면 소장의 소화 효소 기능도 떨어질 수밖에 없고, 당연히 대장에도 부담을 줍니다.

위산은 음식물에 포함된 각종 세균과 이물질을 죽이는 작용을 하는데, 위에서 1차 면역 시스템이 작동하는 것입니다. 염산의 주성분도 소금입니다. 우리 몸에 소금이 부족해지면 염산 농도도 낮아집니다. 염산에 의한 음식물 분해가 제대로 일어날 수 없는 것이죠.

위산이 많이 분비되면 위염이 생긴다고 합니다. 위산이 음식물이 들어올 때 분비되는 게 아니라 시도 때도 없이 분비되기 때문에 위염이 생기는 것이죠. 위장에는 강산성인 염산으로부터 위점막을 보호하기 위한 방어 시스템이 있습니다. 점액세포에서 점액을 분비하여 위점막이 손상되지 않도록 보호해 줍니다. 이러한 점막 보호 시스템이 무너지고, 자율신경 장애로 위산 분비를 조절하는 능력이 떨어지면 위염이 발생하는 것입니다.

소금은 음식물을 소화하는 과정에서 가장 밑바탕이 되는 물질로 위장에서 1차 소화제 역할과 방어 역할을 한다고 보면 됩니다. 위장에서 한 번 분해된 음식물은 소장으로 넘어오는데 소장의 시작 부위인 십이지장에 도달합니다.

위장에서 넘어온 음식물은 위의 염산 성분 때문에 산성이 아주 강합니다. 이 강한 산성 물질이 중화되지 않으면 소장 점막을 자극합니다. 하지만 우리의 십이지장샘이 강한 알칼리성 점액을 분비하여 위산을 중화시킴으로써 소장의 점막 손상을 막아 줍니다. 알칼리성인 췌장액과 담즙도 십이지장으로 분비됩니다. 알칼리성이기 때문에 또 한번 위산 중화에 힘을 보탭니다. 이렇게 해서 십이지장으로 내려온 위산이 평정되는 것이죠.

염산은 위라는 제국에서는 왕이지만 소장으로 내려오면 그 힘을 잃어버리고 맙니다. 십이지장으로 분비되는 췌장액과 담즙은 알칼리성뿐만 아니라 염분도 많이 들어 있습니다. 그래서 십이지장의 염분 함량이 다른 장기보다 더 높습니다. 특히 췌장액에 포함된 탄산수소나트륨은 알칼리성 물질로서 염산의 산을 중화시킵니다.

탄산수소나트륨은 흔히 베이킹소다, 중조 등으로 부르는 물질이죠. 탄산수소나트륨과 염산이 반응하여 수소이온이 중화되고, 염소이온이 나트륨과 만나서 소금이 만들어집니다. 소금과 물, 이산화탄소가 생기는 것이죠. 이 반응에서 위산의 산성도 중화되고 소금도 생깁니다. 일석이조, 한 번에 두 마리 토끼를 잡는 반응으로 볼 수 있습니다.

심장과 십이지장은 다른 장기에 비해 소금기가 많아서 암이 발생하지 않는다고 주장하는 전문가도 있습니다. 심장암과 십이지장암은 들어 본 적이 없을 겁니다. 소장암도 들어 본 적이 없을 겁니다. 십이지장의 소금이 소장 뒷부분까지 영향을 주는 것 같습니다.

췌장에서 분비되어 활성화되는 키모트립신과 트립신이라는 효소의 작용으로 소장에서는 암이 발생하지 않는다는 주장도 있습니다. 트립신과 키모트립신이 암세포의 성장을 저해하고 암세포를 파괴한다고 합니다. 여러 가지 연구 결과가 있는 만큼 눈여겨볼 만합니다.

또한 소장의 산도가 산성이 아니라 알칼리성이기 때문에 암이 발생하지 않는다고 주장하는 전문가도 있습니다. 만성 염증이나 암 같은 질환은 산성 노폐물이 쌓여서 체질이 산성화되면 많이 발생하기 때문에 일리가 있는 주장입니다.

심장은 근육 조직으로 24시간 내내 힘차게 심박동운동을 합니다. 그래서 산소 공급이 잘되기 때문에 심장은 암이 발생하지 않는다고 주장하는 전문가도 있습니다. 산소 공급이 부족하여 세포가 무산소 호흡인 발효라는 생존 시스템으로 변이를 일으킨 것을 암의 원인으로 보기 때문입니다. 골격근이 많은 근육질은 암이 발생하지 않는 걸 보면 설득력 있는 주장입니다.

소금만 생각해 본다면, 다른 장기에 비해 심장과 십이지장, 소장에는 소금기가 많습니다. 그런데 암이 발생하지 않습니다. 이런 결과에는 여러 가지 원인이 복합적으로 얽혀 있다 하더라도 암을 예방하는 데 소금의 역할이 큰 것만은 분명해 보입니다. 그래서 고대, 중세에 수많은 소금 전쟁을 치른 것인지도 모르겠습니다.

간척지에 벼를 심으면 벼가 잘 자라지 못한다는 인식이 있었는데 일반 경작지보다 더 잘 자라고 품질도 좋다고 합니다. 팔만대장경은 바닷물에 푹 담가서 염분을 충분히 먹인 나무로 제작했다고 하는데, 수백 년이 지난 지금도 잘 보존되고 있습니다.

어린 시절 다치거나 피가 나면 할머니가 된장을 발라 주었습니다. 된장의 소금 성분이 살균 작용을 하기 때문인데 과학적 근거가 있는 것이죠. 살면서 안 좋은 일이 생기면 액운을 막으려고 대문 밖에 굵은소금을 뿌렸습니다. 불청객이 다녀가도 나쁜 기운을 없애기 위해 소금을 뿌렸습니다. 악귀야, 물러가라! 우리 선조들은 정말 현명하다는 생각이 절로 듭니다.

병원에 가면 링거액을 주사합니다. 링거라는 의학자가 만든 것인데 우리 몸에 가장 이상적인 소금 농도인 0.9퍼센트로 만듭니다. 링거액의 아미노산, 포도당, 비타민보다 소금이 가장 중요한 것입니다. 아파서 병원에 가면 소금물인 링거액부터 주사합니다.

이상적인 신체의 소금 농도가 0.9퍼센트라고 하는데 대부분은 0.7~0.9퍼센트라고 합니다. 근데 전문가들은 짜게 먹지 마라, 싱겁게 먹어라, 하고 주장합니다. 이상한 일이죠. 아니면 제가 이상한 건가요?

우리 인간이 육지에서 쓰고 버린 온갖 쓰레기와 오염 물질은 결국 바다로 흘러갑니다. 바다가 쓰레기처리장이 된 것이죠. 이 드넓은 바다가 인간의 오염 물질을 어느 정도 정화해 줍니다. 그 정화의 선봉에 바로 소금이 있습니다. 바다가 지구의 70퍼센트가 넘는 표면적을 차지하는 이유가 있는 것이죠. 바다가 없다면 우리 지구는 지금처럼 깨끗하게 유지될 수 없을 것입니다. 우주를 창조한 우리 우주님의 배려에 고개를 절로 숙입니다.

혈액을 관장하고 혈액을 정화하는 장기가 소중한 간이라면, 혈액 속에서 직접 정화의 선봉에 있는 물질은 바로 소금입니다. **이런 해독 작용은 면역에 꼭 필요한 중요한 요소입니다.** 체온 유지, 살균 작용, 해독 작용 등에서 아주 중요한 역할을 하는 면역 물질이 소금입니다.

역사를 봐도 소금으로 흥해서 성공한 도시와 제국이 많습니다. 살아 있는 진짜 소금을 섭취해서 우리 몸도 흥해야겠습니다. 하트=사랑=♡=심장=염통=소금으로 통합니다. 하트는 사랑이면서 소금입니다.

소금
이야기 ❹

소금의 종류는 다양하지만 실생활에서 사용하는 소금 위주로 살펴보겠습니다. 우리가 일상에서 아주 쉽게 섭취하는 소금은 정제염입니다. 미네랄은 쏙 빠지고 그 자리에 맛과 형태, 색깔을 보충하기 위한 화학 첨가물이 들어간 소금입니다. 염화나트륨과 화학 첨가물을 혼합한 것이죠. 진짜 소금의 생명력을 잃은 죽은 소금이며 화학 가공품에 가깝다 할 수 있습니다. 염화나트륨과 미네랄은 함께 해야만 그 기능이 극대화되고 활성화되는데 정제염은 그런 기능과 역할이 사라진 물질입니다.

우리 민족은 천일염으로 김치, 된장, 간장, 고추장, 젓갈 등을 담가 먹었습니다. 천일염은 바닷물을 농축해서 만듭니다. 염전에서 바닷물을 햇빛에 말리고 수분을 증발시켜서 만든다는 건 잘 알고 있을 겁니다.

김치를 담글 때 천일염을 사용하면 배추의 싱싱함과 고유한 맛이 유지되면서 숙성됩니다. 하지만 정제염을 사용하면 배추가 흐물흐물해지고 쉽게 상해 버립니다. 미네랄이 사라지고 생명력을 상실해 버린 화학 소금, 즉 정제염을 사용한 결과인데 당연하다는 생각이 듭니다. 사료에 정제염을 섞어 주면 동물의 발육 상태가 나빠지고 각종 질병을 일으킵니다. 정제염이 동물과 식물 모두에게 악영향을 끼치는 걸 보면 소금의 종류와 질이 정말로 중요합니다.

소금은 김치 맛을 좌우하기도 합니다. 천일염은 보통 간수를 충분히 빼고 쓰는데, 간수는 염화마그네슘, 황산마그네슘, 미량의 미네랄로 구성되어 있습니다. 천일염에 포함된 간수의 유해성 논란이 있지만, 요즘은 간수를 뺀 천일염을 쓰기 때문에 별다른 유해성은 없을 것 같습니다.

그래도 간수에 대해 간단히 살펴보겠습니다. 간수는 산화 작용을 일으켜 금속을 부식시키고, 단백질과 반응해서 단백질을 응고시킵니다. 간수에 물고기를 넣으면 수십 초 안에 죽고, 쥐에게 한 숟가락 정도 투여하면 1분 안에 죽는다고 합니다. 간수의 성분이 단백질을 응고시킴으로써 혈액순환 장애와 신진대사 기능을 마비시키기 때문에 이런 결과가 나오는 것입니다.

그런데 간수는 두부를 응고시키는 물질로 사용되기도 합니다. 반론도 있습니다. 간수에 민물고기를 넣으면 죽는 것은 당연한 이치인데 독이라고 하는 건 잘못이라는 주장입니다. 일부 성분만 추출해서 농축하면 세상 만물이 독으로 작용하고, 아무리 좋다는 것도 그 양이 지나치면 독으로 작용한다고 주장합니다. 여러 가지 성분이 자연적으로 어우러져 있으면 독소가 되지 않고, 따로 분리해서 농축하면 독소로 작용할 수 있다는 의미입니다.

채소가 몸에 좋다고 많이 섭취하라고 합니다. 채소에는 농약 잔류물이나 미량의 독소가 있기 마련입니다. 간수도 마찬가지입니다. 미량의 간수는 인체 스스로 정화하기 때문에 크게 해로운 것은 아닙니다. 해로운 것을 모두 피해 가며 살아갈 수는 없습니다. 조금씩 걸러 가며 살아갈 뿐입니다. 간수도 그렇다고 봅니다. 미량으로는 문제가 되지 않고, 우리가 간수를 벌컥벌컥 마시지는 않으니까 큰 영향은 없을 것 같습니다.

인간이 쓰고 버린 온갖 오염 물질이 바다로 흘러갑니다. 하지만 우리 우주님이 설계한 바다가 정화해 줍니다. 근데 오염 물질이 너무 많아서 바다의 정화 능력에 과부하가 걸립니다. 바다도 조금씩 오염되고 신음하기 시작합니다. 이런 상황이 계속 이어지면서 천일염에도 오염 물질이 흡착되고 각종 독소와 불순물이 조금씩 함유되기 시작합니다.

천일염의 각종 독소와 불순물을 걸러 낸 소금이 바로 죽염입니다. 죽염은 한국밖에 없다고 합니다. 우리 민족은 참으로 대단합니다. 대나무에 천일염을 넣고 황토로 막아서 1000~1500도의 불에 아홉 번을 구워 낸 것이 죽염입니다. 천일염을 굽는 과정에서 중금속이나 독소, 불순물이 제거되는데, 이때 발생하는 연기는 유독하다고 합니다. 죽염은 이러한 과정을 거치면서 독성이 제거되고 약성이 부여된 건강 식품으로 탄생한 것입니다.

이렇듯 큰 정성과 사랑으로 만든 건강식품이 죽염인데 우리는 화학 가공품인 정제염만 열심히 먹고 있습니다. 누가 인간을 만물의 영장이라고 했는가. 식품을 통해 판단해 본다면 인간은 짐승보다 못하다는 결론이 나옵니다. 맛만 추구하는 우리 인간은 짐승만도 못한 존재입니다.

현미는 각종 비타민, 미네랄, 효소, 항산화제 성분이 많습니다. 그런데 우리 인간은 그 부분을 다 깎아 내고 백미만 먹습니다. 현미에 함유된 각종 영양소는 다 깎아 버리면서, 그 영양소가 함유된 각종 영양제를 비싸게 사 먹습니다.

천일염으로 만든 김치, 된장, 간장, 고추장, 청국장 등의 건강식품은 가면 갈수록 덜 먹고 육류와 가공식품을 많이 먹습니다. 우리에게 죽염이라는 아주 좋은 약성을 가진 식품이 있는데도 불구하고 정제염과 MSG가 듬뿍 들어간 식품을 추구하고 즐깁니다. 동시에 비타민제, 항산화제 등 몸에 좋다는 영양제를 찾아다닙니다. 이 정도만 살펴봐도 인간은 만물의 영장이 아닙니다. 만물의 영장은 커녕 오히려 바보로 봐도 될 듯합니다.

우리의 전통 음식은 천일염으로 절여서 만드는데 그 안에는 유산균이 만든 각종 효소도 풍부하게 들어 있습니다. 발효는 허락하되 부패는 허락하지 않는 우리의 소금이 있어서 가능한 일입니다. 화학 가공품인 정제염은 이런 기능을 할 수 없습니다. 발효 음식과 함께 죽염까지 먹으면 우리의 건강과 면역력이 한층 더 강화될 것입니다.

소금
이야기⑤

죽염은 대나무와 황토라는 환경에서 정성스럽게 아홉 번 구워 낸 소금으로 최고의 식품이자 최고의 약이라 해도 무방합니다. 죽염은 독성이 없고 미네랄이 풍부하기 때문에 안심하고 먹을 수 있는 건강식품입니다.

죽염의 다양한 미네랄은 체내에서 이온의 형태로 아주 많은 화학 반응에 참여하며 이온 평형을 유지하는 데 중요한 역할을 합니다. 인체의 수많은 신진대사 과정이 원활하게 이루어지려면 미네랄이 필수인 만큼 미네랄 균형은 매우 중요합니다. 죽염에 함유된 아주 다양한 미네랄이 우리 몸에서 일어나는 각종 화학 반응에 참여하여 우리 몸의 밸런스를 유지시켜 줍니다. 소금의 효능과 역할을 알아봤듯이 우리가 건강한 생활을 유지하려면 소금과 미네랄의 균형적인 섭취가 아주 중요합니다.

우리 인간의 몸은 약알칼리인 pH 7.4에서 가장 건강한 생활을 유지하는데, 각종 가공식품과 오염된 공기, 화학 물질, 스트레스, 노화로 인해 산성으로 바뀌어 갑니다. 죽염은 강알칼리성 물질로 알칼리성이 강하기 때문에 우리 몸의 산성화를 방지하고, 각종 대사증후군과 염증 질환을 예방해 줌으로써 우리 몸을 보호합니다.

인체의 알칼리 조절 능력이 저하되면 산성 노폐물이 체내에 쌓이고, 산성 노폐물의 축적은 결국 다양한 질환을 유발합니다. 산성 노폐물의 축적은 기본적으로 혈액을 탁하게 만들고 혈액을 산성화시킵니다. 혈액이 탁해지면 오장육부와 모든 인체 조직에 영향을 미치죠. 산성 노폐물이 혈관에 영향을 미치면 고혈압 같은 각종 만성질환을 야기하고, 장기와 조직에 영향을 미치면 그 조직에 질병을 유발하는 것입니다.

우리 인체 세포는 약알칼리성 환경에서 가장 건강하게 생명 활동을 하고, 체내 환경이 산성으로 바뀌면 활동 기능이 떨어져 버립니다. 이런 산성화 과정이 계속 진행되면 인체 세포는 파괴되고 만성 염증이 발생합니다. 산성화 과정이 멈추고 알칼리성으로 회복되면 좋겠지만, 여전히 산성 환경이 지속되면 세포 속으로 산소가 제대로 공급되지 않습니다.

생명 에너지인 ATP를 생산하려면 산소가 꼭 필요한데, 산성화로 인해 산소가 공급되지 않으면 세포도 살아남기 위해 발버둥을 칩니다. 그리고 이렇게 척박한 산성 환경에서 많은 세포가 파괴되어 없어지는 중에 변이를 일으켜 살아남는 세포가 생깁니다. 바로 암세포입니다. 이러한 과정을 통해 건강한 사람도 하루에 수천 개에서 수만 개의 암세포가 생긴다고 합니다. 우리 모두 지금 몸속에 암세포를 가지고 있는 것이죠.

이렇게 되면 우리의 면역 부대인 백혈구가 가만히 있을 리 없죠. 수시로 정찰하고 감시하는 활동을 통해 바로 제압해서 처리해 버립니다. 하지만 이런 환경이 지속되면 상황은 더욱 악화되고, 이런 환경에 지속적으로 노출된 면역 부대도 그 힘을 차츰 잃어 갑니다. 인체가 이런 상황에 놓이면 제압되지 못한 암세포가 생겨서 아예 자리를 잡고 증식합니다. 이것이 암의 발생 과정입니다.

몸의 산성화가 지속되고 혈액이 탁해지면 암을 비롯하여 고혈압, 당뇨, 고지혈증 등 모든 조직에 질병이 발생할 수밖에 없는 상황이 되는 것입니다. 타고난 체질에 따라 개개인의 약한 부위에 특정 질환이 생기는 것인데, 우리가 각종 병명을 갖다 붙이지만 각종 질병의 원인은 하나인 셈입니다.

우리가 섭취하는 음식만 신경 써도 아주 다양한 질환을 예방할 수 있습니다. 근데 만물의 영장이라는 우리 인간은 그렇게 하지 않죠. 죽염의 역할과 효능은 아주 다양합니다. 소금에 함유된 미네랄의 역할과 효능도 아주 많습니다. 하지만 세세한 것까지 알 필요는 없습니다. 죽염, 소금의 효능과 기능이 정말 많습니다. 하지만 다소 과장되게 표현된 것도 있으므로 어느 정도 걸러서 판단해야 합니다.

TV 다큐멘터리 〈동물의 왕국〉을 보면 육식동물이 초식동물을 사냥하는 장면이 나옵니다. 정말 목숨 걸고 쫓아가고 목숨 걸고 도망칩니다. 결국 사냥에 성공한 육식동물은 초식동물을 먹는데 가장 먼저 먹는 것이 내장입니다. 고기가 아니라 내장을 먼저 먹습니다. 내장에 영양분도 많지만 소금기도 많기 때문입니다. 동물은 인간처럼 소금을 만들어 먹을 수 없기 때문에 사냥감에서 소금기가 많은 장기를 가장 먼저 먹는 것입니다.

동물의 생존 본능은 우리 인간과 많이 다릅니다. 우리는 가까이 있는 몸에 좋다는 것은 먹지 않고 화학 약품인 정제염만 열심히 먹으니 말입니다. 소금과 물은 함께 하는 동지입니다. 인간은 세상으로 나오기 전에 어머니 배 안의 양수인 짜디짠 소금물에서 자라납니다.

양수에서 자라나 세상에 나온 어린아이의 수분 함량은 몸무게의 70퍼센트가 훨씬 넘습니다. 정말 걸어 다니는 물통이라 봐도 될 것 같습니다. 세월이 흐르면서 우리 인체의 수분 함량은 70퍼센트에서 60퍼센트로 그 비중이 점차 줄어듭니다. 노인이 되면 50퍼센트대로 수분 비중이 떨어진다고 합니다. 세월이 흐르면서 인체의 수분 함량도 줄어드는 걸 보면 건강을 유지하는 데 물의 역할이 아주 큰 것 같습니다.

우리 몸에서 수분 함량이 줄어들면 각종 질환에 노출될 수밖에 없습니다. 인체의 물은 혈액순환에서 가장 기본이 되는 물질이며, 도시의 도로 같은 역할을 합니다. 차량이 많이 몰리면 도로가 정체되고, 교통사고가 나서 차선이 줄어들면 도로가 막힐 수밖에 없습니다. 도로를 넓히고 사고 난 차량을 빨리 치워야 교통 체증이 해소됩니다.

물은 우리 인체에서 도로 같은 역할을 하는 기본 물질입니다. 혈액을 맑게 하고 혈액순환을 원활하게 해 주는 기본 물질이 물입니다. 물이 부족하면 혈액이 탁해지고 혈액순환에 문제가 생길 수밖에 없습니다. 혈액의 90퍼센트 이상이 물이라는 걸 보더라도 물은 인체 순환의 근간이 됩니다. 물이 없다면 모든 물질의 이동이 멈춰 버리는 것이죠.

물은 하루에 2리터 이상 마시는 게 좋다고 하지만, 물만 2리터 먹는다면 몸의 소금 농도가 더 떨어져 버립니다. 소금 농도가 떨어지면 면역력도 떨어집니다. 물과 함께 소금을 섭취해야 진정한 물보충입니다. 소금과 함께 하는 물이야말로 우리 인체에서 진정한 물이 되는 것이죠.

링거액과 생리식염수의 소금 농도는 0.9퍼센트입니다. 인체 세포가 가장 건강하게 생명 활동을 할 수 있는 이상적인 소금 농도입니다. 물 2리터에 소금 0.9퍼센트의 농도를 계산하면 물 2리터에 소금 18g이 됩니다. 물은 음식을 먹을 때 마시는 물 외에 하루 2리터 이상 마시는 게 좋습니다. 근데 바쁘다는 핑계로 2리터는커녕 1리터도 마시지 않는 게 현실입니다.

물 2리터로 계산하면 하루에 섭취할 소금량은 18g이 되고, 물 1리터로 계산하면 하루에 섭취할 소금량은 9g이 됩니다. 하루에 적어도 9~18g의 죽염을 섭취하는 것이 가장 이상적인 소금 섭취 방법입니다. 죽염을 하루에 30g 이상 섭취해도 인체에 전혀 문제가 되지 않고, 죽염의 과다 섭취로 인한 부작용이 보고된 적도 없다고 하니 안심해도 될 것 같습니다.

일단 하루에 적어도 죽염 10g을 섭취해서 우리 몸의 소금 농도도 올리고 다양한 죽염의 효능도 만끽하면 좋겠습니다.

알갱이 형태의 죽염은 입 안에서 물로 가글하며 녹여 먹으면 됩니다. 입 안을 소독하는 역할과 함께 입 안의 염증 질환을 예방하는 역할도 합니다. 가루 형태의 죽염은 집에서 요리할 때 이용하면 됩니다. 집에 있는 정제염 따위는 과감하게 버리는 것이 좋겠죠.

미네랄은 다른 영양소보다 흡수율이 떨어진다고 합니다. 흡수되지 않은 소금은 대장으로 흘러가서 우리의 든든한 아군이 됩니다. 장 건강을 위해 프로바이오틱스를 먹는 대신 소금을 섭취하면 대장을 건강하게 유지할 수 있습니다. 소금은 소화되지 않고 대장으로 내려온 단백질이 부패하지 않도록 막아 줍니다. 살균 작용과 방부 효과, 독소 흡착력으로 무장한 우리의 진짜 소금이 등장하면 대장이 건강하게 유지되는 것입니다.

김치와 된장 같은 발효 음식을 많이 먹으면 그 속에 함유된 효소, 식이섬유와 더불어 소금이 대장을 아주 건강하게 만들어 줍니다. 김치와 된장의 항암 효과는 유산균보다 소금에서 더 큰 힘이 나오는 것입니다. 인체의 수분을 유지하기 위해 물은 소금과 함께해야 합니다. 물과 소금은 늘 함께 하는 동지입니다.

세월이 흘러가면 흘러갈수록 우리 몸의 수분 함량이 줄어듭니다. 세월이 흐를수록 소금과 물의 섭취가 더욱 중요해지는 이유죠. 우리 몸이 양기가 떨어지고 노화되는 과정에서 저염식으로 싱겁게 먹으면 몸속 수분은 더욱 빨리 줄어듭니다. 체내에서 물과 소금이 줄어들면 면역력도 약해질 수밖에 없습니다. 한마디로 소금은 우리 몸에 아주 중요한 요소입니다.

가수 노사연의 노래 〈바램〉에 "우리는 늙어 가는 것이 아니라 조금씩 익어 가는 것이다."라는 좋은 가사가 나옵니다. 물의 관점으로 바라보면 "우리는 늙어 가는 것이 아니라 조금씩 건조해 가는 것이다."라고 볼 수 있겠네요.

우리 인간은 이 소중한 진짜 소금은 섭취하지 않고 정제염만 추구합니다. 심지어 저염식을 권하며 소금을 5g도 먹지 말라고 합니다. 햇빛이 건강에 얼마나 중요한데 우리는 공짜라고 무시합니다. 햇빛을 가리기 위해 안면 마스크를 쓰고 자외선 차단제를 바릅니다. 햇빛 부족으로 우울증 같은 정신 질환, 암 같은 면역 관련 질환의 발생이 더 높아진다는 연구 결과도 있습니다.

우리 인간은 뇌 기능 개선과 면역력 향상에서 아주 중요한 역할을 하는 햇빛을 피합니다. 하얗고 깨끗한 피부를 위해 건강을 버리는 셈이니 아주 바보죠. "빛과 소금이 되어라." 이 말은 그냥 나온 게 아닙니다. 빛과 소금이 우리 인간의 건강에 아주 중요한 요소이기 때문에 빛과 소금이라고 하는 것입니다.

우주를 설계한 우리 우주님은 인간이 지구상에서 건강하고 행복하게 살아가도록 많은 걸 베풀어 주었습니다. 건강한 생활을 유지하는 데 가장 기본이 되는 공기, 햇빛, 물, 소금을 아주 쉽게 공짜로 구할 수 있도록 창조했습니다. 근데 우리 인간은 이런 것들을 오염시키고 무시합니다. 그러지 말고 우주님의 사랑과 자비에 감사해야 합니다. "물은 생명이다."라고 하는데, 저는 "물과 소금은 생명이다."라고 주장합니다.

P Professional
Y Your
D Drug

PART 04

간이야기

간
이야기

인체 중심에는 간이라는 아주 큰 장기가 있습니다. 요즘은 초등학생도 잘 알 만큼 유명한 장기입니다. 간은 다른 장기들에 비해 아주 복잡하고 다양한 기능을 하는데, 오묘하고 미묘할 정도로 다재다능하다고 볼 수 있습니다. 우리 몸의 핵심 기관이라 보면 될 것 같은데 우리 우주님이 아주 정교하고 특별하게 설계해서 만든 것이 우리의 간이라고 볼 수 있습니다.

간의 형태는 많이 나오기 때문에 잘 알 텐데요, 간은 2개의 큰 엽(葉)으로 되어 있습니다. 간을 횡단으로 살펴보면 2개가 아니라 4개의 큰 엽으로 되어 있습니다. 사실 2개면 어떻고 4개면 어떻습니까? 마늘이 6쪽 마늘이면 어떻고 5쪽 마늘이면 어떻습니까? 맛이 좋고 효능만 좋으면 최고의 마늘이죠. 물론 의성 6쪽 마늘은 다릅니다. 최고의 마늘입니다. 제 고향을 사랑하기 때문이죠.

간은 4개의 큰 엽으로 구성되어 있고, 이 4개의 큰 엽은 또다시 수십만 개의 작은 소간엽으로 되어 있으며, 이들 소간엽은 또다시 수십만 개의 간세포로 구성되어 있습니다. 간은 대략 6000억 개가 넘는 간세포로 구성되어 있는데, 개개의 체질에 따라 다르겠지만 이렇게 많은 간세포가 우리의 건강을 위해 열심히 일하는 것입니다. 간세포는 아주 복잡하고 다양한 기능을 하기 때문에 아직까지 우리 인간이 잘 모르는 간의 기능이 많을 수밖에 없습니다.

간이 얼마나 중요하고 소중한지 《별주부전》에도 나옵니다. 용왕님의 병을 치료하기 위해 토끼 간을 찾아서 자라가 육지로 출동합니다. 토끼를 꾀어 겨우 데려왔건만 영리한 토끼는 간을 육지에 두고 왔노라 이야기합니다. 어떻게 용왕님이 이런 뻔한 거짓말에 속아 넘어갈 수 있을까 싶은데, 한마디로 용왕님은 바보인 거죠.

《별주부전》 외에도 간과 관련된 말이 많습니다. 간이 콩알만 해졌다. 간 기능이 정지될 정도로 놀랐다는 표현입니다. 간, 쓸개 다 빼 준다는 말은 가장 소중한 것을 다 내준다는 것인데, 여기서도 간의 값어치가 나타납니다. 간담이 서늘하다. 간덩이가 부었다. 간에 기별도 안 간다…. 이외에도 간과 관련해서 아주 많은 말이 있습니다. 우리의 평범한 일상에서도 간의 중요성을 엿볼 수 있는 것이죠.

흔히들 간을 화학 공장에 비유합니다. 아주 적절한 비유 같은데, 한마디로 간은 우리 몸의 거대한 화학 공장이라고 볼 수 있습니다. 국가에 비유하면 경제를 돌리는 핵심 공장이고 국방과 치안을 담당하는 군부대와 경찰입니다. 서울에 비유하면 시민들이 편안하게 지낼 수 있도록 서울시와 공공 기관에서 제공하는 모든 시스템이 간입니다. 경복궁에 비유해 보면 경복궁에 여러 가지 물자를 조달하며 출입 인원을 통제하고 경계하는 광화문이 우리의 간인 셈입니다.

우리 몸에 필요한 영양소가 여러 가지 있지만 산소를 공급하는 폐를 제외하면 모든 물질이 간으로 들어옵니다. 위와 장에서 소화 흡수된 영양소와 독소가 뒤섞인 물질이 간으로 들어오는데, 이런 것들을 가공하고 처리하는 것이 간입니다.

위장, 십이지장, 소장, 대장, 비장, 췌장, 쓸개로 들어온 동맥 혈액은 다른 장기와 달리 정맥을 타고 바로 심장으로 가지는 않습니다. 이들 장기 속으로 들어온 동맥 혈액은 간으로 들어가는 정맥을 타고 간에 있는 혈액과 합쳐져 비로소 심장으로 들어갑니다. 이 정맥을 간문맥이라 하는데 이렇게 간을 한 번 더 거쳐서, 간에 한 번 더 정류해서 가는 것을 문맥순환이라고 합니다. 위장, 십이지장, 소장, 대장 같은 소화기관은 음식을 소화, 흡수하는 기능을 하기 때문에 간으로 가는 게 당연하지만, 비장, 췌장, 쓸개의 동맥 혈액이 심장으로 곧장 가지 않고 간을 한 번 거쳐서 간다는 것은 눈여겨볼 만합니다.

간은 기본으로 우리 몸의 혈류를 조절합니다. 심장이 조절하는 게 아니냐고요? 심장이 혈류를 조절하는 것도 맞습니다. 심장은 혈액에 압력을 가해서 혈액을 돌리는 펌프 기능을 하지만, 간처럼 혈액을 흡수하지는 않습니다. 간은 인체의 혈액을 스펀지처럼 빨아들여서 아주 많은 양의 혈액을 간세포에 저장하고, 그 혈액을 혈관으로 내보내기도 합니다.

간은 우리 몸에서 일어나는 신진대사 기능의 대부분을 맡고 있습니다. 기본적으로 탄수화물, 단백질, 지질류의 대사와 더불어 비타민, 미네랄, 효소, 호르몬 등의 대사에도 아주 중요한 역할을 합니다. 5대 영양소와 각종 생리 활성 물질의 대사를 잘 조절함으로써 우리 몸이 건강하게 잘 돌아가도록 하는 것이 간입니다.

간은 우리 몸으로 들어오는 유독 물질을 분해하고 제거하는 해독 작용을 하는데, 우리 몸으로 들어오는 독소뿐만 아니라 우리 몸에서 생기는 노폐물과 독소도 제거하는 해독 작용을 합니다. 내부적 외부적으로 만들어진 독소와 파괴된 세포 잔해물, 신진대사 노폐물 등을 중화해서 해독 작용을 한다고 보면 될 것 같습니다.

간은 우리 몸에서 다양한 면역 기능을 수행하며 면역 부대의 총사령부 역할을 한다고 봅니다. 임파선(림프절), 흉선(가슴샘), 비장(지라) 등과 더불어 면역 관련 세포가 분화, 성장하는 곳이기도 합니다. 간은 아주 다양한 면역글로불린(Ig)과 다양한 면역세포가 존재하며 림프기관, 흉선, 비장과 협치해서 우리 몸의 면역을 주관하고 있습니다.

간은 체내에서 생성된 노폐물과 독소, 콜레스테롤 등을 배출하고, 장의 지방 소화를 위해 담즙을 생성합니다. 이렇게 만들어진 담즙은 담낭에 농축, 저장되었다가 음식물이 들어오면 십이지장(샘창자)으로 분비됩니다. 담즙이 인체의 소화, 해독, 배설 기능에서 아주 중요한 역할을 담당하고, 그 기능을 간이 수행하는 것입니다. 간은 혈액을 관장하며 면역계를 총괄하는 면역사령부이고, 인체의 대사와 해독, 배설을 책임지는 생명의 장기입니다.

우리 몸에서 혈액은 생명줄 같은 역할을 하는 아주 중요한 요소입니다. 우리는 혈액순환 없이는 살아갈 수 없습니다. 혈액을 구성하는 인자를 간단히 살펴보면 적혈구, 백혈구, 혈소판, 혈장으로 크게 분류할 수 있습니다.

적혈구는 산소 공급에 꼭 필요한 요소이고, 백혈구는 면역반응에 꼭 필요한 요소이며 10여 가지 종류가 있습니다. 혈소판은 지혈과 혈액 응고에 꼭 필요한 요소이고, 염증반응에도 관여하며 혈액 내 독소를 탐식하는 정화 작용을 합니다. 혈장은 물을 비롯해서 알부민, 항체, 미네랄, 각종 영양소와 다양한 물질을 함유한 영양수입니다.

다만 혈장은 유익한 물질뿐만 아니라 세균, 노폐물, 독소 등 모든 것이 녹아서 흐르는 짬뽕 국물이라고 볼 수도 있습니다. 아주 오래전 모 제약 회사에서 몸속 혈액을 뽑은 뒤에 필요한 성분만 추출해 내고 혈액을 다시 몸에 넣어 주는 일이 있었습니다. 혈장의 일부 성분을 추출해 내고 혈액을 다시 몸속에 넣어 주는 것인데, 한마디로 수혈이 아니라 매혈이라 할 수 있습니다. 피를 뽑으면 현금 6000원에 빵과 우유를 주었습니다.

공부는 안 하고 놀기만 하던 재수 시절 친구들과 함께 가서 피를 팔았습니다. 그 당시 6000원이면 당구 치고 술 마시고 놀기에 충분한 큰돈이었습니다. 이러한 매혈은 3일에 한 번씩 할 수 있었는데, 제 또래의 젊은이는 별로 없고 대부분은 노숙자로 보이는 사람들이었습니다.

저는 3일에 한 번씩 꾸준히 갔습니다. 친구와 함께 가기도 하고 혼자 가기도 하면서 간호사랑 안부 인사를 나눌 정도로 친해졌죠. 제가 4~5개월 다녔으니 40~50회는 피를 뽑은 것 같은데 팔에 바늘을 하도 꽂아서 지금도 희미하게나마 흉터가 남았습니다. 자꾸 하다 보니 몸도 좋지 않고 다른 사람들에게 아파 보인다는 말을 들을 정도가 되자 이 짓을 끊었습니다.

자취하느라 제대로 먹지도 못하는데 계속 피를 뽑았으니 아파 보이는 게 당연한 결과였죠. 지금 생각해 보면 정말 철없는 행동이었습니다. 혈장이란 말만 나오면 이 기억이 떠오르는데, 불쌍한 나의 혈장에 사과를 전하면서 다시 간으로 돌아가겠습니다.

간은 우리 몸에서 아주 많은 양의 혈액을 머금고 있는데 자연계로 보면 습지 같은 역할을 하는 셈입니다. 우리 몸은 혈액에서 영양소와 산소를 공급받아 신진대사 기능을 수행함으로써 에너지를 생산하여 살아갑니다. 이 혈액이 제대로 순환되지 않고 어떤 원인에 의해 정체하거나 막히면 세포가 파괴되고 자멸합니다.

우리 몸이 건강하게 살아가기 위한 기본 1순위는 원활한 혈액 공급입니다. 혈액순환이 잘되어야 한다는 것이죠. 혈액순환이 원활하게 이루어지지 않으면 우리가 섭취한 영양소와 산소, 면역 부대가 몸 구석구석까지 도달하지 못합니다. 이러한 영양 물질과 면역 부대가 장기에 있는 세포에 제대로 도착하지 않으면 우리 몸이 고장 나기 마련입니다.

혈액순환은 심장의 기능이 가장 중요합니다. 기본적인 혈액 펌프 능력이 떨어지면 혈액순환이 원활할 수 없는 것이죠. 지금까지 혈압 관련 질환이 많이 발생했고, 그 질환을 치료하는 혈압약도 많이 개발되었습니다.

혈압 이상 때문에 생긴 질환이 근본적으로 심장만의 문제로 야기되었는지 살펴볼 필요가 있습니다. 자연 상태에서 강은 모래와 나무, 풀이 우거진 모습으로 습지 형태를 이루는데 요즘은 많이 파괴되었죠. 이런 자연 습지 형태에서는 비가 많이 오더라도 강물을 머금고 저장해서 홍수 피해를 막아 줍니다. 반대로 가뭄이 오면 최대한 많은 물을 저장해 두었다가 가뭄에 단비 같은 물을 제공해 줍니다.

우리 몸에서 이러한 습지 역할을 하는 것이 간인데, 간은 물을 잔뜩 머금은 스펀지라 볼 수 있습니다. 스펀지가 물을 잔뜩 머금은 것이라면 우리의 간은 혈액을 잔뜩 머금은 것이고, 이것이 습지입니다. 간은 혈액의 20퍼센트 정도를 머금고 있는데 최대 30퍼센트 이상까지 흡수할 수 있다고 합니다. 사람마다 달라서 수치에 오차가 있겠지만 탄력적으로 혈액을 저장할 수 있는 건 분명해 보입니다.

이처럼 간은 혈액을 흡수하고 저장하는 능력이 뛰어난데 간세포가 파괴되고 간 기능이 떨어지면 이 능력도 떨어지겠죠. 1차로 간에서 혈액을 흡수하고 저장하는 능력이 붕괴되면 심장과 혈관에도 큰 부담이 됩니다. 어느 정도의 혈액량을 탄력 있게 조절하지 못하면 혈관 탄력성도 떨어지고 심장과 신장의 압력도 높아지는 것이죠.

간은 혈액을 흡수하고 저장하는 능력과 별개로 독소와 노폐물을 해독하고 청소하는 역할도 합니다. 이러한 청소부 역할이 원활하게 이루어지지 않으면 지질류와 노폐물 등이 혈관에 달라붙고 쌓여 버립니다. 혈관에 쌓인 노폐물이 축적되면 혈관이 좁아져서 각각의 장기로 가는 혈액의 순환력이 떨어집니다.

이런 상황이 지속되면 혈액이 부족해진 세포에서 심장에 SOS 신호를 보내고, 우리의 착한 심장은 펌프질을 더욱 강하게 합니다. 묵묵히 열심히 일한 심장은 아무것도 잘못한 게 없는데 그 여파가 심장에게 돌아와 우리 심장만 죽어납니다. 우리가 온갖 음식의 유혹을 이기지 못해서 먹고 싶은 걸 다 먹었을 뿐인데 심장만 개고생하는 셈이죠. 우리 모두 가슴에 손을 얹고 심장에게 감사의 표시를 해야 하지 않을까요? 심장이 하트잖아요. 감사하고 사랑해야 합니다.

우리가 먹고 싶은 음식은 과다한 육류와 지방질, 탄수화물에다 각종 가공식품과 인스턴트 식품 등이겠죠. 1차로 간에서 혈액을 흡수하고 저장하는 능력이 저하되어 혈류 조절 능력이 떨어지면 심장과 신장도 부담을 갖습니다. 거기에 더해 간의 해독, 정화 능력이 떨어지거나 간에서 감당하지 못할 정도로 간 과부하가 걸리면 혈관에 노폐물이 쌓여 버립니다.

간의 혈류 조절 능력이 떨어지고 혈관에 노폐물이 쌓이면 결국 심장을 압박하기에 이릅니다. 그리고 고혈압이 오는 것이죠. 혈액 자체의 문제든 동맥혈관과 모세혈관의 문제든 간의 혈류 저장 능력이 충분하고 혈류 조절 능력이 뛰어나다면, 이런 문제로 발생하는 고혈압은 초기에 어느 정도 막을 수 있습니다.

혈액을 펌프질하고 돌리는 것은 심장이지만, 몸으로 펌프질되어 나온 혈액을 저장하고 조절하는 것은 간입니다. 간은 우리 몸 전체의 혈액을 흡수, 저장하고 혈류량을 조절하는 장기입니다. 자연으로 보면 습지와 댐 같은 중요한 역할을 합니다. 우리 몸에서 혈류를 관장하고 혈류를 통제하는 장기는 심장이 아니라 간인 것입니다. 인체에서 간은 혈액의 통수권자이자 습지이며 댐이라고 정리하겠습니다.

포도당
이야기 ❷

포도당은 인체 에너지의 기본이고, 에너지 대사는 인체에서 아주 중요한 역할을 합니다. 에너지 대사는 우리 몸의 질병을 이해하는 데도 도움이 되기 때문에 기본 내용은 알아 두는 것이 좋습니다. 포도당이 우리 세포 속으로 들어오면 해당 작용에 의해 포도당→피루브산으로 대사되면서 2ATP 에너지를 만들어 냅니다.

피루브산은 산소가 없는 환경에 놓이면 혐기성 호흡의 대사 과정을 거칩니다. 혐기성 호흡의 과정을 거치면서 최종적으로 젖산으로 대사됩니다. 이렇게 산소가 없는 혐기성 대사 과정을 발효라고 부릅니다. 무산소 운동을 무리하게 하면 산소 공급량이 달립니다. 산소가 부족해지면 우리 세포는 발효 과정으로 포도당을 대사시킬 수밖에 없는 상황이기 때문에 젖산 발효의 과정을 거칩니다. 이렇게 해서 우리 몸에 젖산이 축적되는 것이죠.

젖산이 우리 몸에 쌓이면 염증과 근육 피로를 유발합니다. 피루브산은 산소가 충분한 환경에서 미토콘드리아라는 세포 소기관으로 들어가 아세틸코에이라는 중간 물질로 대사됩니다.

미토콘드리아에서 아세틸코에이는 산화적 인산화 과정(호기성 호흡, 산소 호흡)을 거치면서 최종적으로 물과 이산화탄소로 대사됩니다. 이 과정에서 36ATP의 에너지를 만들어 냅니다. 혐기성 호흡에 비해 엄청 많은 양의 ATP 에너지를 생산해 내는 것이죠. 산화적 인산화 과정(TCA회로, 전자전달계)에서 아주 많은 양의 ATP 에너지를 생산하는 것인데, 혐기성 호흡과는 비교가 되지 않을 정도로 많습니다.

혐기성 호흡인 발효의 대사 과정을 거치는 대표적인 것이 바로 암세포입니다. 암이 이런 대사 과정을 거치기 때문에 젖산도 엄청 많이 함유합니다. 암세포의 에너지 효율이 얼마나 비생산적인지 알 수 있습니다. 그래서 암세포가 포도당을 폭풍 흡입한다고 하는데 조금은 과장된 표현이겠죠.

3대 영양소인 포도당, 지방산, 아미노산이 미토콘드리아에서 정상적으로 대사되려면 아세틸코에이를 거쳐야 합니다(아미노산은 피루브산, 아세틸코에이, TCA회로라는 3개의 경로로 다양하게 들어가서 복잡한 과정을 거치지만 우리는 단순화해서 보겠습니다). 포도당, 지방산, 아미노산→아세틸코에이→산화적 인산화 반응→36ATP가 생성되는데, 이 중심에 아세틸코에이가 있습니다.

지방산에서 생성된 아세틸코에이는 피루브산으로 대사될 수 없기 때문에 지방산→포도당, 단백질로 대사되지 못합니다. 포도당에서 생성된 아세틸코에이는 지방산으로 대사되기 때문에 잉여의 포도당은 지방산으로 대사되어 중성지방으로 만들어지는 것입니다. 단백질도 마찬가지입니다.

이러한 대사 과정 때문에 지방산은 태워야만 하는데, 그 과정을 조금 더 상세히 보겠습니다. 포도당, 아미노산 → 아세틸코에이 ↔ 지방산 ↔ 아세틸코에이 → 중성지방(지방산+글리세롤), 콜레스테롤, 코엔자임큐텐(항산화제). 이런 대사 과정의 중심에 아세틸코에이라는 물질이 있는 것입니다. 아세틸코에이는 기억해 두는 게 좋을 것 같습니다.

3대 영양소 대사 과정의 중심에 미토콘드리아가 있는데 미토콘드리아는 세포 내 발전소라고도 부릅니다. 우리 장기에서는 3대 영양소 대사 과정의 중심에 간이 있고 세포에서는 미토콘드리아가 있는 것입니다. 우리의 장에서 소화, 흡수된 포도당은 지방, 단백질과 더불어 3대 영양소에 해당되는데, 영양소 중에서 가장 기본이 되는 물질입니다.

뇌와 적혈구는 포도당만 주에너지원으로 사용하기 때문에 포도당 없이는 우리가 살아갈 수 없습니다. 흡수된 포도당은 간을 거쳐 각각의 세포로 들어가서 에너지원으로 이용됩니다. 이때 인슐린이 작용하는 것이죠. 세포가 생존하고 다양한 업무를 수행하는 데 필요한 ATP 생산에 포도당이 사용됩니다. 근육 세포에 들어간 잉여의 포도당은 글루코겐 형태로 근육 세포에 저장됩니다. 근육 세포는 다른 조직보다 에너지를 훨씬 더 많이 사용하기 때문에 에너지원을 미리 글리코겐 형태로 저장해 두는 것이겠죠.

이렇게 각각의 세포에서 사용되고 남은 혈액 속 포도당이 일정 수치가 넘는 농도로 존재하면 당뇨를 불러올 수 있습니다. 우리의 간장은 혈액의 잉여 포도당을 글루코겐이라는 형태로 간에 저장해서 당뇨를 예방합니다. 이때도 인슐린이 작용합니다. 또 혈액 속 포도당 농도가 떨어지기 시작하면 간에 저장된 글리코겐이 포도당으로 전환되어 혈액에 포도당을 공급합니다. 여기서는 글루카곤이라는 호르몬이 작용합니다. 혈액에서 일어나는 포도당의 농도 조절은 간과 췌장의 연합 작품이라고 봐야 할 것 같습니다.

혈액의 포도당 농도를 조절하려면 포도당으로 분해하는 호르몬과 글루코겐으로 합성하는 호르몬, 이렇게 두 호르몬이 필요합니다. 이런 중요한 기능을 하는 호르몬이 인슐린과 글루카곤이고, 이들 호르몬이 분비되는 곳이 바로 췌장(이자)입니다. 췌장은 소장으로 소화액을 분비해서 소화 작용을 도울 뿐만 아니라 포도당 대사에서도 없어서는 안 될 중요한 역할을 합니다.

간과 더불어 췌장도 엄청 중요한 장기입니다. 췌장은 우리 몸 깊숙이 위치해서 병의 진단이 쉽지 않습니다. 깊숙이 위치하는 것은 그만큼 몸에서 중요한 장기이기 때문에 우리 우주님이 잘 보호하기 위함이 아닐까 생각해 봅니다. 포도당이 간과 췌장의 합작으로 잘 조절되면 건강한 생활을 유지할 수 있는데, 세상사가 뜻대로 잘 안 되죠.

이렇게 사용되고 저장된 포도당과 더불어 지질류, 단백질까지

에너지원으로 많은 양이 들어옵니다. 에너지원 과잉이죠. 일단 에너지원으로 사용되고, 간과 근육에서 글루코겐으로 저장되고, 각종 생리 활성 물질로 사용된 후에도 잉여의 포도당이 남습니다. 이 잉여의 포도당은 간에서 중성지방으로 합성되어 각각의 조직으로 이사합니다. 어디로 이사를 하냐고요? 일단 우리가 가장 쉽게 확인할 수 있는 중부지방으로 이사합니다.

중부지방은 수도권이 아니라 우리 몸의 복부입니다. 복부의 피하조직에 지방이 많이 들어서는 건 인체에서 지방이 끼치는 영향이 가장 적은 조직이기 때문입니다. 복부에 먼저 지방이 들어서는 것은 고마워해야 할 일입니다. 복부에 들어선 지방에 감사하는 것이 아니라 다른 장기에 먼저 지방이 쌓이지 않고 복부에 들어선 것을 고마워해야 합니다. 복부에 들어선 지방류가 복부가 아닌 다른 장기나 조직에 쌓인다면 우리의 생명을 위협하는 재앙이 되기 때문에 다행인 것이죠.

우리 우주님은 태초부터 우리 인간의 불규칙한 영양소 섭취를 고려해서 칼로리가 높은 지질류를 만들어 주었습니다. 상당한 기간을 굶어도 굶어 죽지 않도록 지방을 저장할 수 있게 만들어 준 것입니다. 게다가 큰 해가 되지 않는 복부에 지방이 이사할 장소를 만들어 주었으니 이 얼마나 고마운 일인가요? 복부 피하조직에 지방이 쌓이게 함으로써 지방이 쌓이는 걸 바로 알아채도록 했다는 것도 우주님의 크나큰 배려입니다.

우리 인간은 우주님의 큰 배려 속에 살아가면서도 그 고마움을 모릅니다. 진심으로 고마워해야 합니다. 하지만 지방은 복부 쪽으로만 이사 가는 게 아니라 지방류가 편안하게 안착해서 살 수 있는 곳이면 어디든지 옮겨 갑니다. 이사 갈 지방이 장기적으로 계속 반복해서 생기면 지방은 우리 몸의 장기와 조직으로도 이사를 합니다. 결국 지방류를 직접 합성하고 분해하는 간까지 가면 지방간이 생기는 것입니다.

혈액의 포도당이 제대로 처리되지 않고 높은 농도를 유지하면 인슐린은 세포 속으로 계속 포도당을 집어넣습니다. 혈액의 포도당이 지속적으로 높게 유지되면 세포막에 있는 인슐린 수용체의 피로도가 높아집니다. 세포막에 있는 인슐린 수용체의 피로도가 지속적으로 높아지면 인슐린 하나가 할 수 있는 포도당 처리 능력이 떨어져 버립니다. 인슐린 농도와 상관없이 세포 속 인슐린 수용체의 민감도가 떨어지면 당 수치가 올라가고 당뇨가 오는 것이죠. 이것이 대부분의 당뇨를 차지하는 제2형 당뇨입니다.

이 모든 과정이 포도당만 해당되는 것이 아니라 탄수화물, 지질류, 단백질 모두 해당됩니다. 지질류도 에너지원으로 사용되고, 세포막의 구성 물질인 인지질로 사용되고, 우리 몸에 필수적인 생리 활성 물질로 사용됩니다. 그렇게 사용되고 남는 지방은 어떻게 될까요? 그냥 곧바로 중부지방 등으로 이사합니다. 이삿짐센터만 신이 났습니다.

단백질은 우리 몸의 근골격계를 구성하는 주요 물질이기 때문에 일단 우리 몸을 지탱하고 유지하는 데 사용됩니다. 우리 몸의 근골격계와 각종 장기를 구성하는 물질 중 1순위가 바로 단백질입니다. 그다음이 지질류로 구성된다고 보면 됩니다. 우리 몸을 지탱해 주는 역할 외에도 아주 많은 신진대사 작용에 효소로 작용함으로써 우리 몸의 밸런스를 잡아 줍니다.

단백질도 우리 몸의 에너지원인 ATP 생산에 사용되고, 잉여의 단백질은 지방으로 대사되어 복부로 이사하기도 합니다. 이 모든 신진대사 작용의 중심에 우리의 간이 있는 것이죠. 간은 우리 몸에 필요한 다양한 효소를 합성하기도 하고 분해하기도 하면서 우리 몸의 밸런스를 잡아 주는 아주 중요한 장기입니다. 우리의 간은 이렇게 탄수화물, 지질류, 단백질, 비타민, 미네랄 같은 5대 양양소의 대사를 조절함으로써 우리 몸의 밸런스를 잡아 줍니다.

우리 몸에 양기가 넘치는 청춘 시절에는 과부하가 되는 영양소가 들어와도 어느 정도는 다 대사하고 처리하게 되어 있습니다. 하지만 조금씩 양기가 식어 가면서 신진대사 능력도 조금씩 떨어집니다. 그래서 중부지방이 조금씩 나오는 것이죠.

우리 몸은 최대한 우리 몸 자신을 보호하기 위해 움직이고, 우리 몸 자신을 방어하기 위해 노력합니다. 하지만 우리 몸이 스스로 보호하고 방어하는 데도 한계라는 게 있습니다. 우리 몸이 스스로 방어하고 보호하는 데 조금이나 보탬이 되도록 우리가 힘을 더해야 합니다. 간은 5대 영양소를 비롯하여 모든 물질의 대사 작용에 없어서는 안 될 중요한 장기입니다.

음식을 과하게 먹으면 간의 대사 작용에 과부하가 걸리고 잉여로 남은 것이 우리 몸에 쌓여서 문제를 일으킵니다. 이런 문제 외에도 간의 대사 작용에 과부하가 계속 걸리면 결국 간 자체에도 부담을 주고 문제를 일으키는 것입니다. 간과 우리 몸이 영양소 과부하에 걸리지 않도록 조금만 노력한다면 더욱더 건강한 삶을 유지할 수 있습니다.

단백질
이야기③

단백질 이야기를 세 번째로 하는데 그만큼 단백질이 우리 몸에서 중요하다는 뜻이겠죠. 간은 각종 영양소를 분해하기도 하고 합성하기도 하는 대사 작용을 합니다. 포도당이 넘치면 지방으로 대사되어 저장되고, 그 한계를 넘어서 과부하에 걸리면 혈액 속 당 수치가 올라가는 당뇨가 옵니다.

우리 몸에서 충분히 사용되고 남은 잉여의 지질류는 복부를 비롯한 여러 곳에 저장되지만 한계를 넘어서 과부하가 걸리면 혈액을 떠도는데, 이것이 고지혈증입니다. 그렇다면 단백질은 어떨까요? 충분히 사용되고 남은 잉여의 단백질도 그 한계를 넘어서 과부하에 걸릴 수 있습니다. 그다음은 어떻게 될까요? 열심히 근력 운동을 하면 단백질이 근육 세포로 가서 근육을 키우는 데 사용됩니다. 그런데 우리는 운동을 하지 않죠.

단백질은 우리 몸에서 근골격계에 사용되고, 효소와 에너지원,

생리 활성 물질 등으로 사용되고, 지방으로 대사됩니다. 그런데 우리 몸의 건강과 밸런스를 유지하기 위해 이렇게 사용되는 단백질은 아주 많은 양을 필요로 하지 않습니다. 단백질이 우리 몸에서 이렇게 많은 일을 하는데 많은 양의 단백질이 필요하지 않은 이유가 뭘까요? 단백질은 재활용도가 높다고 합니다. 재활용도가 높으니 새롭게 많이 들어온 단백질은 오히려 골칫거리가 될 수도 있습니다.

지방은 태초부터 불규칙한 영양 섭취를 대비해서 응급 식량으로 저장하기 위해 만들어진 터라 우리 몸이 어느 정도까지 비축하고 저장하는 시스템이 있습니다. 지방은 태초부터 우리의 건강한 삶과 생명 유지를 위해서 만들어진 시스템이기 때문에 우리 몸에서 어느 정도 함께 할 수 있습니다.

단백질은 이런 시스템이 없는데, 과잉의 단백질은 지방처럼 태초부터 만들어진 시스템이 아니기 때문입니다. 산업화, 현대화 전까지만 해도 우리 인류는 지금처럼 많은 양의 단백질을 섭취하지 않았는데, 이것이 현대사회에서 무너진 것이죠. 우리 우주님이 생각지도 못한 상황이 발생한 것입니다. 우리 몸은 준비되지 않았는데 이런 상황이 급격히 진행된 것이죠. 그래서 인간은 초식동물이라고 이야기하는 사람이 많은 것입니다.

저는 인간이 초식동물에 가까운 잡식동물이라고 생각합니다. 육식도 필요하지만 우리 인간이 단백질 섭취의 한계를 무시하고 너무 과잉으로 섭취하기 때문에 문제가 생기는 것입니다. 이 또한 과부하가 걸린 것이라 볼 수 있는데, 우리 몸에서 단백질 과부하가 걸려 버린 것입니다.

동양인이 미국에서 살면 대사 질환에 걸리는 확률이 훨씬 높아진다고 합니다. 미국인이 동양인보다 대사증후군과 심혈관 질환에 훨씬 많이 걸립니다. 모든 것이 우리가 섭취하는 음식의 영향인 것이죠.

가공식품과 화학 첨가제, 독소 같은 것을 제외하고 3대 영양소만 본다면 어떤 음식이 가장 해로울까요? 대부분의 사람이 지방류를 꼽고, 대부분의 전문가도 지방류가 가장 나쁘다고 이야기합니다. 단백질은 대장염이나 대장암을 일으키는 물질로 대장 질환에만 큰 영향을 준다고 합니다.

그렇다면 잉여의 단백질은 어떻게 될지 궁금해집니다. 지방으로 대사되어 저장되는 것도 용량이 있고 한계가 있습니다. 간에서도 대사 작용을 할 수 있는 용량과 한계가 있는데 과부하가 걸리면 우리 몸에 남는 것이죠. 넘치는 포도당도 지방류로 대사되지만 그 용량과 한계를 넘어서서 대사 작용에 과부하가 걸리면 당뇨가 오는 것입니다. 넘치는 지방도 마찬가지지만 간의 대사 작용 없이 곧바로 중부지방으로 이사해서 정착할 수 있습니다. 지방류도 장기에 쌓이고 지속적으로 혈액에 유출되면 고지혈증을 유발합니다.

넘치는 단백질은 어떻게 될까요? 우리 몸에서 이용되고 대사되고 남은 잉여의 단백질은 어디로 갈까요? 이쯤 되면 당뇨나 고지혈증처럼 고단백혈증이라는 질환이 생겨야 정상인데 이런 질환은 거의 발생하지 않습니다. 단백질이 마술을 부리나요? 고단백혈증이 생기지 않는 마술을 부린다고 보면 그 마술이 어떤 마술인지 궁금해집니다.

단백질은 기본적으로 간에서 대사되는데, 노화된 세포가 파괴되면 단백질이 분해되는 과정에서 암모니아가 생성됩니다. 생성된 암모니아는 독성이 강하기 때문에 간에서 곧장 요소로 대사되어 소변으로 배출됩니다. 일명 오르니틴회로(요소회로)라고 합니다. 새롭게 몸으로 들어온 단백질도 과잉으로 넘치면 간에서 요소회로 과정을 거쳐 분해되고 배출됩니다. 알코올과 마찬가지로 단백질도 우리 몸에 너무 많이 들어오면 간에 과부하를 일으켜서 밸런스를 깨뜨리는 것입니다.

노화된 세포가 파괴되면 우리 세포의 핵산(DNA, RNA)도 파괴되어 분해됩니다. 이때 핵산의 구성 성분인 퓨린이라는 염기도 분해됩니다. 퓨린은 질소를 함유한 염기이기 때문에 간에서 분해되며 요산으로 대사되어 배출됩니다. 요산이 과잉으로 생성되고 몸에 축적되면 통풍에 걸리는 것입니다. 이렇듯 질소 함유 물질은 간에서 대사되어 배출되는데 잉여의 단백질은 간에 과부하가 걸리게 합니다. 간에서 과부하 과정이 반복되면 결국 간 자체에도 질환이 발생하는 것입니다.

단백질은 혈액 속에서 삼투압을 조절하는 중요한 기능을 합니다. 잉여의 많은 단백질이 혈액을 떠돌아다니며 높은 농도로 존재하면 우리 몸이 견뎌 내지 못합니다. 이 잉여의 단백질을 혈액 속에서 버려야 하는데 어디 버릴 곳이 없다 보니 우리 몸에서 쓰레기 투기가 일어납니다. 쓰레기 버릴 곳을 찾아내는 것인데, 바로 혈관

바깥 부분에 존재하는 기저막입니다.

기저막은 혈관 세포 바깥쪽에서 혈관 세포를 덮고 있는 작은 막이고, 그곳에 단백질을 투기하는 것입니다. 이 일이 지속되어 혈관 세포와 기저막 사이에 단백질이 가득해지면서 점점 두꺼워지면 투기한 단백질이 혈관 안쪽으로도 밀려 나옵니다. 이렇게 밀려 나오면 혈관에 상처가 생기고 염증이 생기는 것이죠.

동맥 내벽이 손상되면 각종 혈액 응고 물질과 콜레스테롤이 플라크를 형성하고 칼슘, 지질, 노폐물 등이 달라붙습니다. 콜레스테롤이 플라크를 형성하는 것인데, 그 이름은 바로 LDL콜레스테롤입니다. LDL콜레스테롤이 HDL콜레스테롤보다 덩치가 좀 더 크고, 동맥 손상을 막기 위한 플라크 형성에 HDL콜레스테롤보다 유리합니다.

이렇게 보면 LDL 입장에서는 억울한 면이 있는 것이죠. 범죄자는 따로 있는데 범죄자 취급을 받는 상황이니까요. 이런 현상이 모세혈관에서 시작하여 동맥혈관까지 확산하면 동맥경화가 발생하는 것입니다. 심근경색, 뇌경색이 올 수 있다는 것이죠. 이런 상황을 들여다보면 동맥경화의 원인은 콜레스테롤이 아니라 단백질입니다.

기저막에 쌓인 단백질은 주위에 뻗어 있는 림프관으로 들어가 림프계에서 분해되고 제거되기도 합니다. 하지만 더 많은 단백질이 버려지고 쌓이면 기저막뿐만 아니라 세포 사이에 있는 세포간질액까지 쌓여 버립니다.

세포의 외부 환경이 되는 공간을 세포간질액이라고 보면 되는데, 골목길 정도로 비유할 수 있습니다. 우리가 거주하는 집을 세포에 비유한다면, 집 앞에 있는 도로가 영양을 공급해 주는 혈관이고, 도로에서 우리 집까지 이어지는 골목길이 세포간질액입니다. 여기까지 단백질과 노폐물이 쌓이면 우리 집으로 들어오는 골목길이 막혀 버립니다.

우리 집으로 공급되는 영양소가 차단되고 우리 집에서 발생하는 쓰레기를 배출하기가 어려워집니다. 집에서 생활하는 게 더 힘들어지는 것이죠. 세포 속으로 산소와 영양분이 공급되지 않고 세포 내 노폐물이 배출되지 못한다는 것입니다. 이러한 일련의 과정으로 인해 혈액순환 장애가 생기고, 혈액순환 장애는 모든 장기와 조직에 영향을 끼쳐서 우리의 건강을 위협합니다.

과잉의 단백질이 동맥경화를 일으키는 근본적인 원인이라고 했는데, 동맥경화의 모든 원인이 단백질이라는 이야기가 아닙니다. 동맥경화를 일으키는 여러 가지 원인 중에서 단백질도 하나의 원인이 된다는 것입니다.

그럼 우리 몸에 과도하게 쌓인 단백질이나 노폐물을 어떻게 처리해서 해결하는 것이 좋을까요? 일단 안 먹고 덜 먹어야겠죠. 바로 단식입니다. 현대인들에게 필요한 것이 바로 단식이라 볼 수 있습니다.

단식을 하면 우리 몸이 체내의 잉여 물질을 사용하고, 버리지 못해서 쌓여 있는 쓰레기도 청소합니다. 단식하는 동안 각종 성장 호르몬이 분비되면서 인체를 대청소하는 것이죠. 몸속에 정체된 각종 영양소도 어느 정도 정리되고 각종 노폐물과 독소도 정리되는 것입니다. 한번씩 단식원을 찾아 단식을 하는 게 좋습니다.

먹고살기도 바쁜데 며칠씩 단식을 한다는 게 쉬운 일은 아닙니다. 그래서 간헐적 단식이 있습니다. 간헐적 단식은 하루 24시간 중에서 6~8시간 안에 음식을 먹고 16~18시간은 물만 마시는 것입니다. 6~8시간 안에는 먹고 싶은 걸 다 먹어도 어느 정도 효과가 있다고 하는데, 이왕이면 건강식으로 먹는 것이 좋겠죠. 16시간은 물만 마신다고 했는데, 충분히 마셔야 합니다. 물을 많이 마셔서 몸 구석구석을 청소해야 합니다.

세 번에 걸쳐 단백질 이야기를 해 봤는데, 먹고사는 일이 간단한 문제는 아닌 것 같습니다. 단백질은 우리 몸에서 1순위로 필요한 가장 중요한 물질이지만 넘쳐나면 독으로 작용합니다. 단백질은 인간이 잘만 사용하면 우리 몸을 더욱더 건강하게 유지해 주는 칼이 되고, 인간의 탐욕으로 과잉 섭취하면 건강을 위협하고 질병을 일으키는 칼이 되는 것입니다. 단백질은 양날의 칼 같은 존재입니다.

콜레스테롤은 하도 많이 들어서 잘 아는 것 같지만 구체적으로 들어가면 모르는 것이 현실입니다. 지질류는 크게 보면 중성지방(글리세롤+지방산), 인지질, 콜레스테롤 정도로 분류할 수 있습니다. 콜레스테롤은 우리 혈관에 아주 중요한 작용을 하는 터, 일단 기본적인 것부터 알아보겠습니다.

콜레스테롤은 스테로이드 구조입니다. 벌집 모양이라고 보면 됩니다. 콜레스테롤은 우리 몸에서 세포막을 유지하는 중요한 구성 성분입니다. 인지질과 더불어 세포막에서 없으면 안 되는 물질입니다. 세포막을 구성하고 유지하는 기능과 더불어 세포 내외로 각종 물질을 수송하며, 세포의 신호 전달 기능을 수행합니다.

콜레스테롤은 부신피질호르몬인 스테로이드호르몬과 알도스테론호르몬의 기본 물질이 되기도 합니다. 스테로이드는 앞에서 이야기했고, 알도스테론은 신장에서 나트륨의 재흡수를 조절함으로써 혈압에 아주 중요한 역할을 하는 호르몬입니다. 콜레스테롤은 남성호르몬, 여성호르몬의 중요한 전구 물질로 이용되며, 비타민 D의 원료로도 이용되는데 우리가 건강을 유지하며 살아가는 데 없어서는 안 되는 물질입니다.

염증반응에서 중요한 기능을 하는 프로스타글란딘의 기본 물질이 되는 게 콜레스테롤입니다. 또한 신경 단위를 구성하는 뉴런의 기능에 꼭 필요한 요소로서 신경이 가장 많이 얽혀 있는, 뇌에서 없으면 안 되는 물질입니다. 이렇게 다양하고 중요한 기능을 하는 것이 콜레스테롤인데 우리가 너무나 좋지 않게 바라보는 것 같습니다.

콜레스테롤의 대부분은 간에서 합성되는데, 우리 몸에 음식의 형태로 콜레스테롤이 많이 들어오면 간에서의 합성이 줄어들고 적게 들어오면 간에서의 합성이 증가합니다. 우리의 간이 이렇게 똑똑합니다. 간이 스스로 콜레스테롤 농도를 조절하면서 밸런스를 맞추기 때문에 건강한 생활을 유지하는 것입니다.

콜레스테롤은 LDL콜레스테롤과 HDL콜레스테롤로 나눕니다. LDL(low-density lipoprotein)은 저밀도 지질 단백질, HDL(high-density lipoprotein)은 고밀도 지질 단백질입니다. LDL은 농도가 낮은 것인데, LDL을 구성하는 요소에서 지질 농도에 비해 상대적으로 단백질 농도가 낮은 것입니다. 그렇다면 HDL은 농도가 높은 것인데, HDL을 구성하는 요소에서 지질에 비해 상대적으로 단백질 농도가 높은 것이겠죠.

그럼 LDL과 HDL이 뭘까요? 혈관에서 콜레스테롤을 운반하는 단백질 수송체, 한마디로 체내의 벤츠라고 보면 됩니다. LDL에 콜레스테롤이 타면 LDL콜레스테롤이 되고, HDL에 콜레스테롤이 타면 HDL콜레스테롤이 되는 것이죠.

콜레스테롤은 왜 벤츠라는 단백질에 올라타서 움직일까요? 물과 혈액에서 콜레스테롤은 불용성이기 때문입니다. 콜레스테롤은 차를 타지 않고서는 제대로 이동할 수가 없습니다. 이왕이면 벤츠를 타고 가는 것이죠. 콜레스테롤이란 놈은 벤츠라는 단백질 자동차를 타고 이동하는데, 벤츠라는 단백질 자동차도 당연히 간에서 합성됩니다. 우리 몸에서 콜레스테롤의 역할이 엄청 중요하니 벤츠는 태워 줘야 기본 도리입니다.

우리 몸에서 필요한 콜레스테롤을 간에서 합성합니다. 콜레스테롤이 필요한 장기와 세포까지 콜레스테롤을 보내 줘야 합니다. 간에서 합성된 콜레스테롤을 필요로 하는 장기나 세포까지 보내야 하는데 그 서비스를 제공하는 벤츠 단백질이 LDL입니다. 벤츠의 서비스를 받아 무사히 세포에 도달한 콜레스테롤은 세포로 들어가서 우리의 건강 유지를 위해 사용되겠죠.

세포에서 남아도는 콜레스테롤과 노화세포의 파괴 등으로 생긴 콜레스테롤은 다시 간으로 가져와서 처리합니다. 우리 몸의 세포에서 콜레스테롤을 태워 간으로 옮겨 주는 서비스를 제공하는 벤츠 단백질이 HDL입니다. 간으로 돌아온 콜레스테롤은 대사되어 분해되거나 담즙산의 주요 성분으로 이용되어 담즙으로 분비됩니다. 콜레스테롤이 없으면 지방의 소화에 큰 지장을 주는 것이죠.

이렇듯 콜레스테롤은 우리 몸에서 다양한 기능을 하기 위해 혈액을 따라 이동하며, 그 중심에 벤츠 단백질이 있는 것입니다. 예전에는 그냥 콜레스테롤 수치만 보았는데 요즘은 HDL과 LDL로 구분하여 검사합니다. LDL은 나쁜 것이고 HDL은 좋은 것이라고 이야기하고, 우리도 그렇게 알고 있습니다. 그런데 과연 LDL콜레스테롤은 나쁜 콜레스테롤이고 HDL콜레스테롤은 좋은 콜레스테롤일까요? 한번 생각해 볼 문제입니다.

간단히 정리해 보면 세포에서 간으로 콜레스테롤을 이동시키는 벤츠 지단백질이 HDL이고, 간에서 세포로 콜레스테롤을 이동시켜 우리 몸에 콜레스테롤을 제공하는 벤츠 지단백질이 LDL입니다. 우리 몸에 콜레스테롤을 제공하는 LDL은 나쁜 것이고, 콜레스테롤을 간으로 이동시켜 갖다 버리는 HDL은 좋은 것일까요? LDL, HDL 둘 다 없어서는 안 되는 아주 중요한 기능을 하는 지단백질이고 이 둘의 밸런스만 잘 유지된다면 건강한 것입니다.

LDL 수치가 낮고 HDL 수치가 높으면 대부분 검사 결과가 좋다고 합니다. 과연 그럴까요? 밸런스가 중요한 것이지, 특정 수치가 높고 낮음에 따라 결과를 판단하는 건 오류가 있는 것이죠. 콜레스테롤을 갖다 버리는 양이 많아지고 세포 속으로 콜레스테롤을 제공하는 양이 줄어들면 몸 건강에 문제가 있다고 봐야 합니다.

이것은 결코 바람직한 현상이 아닙니다. 오히려 한쪽으로 치우친 결과는 밸런스가 무너졌다는 신호로 받아들일 수 있습니다. 총 콜레스테롤 수치는 200 이하, LDL콜레스테롤 수치는 100 이하, HDL콜레스테롤 수치는 60 이상으로 경계선을 두고 판단합니다.

여기서 유심히 살펴보면 LDL콜레스테롤 수치가 HDL콜레스테롤 수치보다 높게 유지된다는 걸 볼 수 있습니다. LDL은 우리 몸으로 콜레스테롤을 제공해 주는 것이고, HDL은 우리 몸에서 남은 잉여의 콜레스테롤을 갖다 버리는 것이기에 그렇겠죠. 몸으로 제공된 콜레스테롤 중에서 사용되고 남은 것과 노폐물로 생긴 콜레스테롤이 버려지는 것이기 때문에 HDL 수치가 낮은 것으로 볼 수 있습니다.

이렇게 밸런스만 잘 유지하면 건강을 유지할 수 있는데, 이 밸런스의 중심에 우리의 간이 있는 것입니다. 간 질환으로 간 기능이 급속히 떨어졌거나 어떤 원인에 의해 간 기능에 이상이 생겼다고 가정해서 이야기하겠습니다.

몸속 세포에서 태워 온 HDL콜레스테롤은 간에서 대사됩니다. 근데 간의 HDL콜레스테롤 대사 경로에 장애가 생기면 대사되지 못합니다. 그럼 혈중 HDL콜레스테롤 농도가 올라갈 수밖에 없습니다. 우리가 몸에 좋은 것이라고 생각한 HDL 수치가 올라갑니다. 좋은 건가요? 또한 간의 LDL콜레스테롤 합성 경로에 장애가 생기면 합성되지 못할 수도 있습니다. 합성되지 못하면 LDL콜레스테롤 수치가 떨어질 수밖에 없습니다.

살펴보았듯이 HDL은 좋은 것이고, LDL은 나쁜 것이다, 라고 피상적으로 판단해서는 안 됩니다. 둘 다 우리 몸에서 아주 소중한 물질입니다. LDL은 면역반응과 호르몬 분비에도 관여하며 다양한 기능을 하는데 아직 더 많은 연구가 필요하다고 합니다. 보통 동맥 경화의 주범으로 LDL콜레스테롤을 지목하면서 아주 나쁜 콜레스테롤이라고 합니다. 요즘 나쁜 기름의 선봉에 있습니다.

동맥 내벽이 손상되어 LDL을 비롯한 여러 물질이 플라크를 형성하면서 혈관벽에 쌓이면 동맥경화가 발생합니다. 콜레스테롤이 동맥경화의 주범이 아니라는 말입니다. 여러 가지 원인에 의한 혈관 내벽 손상이 동맥경화의 주범인데 우리는 눈에 보이는 결과물만 보고 콜레스테롤이 무조건 나쁘다고 이야기합니다. 손상된 혈관을 방어하기 위한 방어 시스템으로 LDL콜레스테롤이 플라크를 형성한 것이지, 이유 없이 콜레스테롤이 혈관벽에 달라붙지는 않습니다.

다양한 원인에 의해 혈관이라는 도로에 교통사고가 나서 도로 손상이 일어납니다. 사고 지역에 다양한 혈액 응고 인자와 LDL콜레스테롤 등이 교통사고를 해결하기 위해 집결해서 플라크를 형성합니다. 여기에 더해 뒤따라 오던 수많은 차량이 쿵하고 받아 버리는 사태가 벌어지면서 대형 연쇄 추돌 사고가 일어납니다. 결국 교통이 마비되고, 각종 단백질과 콜레스테롤, 중성지방, 독소, 칼슘, 노폐물 등이 뒤섞여 쌓여 버립니다. 이처럼 대형 연쇄 추돌 사고가 지속적으로 일어난 상태가 바로 동맥경화입니다.

교통사고 피해자는 LDL인데 무조건 가해자라고 주장하는 것입니다. 근데 교통사고의 1차 주범은 확인하기가 어렵다고 합니다. 뺑소니를 쳤는데 증거가 없는 것하고 별반 다를 게 없네요. 이런 상황을 보면 LDL이 억울하게 생각할 수도 있는 것입니다.

유럽 여러 나라에서 발표한 통계를 보면 콜레스테롤 수치가 높은 노인이 낮은 노인에 비해 훨씬 더 건강하고 오래 산다고 합니다. 콜레스테롤 수치가 200이 훨씬 넘어간다고 하는데, 나이가 많을수록 콜레스테롤 수치가 높으면 몸이 더 건강하다는 말입니다.

이런 결과가 나온 이유에 대해 전문가도 설명하지 못합니다. 이유를 설명해 주면 좋겠는데 결과만 있으니 한번 유추해 보겠습니다. 우리 몸에서 LDL 수치가 올라간다는 것은 콜레스테롤 배달부가 많아진다는 의미입니다. 인체 세포가 콜레스테롤을 많이 필요로 한다고 볼 수도 있습니다. 세포 속으로 콜레스테롤이 많이 공급되면 잉여의 콜레스테롤도 증가합니다. 그럼 HDL 수치도 올라가겠죠. 나쁘다는 LDL도 올라가고 좋다는 HDL도 올라갑니다. 이런 상황이 나쁘다고 볼 수는 없습니다.

나이가 들수록 우리 몸은 양기가 떨어집니다. 양기가 떨어지면 심장의 활력도 떨어져서 심장 박동량이 줄어듭니다. 혈관의 탄력성도 떨어지기 마련입니다. 이런 상황은 결국 우리 몸의 혈액순환 저하로 이어집니다. 혈액순환이 떨어지면 세포 속으로 제공되어야 할 콜레스테롤이 부족해지겠죠. 콜레스테롤은 정말 중요한 기능을 한다고 이야기했습니다. 그럼 우리 몸은 부족해진 세포 속으로 더 많은 콜레스테롤을 공급하기 위해 혈액의 콜레스테롤 농도를 올린다고 볼 수 있지 않을까요? 콜레스테롤 농도를 올리는 것은 우리의 몸이고 우리의 간이겠죠. 이렇게 건강한 세포를 유지하기 위해 콜레스테롤 수치를 올린다고 볼 수도 있습니다.

이런 논리로 보면 콜레스테롤 수치가 높은 노인이 더 건강하고 오래 산다는 걸 이해할 수 있습니다. 콜레스테롤은 나쁜 것이 아니라 우리 몸속에서 아주 다양하고 아주 중요한 기능을 하는 고마운 존재입니다.

미토콘드리아 이야기

미토콘드리아는 우리 몸의 에너지인 ATP를 생산하는 세포 속 소기관입니다. 에너지를 생산하는 에너지 발전소인 것이죠. 우리 몸에서 간이 거대한 화학 공장이라고 했는데 미토콘드리아는 세포 속에 있는 화학 공장이라 볼 수 있습니다. 미토콘드리아는 우리 용어로 사립체라고 부르는데 사립체라는 용어보다 미토콘드리아라고 부르는 것이 일반적입니다.

미토콘드리아는 세포 속에서 우리가 섭취한 3대 영양소로 호흡을 통해 에너지원인 ATP를 생산하는데요, 미토콘드리아의 호흡에는 산소가 필수 물질이 되겠죠. 산소가 필요한 호흡을 호기성 호흡이라고 부릅니다. 혐기성 호흡은 산소 없이 에너지를 생산하는 것인데, 이런 과정을 발효라고 합니다.

여러 미생물에 의해 발효 과정을 거치는데, 김치도 발효되고 된장도 발효되고 막걸리도 발효되고 치즈도 발효되는 과정을 거치는 것입니다. 포도당 하나가 총 38ATP라는 에너지를 생산하는데 미토콘드리아에서 TCA회로와 전자전달계를 거치면서 36ATP가 생성됩니다. 나머지 2ATP는 포도당이 피루브산으로 대사되며 세포질에서 생산되는데, 이 피루브산이 미토콘드리아에 들어가서 36ATP를 생성합니다. 이런 수치는 미토콘드리아의 에너지 생산 능력을 보여 주기 위해 이야기한 것일 뿐이지 기억할 필요는 전혀 없습니다.

피루브산이 미토콘드리아에 들어가서 산소 호흡을 하지 못하면 세포질 내에서 젖산으로 대사됩니다. 이 과정이 우리 몸에서의 발효입니다. 과도한 무산소 운동을 하면 근육 세포에 있던 산소가 고갈되는데 이런 상황에서 젖산이 쌓이는 것입니다. 근육에 젖산이 많이 쌓이면 근육의 신축력과 이완력이 저하되고 산성화됩니다. 우리는 이것을 근육 피로라고 합니다. 물론 근육 피로를 젖산의 원인만으로 설명하기는 어렵습니다.

미토콘드리아의 에너지 생성 과정을 간단히 살펴봤는데, 미토콘드리아는 우리 몸의 생명줄과 같다고 봅니다. 미토콘드리아는 에너지를 생산하는 기관이기 때문에 에너지 소모가 많은 근육 세포, 뇌세포, 간세포에 상당히 많은 양이 존재합니다. 간세포 하나에 1000개 이상의 미토콘드리아가 있다고 하니 세포 안에 미토콘드리아가 넘쳐난다고 볼 수 있습니다. 간이 거대한 화학 공장이니까 그 기본이 되는 미토콘드리아가 많이 존재하는 것은 당연합니다.

이렇게 많은 미토콘드리아에서 생성된 ATP 에너지를 사용함으로써 간이 우리 몸의 건강을 위해 열심히 일할 수 있는 것입니다.

우리의 간이 열심히 일하는 힘의 원천은 미토콘드리아이고, 미토콘드리아가 건강해야 간도 건강하다고 볼 수 있습니다.

미토콘드리아는 수십억 년 전에는 몸속에 존재하는 박테리아였다고 합니다. 한마디로 세균에 불과한 존재였습니다. 미토콘드리아는 우리 몸에서 기생하다 공생으로 진화하며 자연스레 세포 속으로 들어와 세포 소기관으로 정착한 것입니다. 미토콘드리아는 우리 몸에 에너지를 생산해 주고, 우리 몸은 미토콘드리아에게 터전과 영양분을 공급해 주는 공생의 관계가 된 것이죠. 세균은 모두가 나쁜 것이 아니라 우리 몸을 도와주는 공생의 관계에 있는 세균도 많습니다. 1000조가 넘는 세균이 우리 몸에서 밸런스를 맞추며 서로서로 공생하는 관계로 살아가는 것입니다.

미토콘드리아는 수십억 년을 진화하면서 우리 몸에 없어서는 안 될 중요한 세포 소기관으로 자리 잡았습니다. 미토콘드리아는 세포 소기관으로서 유일하게 자신만의 DNA를 갖고 있고, 단백질을 자체적으로 합성하는 리보솜을 갖고 있습니다. 자체적으로 세포 내에서 활발히 움직이고 분열과 융합을 함으로써 그 모습도 변형할 수 있다고 하니 영락없는 세균의 모습입니다. 우리 세포 속에서 살아 움직이는 세균이라고 해도 과언이 아닐 정도의 모습을 보이기 때문에 공생의 세균으로 봐도 무방할 듯합니다.

인간의 생명이 탄생하려면 정자와 난자가 만나는 수정 과정을 거칩니다. 정자의 운동으로 난자와 합쳐진 수정란은 세포 분열 과정을 거치는데, 미토콘드리아는 난자의 것만 유전된다고 합니다.

정자의 미토콘드리아는 정자의 편모를 움직이는 에너지를 만들어 내는 데 사용되고 장렬히 전사합니다. 한마디로 정자의 꼬리 부분에서 로켓 발사체의 추진 원료로 사용된 후 수정란에 합류하지 못하고 떨어져 나가는 것입니다.

미토콘드리아의 유전성만 본다면 인간은 모계 사회이고, 모계에서 유전적인 대가 이어진다고 볼 수 있습니다. 아들이 없으면 집안의 대가 끊기는 것이 아니라 딸이 없으면 대가 끊긴다고 보는 게 합리적일 것 같습니다. 미토콘드리아는 세포의 생존을 위한 필수 에너지를 생산하는 중요한 소기관인데, 모계로만 물려받는다는 것은 매우 중요한 이야기입니다.

미토콘드리아는 세포 내 에너지 생성 기관이기 때문에 각종 노화성 질환, 대사증후군 등의 질환과 밀접한 관련이 있습니다. 물론 미토콘드리아가 독립성이 있다고 했지만 세포의 상태나 세포핵의 통제와 지시에 따라서 움직이겠죠. 하지만 세포핵의 통제에 따른다고 해도 미토콘드리아의 유전적 특성은 살아 있기 때문에 중요하다고 볼 수 있습니다.

일단 미토콘드리아를 통해 봤을 때 우리 인간은 아버지보다 어머니를 더 닮을 수밖에 없습니다. 외모를 닮는다는 게 아니라 미토콘드리아와 관련된 기능과 질병은 어머니를 더 닮을 수밖에 없다는 것이죠. 미토콘드리아의 유전성으로 인해 아빠보다 엄마한테 좀 더 많은 정을 느끼는 게 아닐까 생각해 봅니다.

에너지 생산의 중심에 있는 미토콘드리아는 20대와 30대에 최고의 활동성을 보이며 우리 몸에 최고의 활력을 줍니다. 넘쳐나는 에너지로 인해 면역력도 최강을 유지하고 각종 대사와 해독 기능도 최강의 시스템을 유지하겠죠. 하지만 청년기를 지나 세월이 흐르면서 우리네 미토콘드리아도 그 기능이 서서히 떨어지고 신체 활력도 떨어집니다. 세월 앞에 장사가 없다고 하는데, 그 중심에 우리의 미토콘드리아가 있는 것이죠.

이렇게 해서 우리 몸의 양기도 떨어집니다. 청년기를 지나서 양기가 떨어지기 시작하면 우리 몸도 서서히 식어 가고 예전과 다르게 면역력도 떨어집니다. 이 시기가 오면 먹는 음식도 신경 써야 합니다. 음의 성질을 가진 음식물보다 양의 음식물 비중을 늘려야 합니다. 자기 체질에 맞는 영양제나 건강식품도 잘 선택해서 복용하면 건강의 밸런스를 유지하는 데 큰 도움이 됩니다. 소중한 미토콘드리아의 건강을 위해 영양제 1순위로 간장약, 2순위로 스피루리나를 추천하는 이유입니다. 여기에 자기 자신에 필요한 영양제를 추가하면 될 것 같습니다. 미토콘드리아는 인체 세포의 에너지 생산 공장이며 인체의 생명과 건강 유지에 직결된 아주 중요한 소기관입니다.

활성산소
이야기

세포 속 미토콘드리아는 우리 몸의 에너지원인 ATP를 생산하는 중요한 소기관입니다. 포도당을 비롯한 에너지원으로부터 산소를 이용하여 ATP 에너지를 만들어 내며, 최종적으로 이산화탄소와 물로 분해됩니다. 이렇게 에너지를 만드는 데 사용되는 산소의 일부가 불완전 연소되기도 하는데, 이렇게 불완전 연소되어 생기는 것이 바로 활성산소입니다. 우리 몸에서 불가피하게 불연소되는 현상인지, 아니면 우리 몸이 어떤 목적을 갖고 불연소시키는지는 생각해 볼 필요가 있습니다.

지구를 비롯한 여러 행성이 태양 주위를 돌듯이 전자는 원자핵을 중심으로 원소 주위를 회전합니다. 이처럼 원소의 최외곽에서 회전하는 전자를 최외곽전자라고 합니다. 산소와 탄소, 질소 같은 원소의 최외곽전자 수는 8을 유지해야만 안정적으로 유지될 수 있습니다.

탄소는 최외곽전자 수가 4이므로 4개의 전자가 더 필요하기 때문에 CH_4처럼 수소 4개에서 전자를 받아 이온결합을 하여 안정을 유지합니다. 산소는 최외곽전자 수가 6이므로 2개의 전자가 더 필요하기 때문에 H_2O처럼 수소 2개에서 전자를 받아 이온결합을 하여 안정을 유지합니다. 우리가 마시는 산소인 O_2는 산소 원소 간에 서로 2개의 전자쌍을 공유하는 공유결합을 통해 최외곽전자 8을 유지하여 안정을 이룹니다.

이러한 산소가 어떤 원인에 의해 불완전 연소됨으로써 최외각 전자 8이라는 균형이 무너지는 것입니다. 이것이 활성산소가 되는 것이죠. 활성산소는 아주 불안정한 물질이어서 반응이 순식간에 일어나고, 아주 강력한 산화제이기 때문에 주위를 순식간에 산화시켜 버립니다. 활성산소의 불안정하고 강력한 산화 작용은 세포막을 공격하여 세포를 파괴하고 유전자까지 공격하기 때문에 체내 독소라고 이야기하기도 합니다.

강력한 산화 작용은 피부를 노화시키고 각종 피부 질환을 야기합니다. 면역력과 혈관에 영향을 미치면 각종 대사증후군을 일으킬 수도 있고 암을 유발할 수도 있다고 합니다. 이러한 독소는 만성 피로감을 유발할 수도 있습니다.

활성산소가 과도하게 발생하면 우리 몸은 각종 항산화 효소를 분비하여 활성산소를 잡아들임으로써 우리 몸을 보호합니다. 활성산소를 잡아 주는 영양제가 항산화제라고 부르는 제품이며, 각종 비타민과 미네랄도 항산화 기능을 수행합니다.

하지만 활성산소는 체내 유해균이나 바이러스 같은 적들을 공격해서 우리 몸을 보호하는 기능을 하기도 합니다. 우리 몸에서 대표적인 방어 기능을 하는 백혈구 부대의 하나인 호중구는 활성산소를 무기로 이용해서 적들을 물리칩니다. 호중구의 무기가 바로 활성산소인데, 우리의 호중구가 활성산소와 함께 장렬히 전사하면 고름이 되는 것입니다.

또한 활성산소는 세포의 성장과 분화를 조절하기도 하고, 고장 난 세포를 파괴함으로써 우리 몸을 청소해 주는 순기능을 하기도 합니다. 우리가 소독약으로 쓰는 과산화수소는 H_2O_2로 이루어져 있으며 활성산소의 하나입니다. 빠르고 강력한 산화 작용으로 거품을 일으키며 살균 작용을 나타내는 것이죠.

활성산소는 강력한 산화 작용으로 비정상 세포를 처리하여 체내 세포를 건강하게 만드는 순기능도 있는 것입니다.

우리 몸의 면역 관점에서 본다면 활성산소가 면역력을 향상시키기도 하는 것입니다. 과도한 활성산소는 면역력을 떨어뜨리지만 적당한 활성산소는 면역력을 향상시키기도 하는 것이죠. 또한 신경 전달 물질이 세포에 전달되면 세포 내에서 활성산소가 일시적으로 증가하는데, 세포 내에서 활성산소가 신호 전달 물질로 작용하는 것이라고 합니다. 이렇게 세포 외부 전령으로부터 전달된 신호는 활성산소에 의해 세포의 성장과 분화를 촉진하는 효소에 전달됩니다. 세포 외부로부터 신호를 전달받은 이 효소는 종양 억제 인자로서 암 발생을 억제한다고 알려져 있습니다.

이렇게 여러 주장을 곁들여 전문가의 의견을 종합해 보면 활성산소는 암을 일으키기도 하고 암을 억제하기도 합니다. "우리 몸이 적들을 방어하기 위해 스스로 만든 순기능의 활성산소는 좋은 것이고, 에너지 대사 과정에서 의도치 않게 불완전 연소로 생긴 역기능의 활성산소는 나쁜 것이다."라고 정리할 수 있습니다.

활성산소를 봐도 밸런스가 얼마나 중요한지 다시 한 번 실감합니다. 나쁘다고 해서 모든 것이 나쁜 건 아닙니다. 뭐니 뭐니 해도 밸런스죠. 돈보다 밸런스가 중요합니다. 과도한 활성산소는 우리 몸을 공격해 손상을 주지만, 적당한 활성산소는 내부와 외부 적들의 공격으로부터 우리 몸을 보호하는 기능을 합니다.

우리 인생에서 혈기 왕성한 청춘 시절은 누구나 맞이합니다. 이 시기에는 몸에 양기가 넘쳐나서 과잉의 활성산소가 잘 생기지 않는다고 봅니다. 에너지 공장이 쌩쌩 잘 돌아가기 때문에 불완전 연소는 거의 생기지 않는다고 보는 것이죠. 혹시 과잉으로 활성산소가 생기더라도 우리 몸의 양기가 금방 중화시키니까 역시나 청춘의 힘은 강한 것입니다.

이런 청춘의 시기에 고농도로 함유된 항산화 영양제를 먹는다면 우리 몸을 보호하는 순기능의 활성산소를 감소시키는 결과를 가져올 수도 있습니다. 청춘의 시기에는 고농도 항산화 제품을 피하는 것이 오히려 몸을 보호하는 길이라고 생각합니다.

이 청춘의 시기를 지나고 세월이 흐르면 몸의 양기가 떨어집니다. 당연히 미토콘드리아의 활력도 떨어집니다. 그러면 에너지 대사 과정에서 자연스레 산소의 불완전 연소가 늘어나고 활성산소의 양도 증가합니다. 슬픈 현실이지만 어쩔 수 없는 일이죠. 이 시기가 오면 항산화 영양제를 복용하여 역기능을 가진 과잉의 활성산소를 중화시킬 필요가 있습니다.

모든 영양제가 그런 것은 아니지만 우리가 먹는 영양제도 나이나 몸 상태에 따라서 적절히 잘 선택해야 합니다. 다른 사람들이 좋다고 해서 나에게도 좋은 것은 아니니까요. 활성산소는 순기능의 아군이 되기도 하고 역기능의 적군이 되기도 합니다.

젖산
이야기

포도당이 대사되는 과정에서 무산소 호흡을 하면 젖산이 축적됩니다. 이런 무산소 호흡은 과도한 운동이나 스트레스로 인해 증가할 수 있는데, 젖산은 흔히들 피로 유발 물질이라고 합니다. 젖산이 몸속에 쌓이면 몸이 산성화되고 무겁게 느껴져서 피로감과 근육 피로감을 유발합니다.

젖산은 포도당의 대사 산물로 생기는 것입니다. 젖산의 생애 주기를 살펴보겠습니다. 몸속 세포에서 생성된 젖산이 세포 속에 쌓이면 세포를 파괴하고 염증을 유발할 수 있습니다. 그렇기 때문에 세포에서 생성된 젖산은 세포 밖으로 끄집어내어 혈액 속으로 보내는 것입니다. 혈액을 타고 들어온 젖산은 간으로 흘러가며, 여기서도 간의 작용으로 새롭게 태어납니다.

간에 들어온 젖산은 포도당의 대사 작용인 해당 작용과는 반대 방향으로 대사되는 과정을 거치는데, 우리의 간이 수행하는 것입니다. 간에서 젖산은 젖산→피루브산→포도당으로 재합성되어 말끔히 처리됩니다. 이렇게 재합성되는 과정에서 우리의 소중한 에너지원인 ATP가 사용되는 것이죠.

합성된 포도당은 다시 혈액으로 보내집니다. 이 포도당은 근육 세포나 일반 세포로 가서 세포의 에너지원으로 사용되고 다시 젖산이 생성되면 간으로 보내집니다. 이런 일련의 순환 과정을 코리 회로(Cori cycle)라고 부릅니다. 이렇게 해서 포도당과 젖산은 돌고 도는 것입니다.

당뇨가 있거나 간 기능이 좋지 않으면 코리회로의 작동이 어려워집니다. 간 기능이 나쁘거나 당뇨가 있으면 당연히 신체의 피로도가 높아지며, 여기서도 간이 아주 중요한 역할을 합니다. 만성적으로 피곤하면 간 기능을 의심하는데, 젖산 하나만 살펴봐도 어느 정도 설명됩니다.

보통 스트레스를 받거나 운동을 무리하게 하면 발생하는 것이 젖산인데, 이외에도 젖산이 축적되는 과정이 있습니다. 바로 암세포입니다. 암 조직 세포에서는 아주 많은 양의 젖산이 발견되는데 당연한 결과입니다. 암세포는 무산소 환경에서 먹잇감으로 포도당을 주로 이용합니다. 포도당의 무산소 대사 산물이 젖산이므로 많을 수밖에 없겠죠. 우리의 간이 몸에 독소로 작용할 수 있는 포도당 대사물인 젖산을 이처럼 깔끔하게 처리해 줍니다.

산성이 강한 젖산이 제때 처리되지 못하고 몸속에 쌓이면 우리 몸 세포를 파괴하고 염증을 일으킵니다. 이런 현상이 지속적으로 일어나면 만성 염증이 생기는 것이고, 이런 만성 염증은 세포를 파괴하고 세포의 섬유화를 야기합니다.

세포의 섬유화는 피부에 큰 상처를 입으면 흉터(scar)가 생기는 것과 비슷합니다. 몸속에서 다양한 기능을 하는 여러 장기의 세포가 손상을 입고 섬유화된다는 것은 딱딱해진다는 의미입니다. 간에서 섬유화되는 과정이 간경변(간경화)입니다. 간경변이 계속 진행되면 암세포로 진행되는데, 결국 젖산도 암을 유발할 수 있다는 것입니다.

대부분의 전문가는 염증이 나쁘다고 이야기합니다. 방금 이야기한 염증도 결국은 나쁘게 흘러가는 거니까 그렇다고 볼 수 있겠죠. 근데 모든 염증이 나쁜 것일까요? 저는 염증도 두 부류여서 좋은 염증과 나쁜 염증으로 나뉜다고 생각합니다.

좋은 염증은 우리 몸의 면역력이 주도하고 공격하는 염증이며, 양기가 충만해서 생기는 염증으로 볼 수 있습니다. 우리 몸을 방어하기 위해 면역 부대가 몸속의 독소나 나쁜 세균에 맞서 공격적으로 싸우느라 일으키는 염증은 좋은 것입니다. 나쁜 염증은 외부 세력이 주도하고 공격해서 생기는 염증이며, 우리 몸의 양기가 떨어져서 생기는 염증입니다. 우리의 면역 시스템이 저하되어 몸속의 독소나 나쁜 세균이 증식해서 우리 몸을 공격하느라 생기는 염증은 나쁜 것이겠죠.

좋은 염증은 우리의 면역 부대가 성곽 밖으로 출동해서 외부 세력과 싸우는 능동적이고 공격적인 전쟁이라면, 나쁜 염증은 외부의 나쁜 세력이 성곽 안으로 들어와서 싸우는 수동적이고 방어적인 전쟁이라 할 수 있습니다.

나쁜 염증은 어떤 것이 있을까요? 우리 몸의 노폐물과 독소, 여러 미생물 등이 주도적으로 일으키는 것은 나쁜 염증으로 볼 수 있습니다. 이런 염증이 만성 염증이겠죠. 위염, 관절염, 대장염, 간염, 암 등의 만성질환이 해당됩니다.

그럼 좋은 염증은 어떤 것이 있을까요? 여드름도 좋은 염증이고 다래끼도 좋은 염증이라고 봅니다. 양기가 상승해서 생기기 때문에 좋은 염증입니다. 양기가 떨어지면 여드름도 다래끼도 생기지 않습니다. 아토피는 우리 몸의 면역 과잉 반응으로 생기는 것인데, 좋고 나쁨을 판단하기는 어렵습니다. 감기나 독감에 걸리면 열이 나고 근육통이 생기는데, 우리 몸이 바이러스를 물리치는 과정에서 생기는 염증이기 때문에 좋은 염증입니다.

근데 이러한 과정을 겪으면서 건강하게 회복하면 문제가 되지 않지만, 우리 면역 부대의 힘이 부족하여 전투에서 밀리는 경우가 있습니다. 전투에서 밀리면 폐렴이나 기타 염증으로 진행되어 나쁜 염증으로 갈 수도 있습니다. 면역이 이렇게 중요합니다.

만성질환이 치료되는 과정에서 생기는 염증도 좋은 것이라 봅니다. 간염, 간경변 치료 과정에서 일정 기간 지속되는 염증이라든지, 암세포가 파괴되는 과정에서 생기는 염증은 좋은 것이라 볼 수 있습니다. 그런데 우리는 간염, 간경변, 암 등의 질환이 완치되는 과정을 겪어 보지 못하기 때문에 좋은 염증인지 나쁜 염증인지 분간하기가 힘들 수 있습니다.

간염에서 항체가 생기고 치료되는 과정에서 몸살 발열과 같은 염증 증상이 나타나기도 하고 상복부 통증이 올 수도 있습니다. 우리 몸의 염증 수치도 올라갈 수 있습니다. 이런 현상들은 좋은 염증입니다. 만성 B형간염 보균자에게 항체가 생성된다고 하면 아무도 믿지 않습니다. 전문가들도 평생 바이러스와 함께 살아야 한다고 이야기합니다.

간세포를 재생하고 미토콘드리아를 재생함으로써 간에 강력한 힘을 만들어 주면 몸에서 활개를 치던 바이러스는 박멸되고 항체가 생기는 것입니다. 간이라는 거대한 화학 공장에 전기와 인원을 공급해 주면 아주 잘 돌아가고 질 좋은 면역 관련 제품도 많이 생산합니다. 간이라는 큰 성곽에 군사와 무기를 잘 공급해 주면 그 누구도 넘보지 못하는 강력한 철의 요새가 되는 것이죠. 간이 강력해지면 면역력은 그냥 따라오는 것입니다.

간세포를 재생해서 간을 강하게 만들고, 간이라는 화학 공장에 전기와 인원을 공급해 주고, 간이라는 성곽에 군사와 무기를 공급해 주는 것이 뭘까요? 바로 간장약입니다. 생각한 대로 결과가 적중했기 때문에 간염 항체가 생기는 것이죠. 면역력이 강력해지면 무서울 게 없습니다. 면역력이 강해지는 과정에서 내부, 외부 적들과의 전투는 필연적으로 생깁니다.

이러한 전투가 염증인데, 우리 몸의 면역력 상승으로 인해 우리 몸이 만성질환을 물리치는 과정에서 생기는 염증은 당연히 좋은 것입니다. 암세포와의 전쟁에서 암세포가 파괴되고 처리되는 과정에서 필연적으로 전투가 벌어집니다. 이런 전투는 좋은 염증인 것입니다. 면역력이 상승해서 우리의 면역 부대가 강해지면 암세포와 큰 전투를 벌이고, 면역 부대가 주도하는 전투는 승리할 수밖에 없습니다. 우리의 면역 부대가 주도적으로 이끄는 염증, 어떤 질환이 치료되는 과정에서 생기는 염증은 좋은 염증입니다.

면역 부대가 주도적으로 이끄는, 어떤 질환이 치료되는 전투에서 승리하려면 무엇보다도 군사력이 중요하겠죠. 그래서 면역력이 중요합니다. 역사적으로 이야기해 본다면 우리 한반도가 쑥대밭이 되어 버린 임진왜란 같은 경우가 아주 나쁜 만성 염증이라고 봅니다. 경술국치와 같이 나라를 통째로 빼앗긴 일제강점기는 나쁜 염증을 떠나서 한반도 전체에 암 조직이 퍼진 상태라 볼 수도 있습니다. 하지만 지속적인 독립운동과 항일 투쟁으로 독립을 하고 새로운 나라를 세우게 됩니다.

우리 몸도 이렇게 회복할 수 있습니다. 비록 외세의 도움으로 나라를 되찾았다고 하지만 나쁜 것은 아니죠. 우리도 치료약이라는 외부의 도움을 받아서 암을 떨쳐 내고 건강한 몸을 되찾는다면 얼마나 행복한 일일까요? 사랑하는 우리의 우주님은 이미 치료약을 이 지구상에 내려 주었습니다. 우주님이 내려 준 그 치료약을 찾는 것이 우리 인간의 임무가 아닐까 합니다. 찾아라! 그러면 보일 것이다!!

혈액
이야기 ❷

인체 순환계에서 1차로 그 기능을 수행하는 것이 혈액순환계입니다. 혈액은 생명 유지에 필요한 다양한 물질과 함께 인체에 해로운 노폐물도 함유하고 있습니다. 혈액은 평균적으로 체중의 8퍼센트를 차지하는데, 체중이 65kg이라고 가정하면 체내 혈액의 양은 5리터 정도 됩니다. 이 5리터의 혈액이 온몸 구석구석을 돌아다니며 세포에게 다양한 영양 물질을 전달하고 세포에서 생성된 각종 노폐물을 수거하는 것입니다.

혈액순환계에서 가장 큰 역할을 하는 장기가 심장이라는 건 삼척동자도 아는 사실입니다. 심장이 힘차게 박동하면 혈액이 펌프질되며 순환을 시작합니다. 이렇게 시작된 혈액은 1분 내에 심장으로 돌아옵니다. 모세혈관에서 혈액순환이 더디어지는 것을 고려한다면 동맥의 순환 속도는 엄청난 편입니다. 혈액순환은 고속도로에서 쌩쌩 달리는 승용차에 비유할 수 있습니다. 그만큼 우리의 생명 활동에 혈액이 중요한 것입니다.

1분에 박동하는 심장의 맥박 수는 보통 70 정도입니다. 한 번 맥박이 뛸 때 출력되는 혈액량을 70ml로 본다면 1분에 5리터가 출력됩니다. 대충의 계산으로도 혈액이 온몸을 돌아서 심장으로 돌아오는 데 1분 정도 걸린다는 걸 확인할 수 있습니다.

이런 혈액순환에서 간도 빼놓을 수 없습니다. 1분당 1.5~2리터의 혈액이 들어온다고 하는데 엄청난 양입니다. 신체의 혈액량이 5리터라고 가정한다면 3분 내에 모든 혈액이 간으로 들어와서 정화됩니다. 그만큼 해독 시스템이 체계적으로 잘 갖춰져 있다는 것입니다.

심장이 1분당 5리터의 혈액을 출력하고, 간이 1분당 1.5~2리터의 혈액을 흡수하는 것으로 판단해 본다면 간이 전체 혈액의 30퍼센트를 머금고 있습니다. 3분 내에 신체의 모든 혈액이 간으로 들어오고, 전체 혈액의 30퍼센트를 간이 머금고 있다는 것은 간의 역할이 아주 중요하다는 걸 보여 줍니다.

간은 댐과 습지 같은 역할을 하면서 스펀지처럼 혈액을 머금었다가 방출하는 시스템을 작동함으로써 혈액량을 조절합니다. 혈액 내의 포도당 수치가 올라가면 인슐린의 신호를 받아 포도당을 글루코겐으로 저장하는 시스템을 작동함으로써 혈당을 조절합니다. 혈압, 당뇨의 조절에서 간이 아주 큰 역할을 하는 것인데, 간이 수행하는 이런 소중한 기능을 간과하고 다른 원인만 찾습니다.

혈액에는 다양한 영양소뿐만 아니라 각종 독소, 유해균, 바이러스, 신진대사 노폐물 등도 함께 들어 있습니다. 유해 물질이 혈액 속에 오래 머물면 다른 장기와 기관으로 들어가 세포를 파괴하고 각종 염증을 일으킵니다. 이러한 피해를 방지하기 위해 우리 인체 시스템은 3분 내에 모든 혈액을 간으로 보냄으로써 여러 가지 독성 물질을 중화하여 건강을 유지합니다. 우리 인체에서 일어나는 쿠데타를 3분 내에 진압해 간으로 보냄으로써 인체 시스템을 건강하게 유지하는 것입니다.

하지만 쿠데타를 일으킨 유해 물질을 간에서 해독하지 못하면 문제가 발생할 수밖에 없습니다. 혈액순환이 잘되어도 간이 건강하지 않으면 아무 소용이 없습니다. 그런데 간이 건강하지 않으면 혈액 내 독소와 노폐물이 제거될 리가 없기 때문에 간이 건강하지 않으면 혈액순환이 잘될 수가 없겠죠. 혈액을 관장하는 장기가 간이므로 간과 혈액을 분리해서 생각할 수는 없는 일입니다. 간과 혈액의 건강은 하나라고 봐야 합니다.

간에는 수많은 림프구, NK세포 등의 면역 부대가 주둔하고, 쿠퍼세포라는 탐식 작용을 하는 면역세포가 주둔해서 해독 작용을 담당합니다. 스펀지처럼 혈액을 빨아들인 간세포도 해독 작용을 가진 면역세포로 작용해서 인체의 혈액을 깨끗하게 정화합니다.

간은 우리 몸에서 정수기 필터, 공기정화기 필터 같은 역할을 수행함으로써 혈액을 깨끗하게 만드는 혈액의 필터입니다. 신장은 혈액을 수동적으로 걸러 주는 필터라고 보면, 간은 아주 능동적으로 독소를 제거하는 필터입니다. 간은 인간의 몸에서 치밀한 필터 같은 존재로서 혈액을 정화하는 데 아주 중요한 기능을 수행하는 장기입니다. 간은 인체의 건강 시스템에 큰 영향을 미치는 장기이며, 간의 건강이 인체 시스템 전체의 건강이라 해도 과언이 아닙니다. 간의 건강이 인간의 건강이라 할 수 있습니다.

혈액
이야기 ③

우리가 삶을 살아가면서 가장 중요하게 생각하는 것이 건강입니다. 건강을 잃으면 모든 것을 잃는 셈이죠. 돈, 명예, 그 어떤 재물을 가지고 있다 하더라도 건강이 무너지면 모든 것이 한낱 쓸모없는 허상에 불과합니다. 인간사에서 건강이 가장 중요하다고 강조하는 이유입니다.

하지만 현실 생활에서는 이 사실을 잊은 채 살아갑니다. 먹고 싶은 것만 잔뜩 먹습니다. 몸에 좋다는 음식은 제대로 먹지 않고 해롭다는 음식만 골라 먹습니다. 청개구리보다 못한 행동이죠. 요람에서 무덤까지 가는 과정에서 건강하고 활기찬 삶을 유지하는 것은 인간 누구나 바라는 목표입니다.

과연 건강이 무엇일까요? 우리 인체는 수십조의 세포로 이루어진 유기 생명체입니다. 건강한 생활을 유지하려면 그 무엇보다 세포가 건강해야 합니다. 몸을 구성하는 세포 하나하나가 본연의 임무를 잘 수행하고 건강한 상태를 유지하면 우리 인체는 건강할 수밖에 없습니다.

세포는 혈액에서 각종 영양소를 공급받아 기본 에너지 대사를 비롯한 각종 신진대사 작용을 함으로써 건강을 유지합니다. 아울러 신진대사 작용의 산물인 노폐물과 각종 독소를 세포 밖으로 배출함으로써 세포가 한층 더 건강한 상태를 유지할 수 있습니다. 세포로 다양한 영양소가 공급되고 세포에서 생성된 노폐물과 독소가 잘 제거되면 세포는 아주 건강하게 그 기능을 유지하는 것입니다.

세포에 각종 영양소를 공급하는 기관은 혈액입니다. 세포에서 생성된 각종 노폐물과 독소를 제거하는 기관이 혈액과 림프액입니다. 건강한 세포를 유지하려면 건강한 혈액이 기본입니다. 세포의 건강은 혈액의 건강에서 나옵니다. 다양한 영양소가 골고루 들어 있고 잉여의 노폐물과 독소는 없는 깨끗한 혈액이 건강한 혈액입니다.

각종 노폐물과 독소, 잉여의 영양소가 가득하고 용존 산소량이 떨어진 혈액은 탁한 혈액으로 건강을 잃은 혈액입니다. 세포가 건강하려면 혈액의 건강이 필수 조건인데, 우리 인간은 혈액을 탁하게 만드는 음식만 탐하는 게 현실입니다. 제대로 된 한식만 즐겨 먹어도 우리 몸은 쉽게 산성화되지 않고 혈액도 한층 더 건강하게 유지할 수 있습니다. 한국에 태어난 것이 고마울 따름입니다.

세포의 건강은 혈액의 건강입니다. 그럼 음식을 제외하고 혈액의 건강을 위해 무엇이 필요할까요? 바로 간의 건강입니다. 간이 건강해야 혈액이 건강한 상태를 유지할 수 있습니다. 혈액의 건강은 간의 건강이고, 간의 건강이 혈액의 건강입니다.

인체의 모든 혈액이 3분 내에 간으로 들어와 간의 필터 작용으로 깨끗하게 정화되어 다시 온몸을 순환합니다. 혈액의 건강에는 간의 정화 기능이 필수이기 때문에 혈액의 건강은 간의 건강과 직결된다는 것을 알 수 있습니다.

간은 혈액뿐만 아니라 인체의 시스템에서 건강과 관련된 대부분을 차지할 정도로 중요한 장기입니다. 그 기능이 500가지가 넘게 밝혀졌는데, 아직 밝혀지지 않은 기능도 많다고 본다면 간이 하는 역할은 어마어마합니다.

간이 이렇게 중요한 장기이기 때문에 검사를 통해 이상 유무를 확인해야 합니다. 간 검사는 혈액 검사와 초음파 검사가 기본입니다. 혈액 검사 결과를 확인할 때 간과 관련된 항목이 많은데 대표적으로 GOT, GPT, ALP 수치를 많이 확인합니다. 이 수치를 포함해서 간의 수치가 정상으로 나오면 간이 아주 건강하다고 이야기합니다.

간 수치가 정상으로 나와서 나쁠 것은 없지만 간이 건강하다고 좋아할 일은 아닙니다. 3가지 대표적인 간 수치는 간세포에 포함된 효소의 양을 혈액에서 채취한 결과물입니다. 간세포가 파괴되는 과정에서 세포 속에 있던 효소가 혈액에 방출되는데 그 효소 검사가 GOT, GPT, ALP입니다.

체내 세포는 주기적으로 파괴되고 재생됩니다. 재생 주기는 인체의 장기와 조직에 따라서 달라지는데, 간세포는 평균 3~6개월 주기로 파괴와 재생을 반복합니다. 간세포가 주기적으로 파괴되는 과정에서 혈액으로 방출된 간세포의 효소 농도가 정상 범위 내의 수치로 나오는 것입니다. 간염에 걸렸거나 간에 특정 질환이 있다면 간세포가 파괴되는 양이 많아지고 효소 농도도 올라가니 간 수치도 올라가는 것이죠.

간 수치가 정상으로 나온다고 해서 간세포가 건강하다고 볼 수 없는 것은 간 수치가 간세포의 건강과는 아무런 연관이 없기 때문입니다. 간에 염증이나 특정 질환이 없다고 해서 간세포가 건강하게 일을 잘한다고 볼 수 없다는 것입니다.

간세포의 일하는 능률은 제각각 다 다릅니다. 간세포의 일하는 능률은 세포마다 다르고 사람마다 다릅니다. 간세포의 능률은 떨어졌는데 세포 파괴도를 보는 간 수치가 정상이라고 좋아할 일은 아니라는 것이죠. 그래서 간 수치가 지극히 정상적으로 나왔는데도 불구하고 피로와 근육통 등을 호소하는 사람이 많은 것입니다.

세포도 하나의 생명입니다. 제 기능을 한다고 해도 일하는 능률이 떨어지면 간 전체로 봤을 때 엄청난 손실입니다. 간세포 하나하나의 능률이 10퍼센트 오르면 간 전체로 볼 때 엄청난 능률이 오르는 것이며, 간의 면역력이 엄청나게 올라갑니다. 비효율적으로 일하는 간의 능률을 올려 주는 것이 바로 간장약입니다. 간 수치가 정상이더라도 간장약을 추천하는 이유죠.

간장약은 간이라는 군부대에 군사와 무기를 공급해 주는 역할을 한다고 봅니다. 군사와 무기가 제대로 공급되면 전투력 상승은 기본으로 따라옵니다. 간이라는 거대한 화학 공장에 전기와 인력을 공급해 주는 것이 간장약이라 볼 수도 있습니다. 전기와 인력만 제대로 공급해 주면 그 공장은 아주 잘 돌아갈 것입니다.

간의 일하는 능률을 올려 주면 그만큼 혈액의 정화 능력도 올라가는 것이고, 혈액이 잘 정화되면 체내 세포도 건강을 유지할 수 있습니다. 간의 능률이 올라가고 간세포의 재생이 잘 이루어지면 대사, 해독, 면역에 관한 능률도 올라갈 수밖에 없어서 우리 몸은 건강하게 유지될 수 있습니다.

대부분의 사람들이 비싼 영양제, 광고 영양제가 건강을 다 지켜 줄 것처럼 믿고 선택합니다. 우리는 그러지 말아야죠. 혈액과 간의 건강을 위해 간장약+스피루리나+죽염, 이렇게만 섭취해도 우리 몸의 건강 밸런스를 유지할 수 있습니다.

종합해서 정리하면, 간장약에 함유된 간장 추출물, 비타민, 미네랄, 인지질과 항산화제, 효모+알칼리성 스피루리나에 함유된 각종 필수지방산, 효소, 비타민, 미네랄, 항산화제+알칼리성 죽염에 함유된 소금과 다양한 미네랄이 어우러진다면 가장 건강한 인체 영양제라고 볼 수 있습니다.

세포의 건강, 혈액의 건강, 간의 건강이 우리 인체 시스템의 건강에 얼마나 중요한지 알아봤습니다. 몇 십만 원, 몇 백만 원짜리 영양제를 먹는다고 건강해지는 것은 아닙니다. 제대로 알고 제대로 몸에 도움이 되는 영양제를 선택해야 우리 몸이 건강해지는 것입니다. 세포의 건강은 혈액의 건강, 혈액의 건강은 간의 건강, 간의 건강은 우리가 섭취하는 음식과 간장약, 영양제의 선택에 달려 있다고 봅니다.

영화 대사로 마무리하겠습니다. Is it us moving to the world or the world running passed us?(세상이 우리를 지나치는 걸까, 우리가 세상을 지나가는 걸까?)

림프
이야기

인체는 혈액순환계를 바탕으로 각종 영양소를 공급받아 세포의 신진대사 기능을 영위함으로써 건강을 유지해 갑니다. 영양소와 산소를 공급받은 세포는 1차로 해당 작용 그리고 산화적 인산화 과정을 거치면서 인체의 에너지원인 ATP를 생산합니다. 이 ATP 에너지원을 이용하여 각종 신진대사 기능을 수행함으로써 인체 세포는 활력 있는 건강한 생명 활동을 합니다.

이런 영양소와 산소는 동맥을 거쳐 최종적으로 모세혈관에 도달하는데, 곧장 세포로 공급되는 것이 아니라 세포간질액을 거칩니다. 세포간질액은 세포 사이에 존재하는 액체 성분으로 세포에 영양소를 공급하고 세포로부터 노폐물을 받아들이는 장소가 됩니다. 우리가 거주하는 주택으로 비유하자면 차가 들어가는 길이 모세혈관이고, 차가 들어갈 수 없는 골목길이 세포간질액입니다.

세포를 둘러싼 세포의 환경이 세포간질액인데, 이 세포간질액의 건강 상태에 따라 인체 세포의 건강 상태가 달라지는 것은 당연한 이치입니다. 세포 내에서 생명 활동을 위해 다양한 신진대사 기능이 이루어지면 그로 인해 노폐물이 발생하고, 그 노폐물이 세포간질액으로 방출됩니다.

세포간질액의 노폐물은 모세혈관으로 흡수되어 혈류를 타고 간으로 옮겨져 대사 처리되기도 하지만, 그렇게 처리하기에는 역부족입니다. 세포 내에서 발생하는 노폐물과 독소의 양은 어마어마합니다. 이 쓰레기들이 세포간질액에 정체되면 세포는 고립됩니다. 고립된 세포는 결국 건강한 생명 활동을 할 수 없고, 이런 상태가 지속되면 여러 가지 질환이 발생합니다. 세포간질액에 방출되는 노폐물을 따로 처리하는 기관이 있어야 건강을 유지할 수 있는데, 이것을 처리해 주는 기관이 바로 림프(lymph)입니다.

림프기관을 보통 지하수에 비유합니다. 유유히 흐르는 한강을 혈액순환계로 본다면 한강 아래로 스며든 지하수를 림프순환계로 볼 수 있습니다. 이 지하수가 정체되거나 건강하지 못하면 한강은 맑고 깨끗하게 유지될 수 없고, 물고기를 비롯한 생명체도 건강한 상태를 유지할 수 없습니다.

림프기관은 세포로부터 발생된 세포간질액의 쓰레기를 수거해서 처리하는 쓰레기처리장이자 하수처리장이라 할 수도 있습니다. 이렇게 수거된 쓰레기는 하수처리장으로 보내져 처리되는데, 하수처리장으로 가는 하수관은 림프관, 하수처리장은 림프절(임파선)로 비유할 수 있습니다.

림프절은 목, 겨드랑이, 사타구니에 가장 많이 분포되어 있습니다. 하수처리장이 주택 단지와 떨어져 있듯이 림프절도 가장 한적한 곳에 많이 분포되어 있습니다. 많은 활동을 하는 여러 장기와 어느 정도 떨어진 조용한 부위에 하수처리장인 특수 부대를 배치한 것입니다. 우리 우주님의 설계에 다시 한 번 감탄합니다.

큰 주머니 모양의 림프절에서 각종 노폐물과 독소, 세균, 바이러스 등을 처리함으로써 인체는 깨끗이 정화되는 것이죠. 하수처리장이 잘 돌아가면 인체 건강도 잘 돌아가는 것이기 때문에 건강에서 림프기관의 역할이 아주 중요합니다.

림프는 95퍼센트 이상이 림프구 세포로 이루어져 있습니다. 백혈구 중에서 특수 부대인 림프구가 대부분을 차지하기 때문에 림프기관이라고 부릅니다. 간에서 제대로 처리되지 못한 혈액 내의 세균, 바이러스, 독소와 세포 노폐물 등을 림프절로 끌고 와서 처리하는 것이 림프기관입니다. 림프절은 림프구 부대원들이 활동하는 특수 부대 주둔지이며, 혈액 시스템에서 처리되지 못한 온갖 쓰레기와 노폐물을 처리하는 하수처리장입니다.

체중 65kg 성인의 혈액량은 5리터 정도 됩니다. 그럼 림프기관을 순환하는 림프액의 양은 얼마나 될까요? 지하수로 표현할 만큼 체내 구석구석에 스며든 림프액을 정확하게 수치로 나타내는 게 쉬운 일은 아니겠죠. 혈액의 2배 정도 되는 림프액이 순환한다고 합니다. 혈액이 5리터라면 림프액은 10리터 정도 순환하는 것입니다. 림프액이 혈액보다 2배나 많다는 것은 체내의 쓰레기 처리가 인체 건강에 얼마나 중요한가를 방증합니다.

인체 세포는 파괴와 재생을 주기적으로 반복하는데, 조직이나 장기에 따라서 그 재생 주기가 다르지만 하루에 3000억 개의 세포가 파괴됩니다. 신진대사 노폐물, 각종 독소, 세균, 바이러스 등의 미생물도 처리하고, 3000억 개의 세포 잔해물까지 처리하는 것이 림프기관입니다.

이 림프기관의 처리 능력 이상으로 쓰레기가 발생하면 림프기관의 폐색과 염증이 발생하고, 하수관 막힘으로 인해 하수관이 역류합니다. 림프기관으로 들어가 처리되지 못한 쓰레기는 혈액을 순환하며 혈액을 탁하게 만들고, 각종 장기와 조직에 영향을 미칩니다.

림프순환계가 정체되면 간 기능에 과부하가 걸리고 그 여파가 간을 비롯한 혈액순환계에 고스란히 전달되어 인체를 병들게 만드는 것입니다. 혈액의 건강은 간의 건강이고, 간의 건강은 혈액의 건강입니다. 엄밀히 말하면 간의 건강은 혈액의 건강, 혈액의 건강은 림프의 건강, 림프의 건강은 간과 혈액의 건강이라고 할 수 있습니다.

림프순환계는 혈액순환계와 달리 심장 같은 박동 기관이 없습니다. 말 그대로 지하수처럼 조용히 흐르며 천천히 순환합니다. 림프관에는 림프액이 역류되지 않도록 림프관을 이루는 세포들이 주름진 형태로 판막을 형성하고 있는데 정맥의 판막 기능과 유사합니다. 림프계는 신진대사 노폐물, 각종 독소, 세균, 바이러스 등의 미생물, 3000억 개의 세포 잔해물까지 처리한다고 했는데, 인체는 이것을 충분히 처리하도록 설계되어 있습니다.

하지만 우리 인간은 쾌락과 편리함을 앞세워 노폐물 처리 능력에 과부하가 걸리게 합니다. 과다한 정제 탄수화물, 잉여의 단백질, 각종 화학 첨가제(화학 조미료, 감미제, 액상과당, 인공 색소, 정제염, 인공 향료 등), 약물, 중금속 등으로 과부하가 걸립니다. 결국 림프 순환 장애가 생기고, 혈액이 탁해지고, 간 기능에 과부하가 걸리면서 오장육부 모든 인체에 영향을 미칩니다. 하수관이 역류해서 온 집 안이 오물로 넘치는 셈입니다.

음식이 약이라는 말이 있습니다. 우리가 먹는 음식이 우리의 건강 상태를 좌우하는 아주 중요한 1차 요소인 것입니다. 림프에 문제가 생겨 림프순환계가 정체되면 세포간질액에 노폐물이 쌓이고, 이것이 지속되면 이런 환경에 노출된 세포는 정상적인 생명 활동이 어려워집니다.

세포를 둘러싼 환경이 노폐물로 가득하면 세포로 산소를 공급하기 어려워지고, 결국 미토콘드리아의 산화적 인산화 과정에서 불연소 반응이 일어납니다. 산소를 이용한 ATP 생산 과정에서 불연소 반응이 많이 일어나면 과도한 활성산소가 생기고, 이것은 세포 파괴와 염증을 유발합니다. 몸이 여기저기 아프기 시작하는 것이죠. 이 상태가 지속적으로 진행되면 체질적으로 약한 장기나 조직에 질환이 발생할 수밖에 없습니다.

세포를 둘러싼 환경이 더 악화되어 폐색 현상이 지속적으로 이어지면 산소를 공급받지 못한 세포는 세포자멸사 프로그램에 의해 자멸사되어 파괴됩니다. 하지만 산소 결핍 환경을 이겨 내고 극복함으로써 산소가 필요 없는 무산소 호흡인 혐기성 호흡만으로 생존하는 세포가 생겨나기 마련입니다. 정상적인 인체도 하루에 수천 개에서 수만 개의 암세포가 생긴다는 사실은 이미 알려져 있습니다.

산소가 필요 없는 혐기성 호흡인 해당 작용만으로 생존에 성공한 세포는 우리 백혈구 부대의 공격으로 제압되기 때문에 건강한 몸을 유지합니다. 하지만 폐색이 지속적으로 이어지면 백혈구에 제압되지 못한 암세포가 조직에서 자리 잡고 증식해 나갑니다. 이 암세포가 커져서 우리의 의료 레이더에 포착되면 암이라고 부르는 것입니다.

암은 유전자 질환이라고 정의한 것이 현대의학입니다. 정확히 분석하면 유전자 질환이 아니라 대사 질환이라고 보는데, 많은 전문가가 대사 질환이라고 주장합니다. 암이 유전 질환이 아니라 대사 질환이기 때문에 암을 근본적으로 치료할 수 있다고 믿는 것이며, 반드시 치료할 수 있는 질환이라고 생각하는 것입니다. 엄밀히 말하면 암은 대사 질환이고 면역 질환입니다. 암을 근본적으로 치료하는 방법을 찾는 것이 지금 우리가 해야 하는 최우선 과제가 아닐까 합니다.

림프순환을 촉진하고 림프기관을 건강하게 유지하기 위해 가장 중요한 것은 우리가 섭취하는 음식입니다. 정제 탄수화물, 과도한 단백질, 각종 화학 첨가제가 들어 있는 가공식품, 정크푸드만 피한다면 림프기관을 한층 더 건강하게 유지할 수 있습니다.

마사지를 받으면 몸이 조금 더 가벼워지고 피로가 풀립니다. 혈액순환의 촉진도 있겠지만 림프관과 림프절의 순환이 촉진되기 때문입니다. 림프계는 우리가 숨을 쉬고 내뱉는 과정에서 근육의 수축과 이완으로 인해 순환이 촉진됩니다. 숨만 잘 쉬어도 도움이 된다는 것입니다. 그리고 유산소 운동을 통해 림프계를 자극함으로써 림프순환이 촉진되기 때문에 조깅과 줄넘기 같은 운동을 하면 큰 도움이 됩니다.

유산소 운동은 림프뿐만 아니라 내부 장기나 조직에 열을 발생시키는데, 몸속에서부터 열을 발생시키기 때문에 면역력 향상에도 큰 도움이 됩니다. 돈도 들지 않고 주위에서 가볍게 할 수 있는 운동이 조깅이고 줄넘기입니다. 무산소 운동인 근육 운동도 림프순환을 촉진하는 역할을 하기 때문에 유산소 운동과 함께 약간의 근육 운동도 가미하면 림프 건강에 더 큰 도움이 될 것입니다.

조깅과 줄넘기 같은 유산소 운동은 림프순환계뿐만 아니라 혈관순환계, 내부 장기와 모든 조직에 도움을 주는 운동입니다. 돈과 장소에 구애를 받지 않으며 누구나 가장 손쉽게 할 수 있고 가장 효율적인 운동이 조깅과 줄넘기 같은 유산소 운동입니다. 우리 우주님의 차별 없는 사랑이 느껴집니다.

혈액순환계와 림프순환계는 세포 주위에서 거미줄처럼 복잡하게 얽혀 있으며, 세포간질액을 통해 혈액과 림프액이 서로 교류합니다. 혈액순환계에서 해독 작용과 면역 작용을 주관하는 장기는 간이고, 이 혈액순환계의 쓰레기를 음지에서 조용히 처리해 주는 것이 림프기관입니다. 혈액순환계와 림프순환계는 인체의 모든 장기와 조직에 유기적으로 연결되어 상호보완 작용을 함으로써 인체를 건강하게 유지해 주고 있습니다.

비장
이야기

인체의 면역과 해독에 큰 역할을 수행하는 기관이 혈액순환계의 간과 림프순환계의 림프절입니다. 비장(지라)은 혈액순환계에 있는 림프기관으로서 혈액 속의 노폐물, 독소, 미생물 등을 여과하는 장치라 볼 수 있습니다. 혈액순환계에서 독소를 중화하고 혈액을 정화하는 장기로서 간이 그 역할을 수행한다면, 비장은 이 혈액의 일부를 정화함으로써 간이 과부하가 걸리지 않도록 도와주는 장기라 볼 수도 있습니다.

비장으로 들어온 동맥 혈액은 비장이라는 림프절에서 중화되고 여과되어 간문맥을 통해 간으로 들어갑니다. 간으로 들어가는 혈액 중 일부를 비장이 먼저 한 번 해독하고 여과함으로써 간의 부담을 덜어 주는 것인데, 비장은 간의 부속 기관이라 봐도 무방합니다. 비장이 없다면 간이 수행할 업무는 엄청 늘어나고, 너무나 쉽게 간 과부하가 걸릴 수도 있기 때문에 비장은 참으로 고마운 존재입니다.

골수에서 생성된 적혈구는 120일 정도의 수명으로 그 임무를 마감하고 파괴되는데, 이 오래된 적혈구를 파괴하는 장기가 비장입니다. 수명이 다한 낡은 적혈구를 파괴함으로써 젊은 적혈구의 생성을 유도하는 장기가 비장이기 때문에 적혈구의 건강에도 중요한 장기입니다.

비장은 평상시 혈소판을 저장했다가 인체에 출혈이나 염증이 생기면 혈소판을 혈액 속으로 방출해서 지혈 작용을 돕는 작용을 합니다. 혈소판은 골수에서 생성되고 비장에 저장되는데, 혈소판 생성을 자극하는 혈소판 생성 인자를 합성하는 것이 간입니다.

간에 의해 혈소판 생성이 촉진되고, 그로 인해 생성된 혈소판은 비장에 저장되는 것을 볼 때 간과 비장은 혈소판 형제라 해도 될 것 같습니다. 형인 간이 혈소판을 만들게 하고, 동생인 비장이 혈소판을 저장하는 시스템입니다.

비장은 B림프구가 성장 분화하는 장기로서 아주 많은 림프구와 다양한 백혈구, 많은 항체가 존재하는 면역 부대입니다. 혈액 속의 노폐물과 독소, 바이러스 등을 처리하는 면역 기관으로서 림프순환계의 림프절 같은 조직이 비장입니다.

비장은 우리 혈액 내의 나쁜 적들을 잡아서 처리하는 역할을 합니다. 늘 적들과 전투를 벌이는 것이죠. 늘 전투에 임하는 각오로 일하는 비장을 보면 "비장한 각오로 임하라."는 의미를 이해할 수 있습니다.

우리 인체에서 림프구가 가장 많이 분포하고 면역반응이 가장 활발히 일어나는 곳은 림프, 간, 비장, 장관(소장, 대장)입니다. 림프기관은 95퍼센트 이상이 림프구 세포로 구성되어 있고, 혈액순환계에서 처리되지 못한 각종 노폐물을 처리하는 곳이므로 많을 수밖에 없습니다. 간은 혈액순환계에서 면역을 총괄하기 때문에 림프구를 비롯한 다양한 백혈구 부대가 배치되어 있으며, 특히 NK세포와 항체가 가장 많이 존재하는 장기입니다.

소화기관은 음식물 외에도 아주 많은 독소가 장내 상피세포를 위협하기 때문에 장을 보호하기 위해 많은 림프구가 포진되어 있습니다. 면역 부대인 백혈구 세포가 가장 많이 모여 있는 곳은 소화기 계통입니다. 전체 면역 부대의 70퍼센트가 포진되어 있다고 합니다. 구강에서 항문까지 24간 내내 크고 작은 전투가 일어나는 곳이기 때문에 면역 부대가 집중될 수밖에 없습니다. 비장도 마찬가지입니다. 혈액순환계에서 혈액을 정화하고 해독하는 장기가 간과 비장이기 때문에 비장에 많은 림프구가 집결되어 있습니다.

인체는 적재적소에 림프구를 비롯한 백혈구 부대를 균형 있게 배치함으로써 자신을 보호하고 방어하기 위한 준비 태세를 유지하고 있습니다. 비장은 혈액을 여과하고 정화하는 중요한 장치로서 간의 부담을 덜어 주는 혈액순환계에 존재하는 림프기관입니다.

적혈구
이야기

인체가 건강하게 살아가기 위해서는 반드시 ATP라는 에너지원이 필요합니다. ATP 없이는 어떤 것도 이루어지지 않습니다. 인체에서 일어나는 모든 신진대사 과정의 필수 물질이 ATP이기 때문에 지금도 우리의 미토콘드리아는 열심히 일하고 있습니다. 호기성 호흡인 산화적 인산화 반응이 미토콘드리아에서 일어남으로써 ATP가 얻어지는데, 이 과정에서 산소가 필수 물질입니다.

인체가 건강한 생활을 유지하는 데 산소의 역할이 어마어마합니다. 산소 공급을 담당하는 적혈구의 역할도 엄청 중요합니다. 적혈구는 다른 세포와 달리 핵도 없고 미토콘드리아 같은 세포 소기관도 없습니다. 오로지 산소만을 위해 일하는 산소사랑꾼입니다.

적혈구의 태생은 골수지만 120일 동안 평생을 혈액 속에서 산소만 사랑하다 비장에서 장렬히 그 생을 마감합니다. 큰 유명세를 탄 광고 문안인 '산소 같은 여자'를 바꿔 보면 '적혈구 같은 여자'라고 볼 수도 있습니다. 아니면 헤모글로빈 같은 여자? 이제 헤모글로빈은 모르는 사람이 거의 없을 정도로 유명해졌습니다.

수십여 년 전 아파트가 본격적으로 공급되기 전에는 9시 뉴스의 메인 기사가 연탄가스 중독 사고였습니다. 도시에서는 기본으로 연탄을 사용했기 때문에 연탄가스 중독 사고가 많은 시절이었습니다. 연탄에서 새어 나온 일산화탄소가 헤모글로빈과 결합하면 세포 속으로 산소가 공급되지 않아서 일어나는 사고였는데 참으로 안타까운 시절이었습니다.

헤모글로빈은 철분 1개를 함유한 헴(Heme)에 글로빈이라는 단백질이 결합한 형태로, 이 복합체 4개가 사슬을 이루는 구조입니다. 헤모글로빈은 산소 운반뿐만 아니라 이산화탄소도 운반하는 기능이 있지만, 이산화탄소는 다양한 경로로 운반되며 헤모글로빈의 주임무는 산소 사랑입니다. 적혈구 하나가 2억 개 이상의 헤모글로빈을 운반합니다. 인체에서 산소 공급이 얼마나 중요한지 보여 주는 것이죠.

헤모글로빈이라는 혈색소로 인해 혈액이 검붉은색을 띠며, 혈액의 색깔이 진할수록 헤모글로빈 농도가 높다고 보면 됩니다. 혈액이 진하면 더 건강하고 혈액이 묽으면 조금 덜 건강하다고 볼 수 있는 것이죠.

적혈구에 의한 산소 공급이 제대로 되지 않으면 세포 내 산소 공급량이 떨어지고, 그렇게 되면 미토콘드리아 내 산소 공급도 떨어집니다. 미토콘드리아의 산소 부족은 산화적 인산화 반응에서 불연소 반응을 많이 일으키고, 그로 인해 과도한 활성산소가 발생합니다.

산소 부족으로 과도하게 생성된 활성산소는 우리 인체 조직을 산화시킴으로써 염증을 유발하고 각종 질환을 야기합니다. 인체 내부 자체의 산소 공급도 중요하지만 인체 외부의 산소 공급도 아주 중요합니다. 1차로 외부 공기에서 체내 혈액 속으로 보내는 산소 공급량이 떨어지면 혈액의 산소 농도가 떨어집니다. 산소사랑꾼인 적혈구가 품에 안을 산소가 부족해지면 산소결핍증이 발생하여 적혈구끼리 달라붙는 현상이 일어납니다.

적혈구의 산소포화도가 떨어지면 적혈구끼리 엉기는 현상이 일어나고, 그 엉김이 혈전을 야기해서 혈액이 탁해집니다. 적혈구가 산소를 서로 품에 안으려는 현상으로 판단되며, 산소 부족은 결국 우리 인체의 혈관 질환을 유발합니다. 폐질환이 없는데도 평상시 숨이 자주 차는 사람은 체내 산소 공급에 문제가 있는 것입니다.

혈액이 오염되어 탁해지면 산소가 적혈구에 접근하는 것이 어려워져 적혈구의 산소포화도가 떨어집니다. 혈액의 문제뿐만 아니라 적혈구 자체의 산소 결합 능력이 떨어지면 적혈구의 산소포화도가 떨어질 수밖에 없습니다. 또한 세포의 주변 환경이 되는 세포 간질액이 노폐물 등으로 인해 막히면 세포 속으로 산소 공급이 되지 않습니다.

갈증은 세포가 수분 부족으로 고통스럽다는 신호를 보내는 것이고, 숨이 찬 것은 세포가 산소 부족으로 고통스럽다는 신호를 보내는 것입니다. 흔히 등산이나 산림욕을 많이 합니다. 숲은 산소 농도가 도심보다

1~2퍼센트 높다고 합니다. 1~2퍼센트면 엄청난 차이입니다. 이것은 결국 적혈구의 산소포화도에 큰 영향을 주기 때문에 건강을 유지하는 데 아주 중요합니다.

숲에서 나오는 천연 항균제인 피톤치드, 음이온 등이 우리 인체의 부교감신경을 자극해서 심신이 건강해진다고 합니다. 그보다 더 중요한 것이 산소 농도이며, 도심보다 농도가 높은 숲의 산소가 우리의 건강을 한층 더 건강하게 해 주는 것입니다.

우리가 아파트를 선택할 때 1순위로 역세권을 봅니다. 그리고 학군, 상권, 직주근접(職住近接), 편의 시설 등을 봅니다. 오직 건강만 생각해서 아파트를 선택한다면 1순위로 숲세권을 봐야 합니다. 주변에 녹지 환경이 얼마나 잘되어 있고, 녹지 비율이 얼마나 높은지 보는 것이죠.

나이가 들수록 적혈구의 산소포화도는 떨어집니다. 양기가 떨어지면 적혈구의 산소 사랑 능력도 그만큼 떨어지는 것이죠. 안타깝게도 적혈구는 애타게 산소를 사랑하지만 체력이 받쳐 주지 못하는 상황이 되는 것입니다. 세월이 흐르면서 양기가 떨어지면 건강을 위해 산소 농도가 높은 숲세권에 살기를 권합니다.

인체가 건강한 생활을 하려면 산소가 아주 중요합니다. 산소를 운반하는 적혈구도 아주 중요합니다. 적혈구는 120일 정도 산소를 사랑하다 비장에서 생을 마감하는 데서 그냥 끝나지 않습니다. 파괴된 적혈구는 글로빈과 헴으로 분해되는데, 글로빈은 간으로 가서 대사되어 처리되고, 헴은 철분과 빌르베르딘으로 분해됩니다.

빌르베르딘은 또다시 빌리루빈으로 대사되는데, 이때 빌리루빈은 비결합성 빌리루빈으로 '간접빌리루빈'이라는 불용성 물질입니다. 불용성인 간접빌리루빈은 물에 녹지 않기 때문에 알부민이라는 자동차를 타고 간으로 이동되어 간에서 수용성으로 대사됩니다. 간에서 대사되어 수용성으로 바뀐 빌리루빈은 결합성 빌리루빈으로 '직접빌리루빈'이라고 합니다.

총 빌리루빈 수치는 간접빌리루빈+직접비리루빈의 수치입니다. 총 빌리루빈 수치와 별도로 간접빌리루빈과 직접빌리루빈의 수치를 확인함으로써 용혈성인지, 간 문제인지, 폐색성인지 등을 판단합니다.

빌리루빈 수치가 혈중에서 높아지면 황달이 일어납니다. 간, 쓸개, 담관, 혈액 등의 건강을 확인하는 지표로 빌리루빈 수치를 확인하는 것이기 때문에 아주 중요합니다. 이렇게 생성된 빌리루빈은 담즙에 포함되어 쓸개에 저장되었다가 담즙과 함께 소장으로 배출됩니다. 소장의 빌리루빈은 장내 세균에 의해 우로빌리노겐으로 대사되어 대변으로 배출되고, 일부는 흡수되어 혈액을 통해 소변으로 배설되면서 적혈구의 일생을 마감합니다.

우리는 대변을 흔히 황갈색으로 표현하는데 빌리루빈의 대사 물질 때문에 그런 색깔로 보이는 것입니다. 대변 색깔로 건강을 파악하는 것은 빌리루빈이 제대로 대사되어 잘 배출되는지 보는 것이고, 빌리루빈이 원활히 대사되어 잘 배출되면 간, 담즙, 담관 등의 기능이 원활하다고 판단할 수 있습니다.

우리 인간의 일생을 '요람에서 무덤까지'라고 표현하기도 합니다. 적혈구의 일생은 '골수에서 대변까지'라고 표현할 수 있습니다.

백혈구
이야기

운동성이 없는 적혈구와 달리 백혈구는 적들과의 전투에서 민첩하게 움직여야 하기 때문에 운동성을 가진 면역 부대입니다. 인체는 세균 같은 미생물이 우리 몸을 호시탐탐 노리고, 거기에 더해 다양한 독소와 노폐물 등이 늘 위협하고 있습니다. 적당히 함께 하면서 공생하면 좋겠지만 공생의 밸런스는 수시로 무너지고, 인체에서는 늘 크고 작은 전투가 벌어집니다.

이 전투를 아주 가볍게 제압하고 마무리하는 것이 우리의 면역 부대인 백혈구의 역할입니다. 백혈구 부대의 힘이 약해지면 만성적 전투인 만성 염증이 발생합니다. 우리 몸 구석구석을 돌아다니면서 정찰하는 백혈구 부대가 수지상세포입니다. 외부 감시자 역할을 하는 정찰 부대인 것이죠.

수지상세포는 항원으로 인식한 적들이 나타나면 사이토카인을 분비해서 다른 백혈구 부대에 알리고, 적을 직접 포획하여 림프절로 끌고 가서 림프구가 처리하게 합니다. 수지상세포뿐만 아니라 항원, 보체 같은 정찰대도 수시로 감시합니다. 항원을 인식한 항체나 보체는 직접 적을 파괴하거나 항원-항체 복합체를 형성해서 간과 비장으로 끌고 갑니다.

간과 비장으로 이동된 항원은 탐식 작용을 가진 대식세포 등에 의해 파괴되어 처리됩니다. 간과 비장이 혈액의 면역 부대 근거지가 되는 것이죠. 항원-항체 복합체가 알레르기를 유발하는 비만세포나 호염구로 끌려가서 수용체에 결합하면 알레르기를 유발합니다. 탈과립을 시작으로 히스타민, 사이토카인, 프로스타글란딘 등의 물질이 분비되면서 염증과 알레르기 반응을 일으키는 것이죠.

혈액에서 백혈구의 60퍼센트를 차지하는 호중구는 늘 우리 몸을 돌아다니며 적들을 수색하다가 직접 적을 잡아서 소탕합니다. 기생충 감염에 대비한 백혈구로 호산구란 부대가 있는데 기생충 방어를 담당하며, 다른 백혈구 부대와 함께 기생충에 대항합니다.

특수 부대라 지칭한 림프구 부대는 T림프구, B림프구, NK세포, 귀신 부대(NKT세포 등 정확하게 알려지지 않은 세포)로 분류할 수 있습니다. 혈액에서 백혈구의 30퍼센트를 차지하는 림프구는 항체와 사이토카인을 분비해서 우리 몸을 보호하며, 적을 직접 소탕하기도 하고 림프절로 끌고 가서 깔끔하게 처리하기도 합니다.

림프구는 골수에서 태어나 림프절, 흉선(가슴샘), 비장(지라) 등에서 성숙 분화되며, 림프기관의 95퍼센트 이상이 림프구 세포로 구성되어 있습니다. 수지상세포를 비롯한 대부분의 백혈구 부대는 사이토카인이라는 신호 전달 물질을 분비하고, 사이토카인은 백혈구 세포 간에 의사소통을 해 주는 역할을 합니다. 사이토카인은 백혈구 부대뿐만 아니라 일부 일반 세포에서도 분비되는데 군대의 무전병 같은 역할을 하는 것이죠.

항원이 나타나서 적들이 감지되면 수지상세포를 비롯한 백혈구 부대에서 다양한 사이토카인이 분비되어 염증반응이 일어납니다. 프로스타글란딘 생성, 혈관투과성 증진, 림프구 활성화 등 복잡한 면역반응이 뒤엉켜 염증반응이 일어나며, 전투에 승리하면 몸이 평온을 되찾는 것이죠.

백혈구에서 분비된 사이토카인에 의해 간에서 생성이 촉진되는 단백질이 있는데, 이 단백질이 항원에 달라붙어 백혈구 부대의 표적이 되게 합니다. 이 단백질을 염증반응성 단백질(CRP)이라고 하는데, 혈액의 CRP 수치 측정은 체내 염증의 정도를 파악하는 기준이 됩니다.

사이토카인의 종류는 수십 가지가 넘는다고 하는데, 인터루킨(IL), 모노카인, 림포카인, 인터페론(IFN), 종양 괴사 인자(TNF), 케모카인 등이 있습니다. 사이토카인은 그 종류에 따라서 염증을 일으키기도 하고 염증을 억제하기도 하며, 염증반응이 얼마나 복잡한가를 보여 줍니다.

T림프구도 종류에 따라 사이토카인처럼 염증을 촉진하기도 하고 억제하기도 하는 두 얼굴을 가지고 있는데, 이런 조절이 잘되지 않으면 알레르기 같은 면역 과잉 증상이 나타나는 것이죠. 항체와

보체는 그 역할이 비슷합니다. 차이가 있다면 항체는 특정 항원에 대한 면역 기억력이 있고, 보체는 면역 기억력이 없습니다. 보체도 항체만큼 중요한 물질입니다. 주로 간세포에서 합성되고, 우리 백혈구 부대에서도 생성됩니다. 간 기능이 올라가면 보체도 강력해집니다.

우리의 백혈구 부대는 항미생물펩티드라는 천연 항생제를 분비해서 유해한 미생물로부터 우리 몸을 보호해 줍니다. 단핵구라는 면역세포도 혈액 속을 돌아다니며 적을 감시하는데, 적이 감지되면 조직에서 대식세포로 분화되어 적을 방어합니다.

혈액에서 5퍼센트를 차지하는 대식세포는 우리 백혈구 세포 중에서 가장 크며, 왕성한 탐식 작용으로 적을 집어삼켜 버립니다. 대식세포는 염증반응 전투에서 적들을 소탕함으로써 몸을 보호해 주고, 염증반응으로 생성된 각종 쓰레기를 처리함으로써 염증반응의 뒤처리를 깔끔하게 해 줍니다.

이렇게 우리의 면역 부대는 아주 다양한 방어 기능을 수행하며, 적들로부터 우리 몸을 보호하기 위해 주야장천 임무를 수행하고 있습니다. 인체를 보호하기 위해 다양한 백혈구 부대가 각자의 임무를 수행하고, 서로 연락하여 협력함으로써 우리 몸을 보호하는 것입니다. 염증이라는 전투를 이끄는 것은 우리의 백혈구 부대이며, 면역력이 약화되어 전투가 장기전으로 이어지면 우리 몸은 만성 염증에 시달립니다.

우리 인간은 나이가 들어가면서 양기가 떨어집니다. 양기가 떨어진다는 것은 그만큼 몸이 식어 간다는 의미이고, 이는 면역력 저하로 이어집니다. 면역력을 올리려면 무엇보다도 산소 공급이 원활해야 하고, 혈액순환 촉진과 체온 상승이 있어야 합니다. 산소 농도가 높은 숲속 산림욕, 생활 속 환기, 무산소 운동을 곁들인 유산소 운동, 온찜질, 식이요법, 영양요법, 자연요법 등으로 면역력을 올려야 건강한 생활을 영위할 수 있습니다.

요약하자면 호중구와 림프구의 백혈구 부대는 직접 적을 공격하거나 포식하기도 하고, 각종 방어 물질(사이토카인, 항체, 보체, 항미생물펩티드 등)을 분비함으로써 적들을 정찰하고 소탕합니다. 염증 전투에 참가하여 적들을 소탕하는 대식세포는 염증 전투의 잔해물까지 깔끔하게 처리함으로써 염증 전투를 마무리합니다.

위에서 내려온 위산은 십이지장액, 췌장액, 담즙의 알칼리성 물질에 의해 중화되어 그 생을 마감합니다. 소장으로 내려온 음식물도 소장 효소, 췌장액, 담즙에 의해 더 잘게 쪼개지고 소화되는 과정을 거치는데, 이렇게 흡수된 영양소를 이용해서 우리가 건강한 삶을 유지할 수 있는 것이죠.

탄수화물, 단백질, 지질, 비타민, 미네랄 등의 영양소는 아주 다양한 소화 효소의 도움으로 체내에 들어오는 과정을 거칩니다. 십이지장과 소장의 분비샘에서 분비되는 소장액은 하루에 2리터 이상이고, 췌장액은 하루에 1리터 정도입니다. 거기에 더해 간에서 합성되어 쓸개에 저장되었다가 분비되는 담즙도 하루에 1리터가 넘습니다.

소장액과 췌장액, 담즙의 기본을 구성하는 물질은 물입니다. 소화를 위해서 사용되는 분비액만 하루에 4리터 이상입니다. 소화액을 구성하는 물은 다시 재활용되어 사용되겠지만 체내 수분이 부족해지면 소장으로 분비되는 소화액도 감소하기 마련입니다. 물을 충분히 마셔야 더 건강한 삶을 유지할 수 있습니다.

담즙은 담즙산염, 담즙색소, 콜레스테롤, 단백질, 무기질, 물 등으로 구성되어 있으며 담즙산염은 지방류와 지용성 비타민의 소화 흡수에 꼭 필요한 물질입니다. 담즙산염은 소장의 끝부분에서 90퍼센트 이상 다시 흡수되어 간으로 들어가 담즙의 구성 성분으로 재탄생하는데, 이를 담즙의 장간순환이라고 부릅니다.

지방산과 콜레스테롤, 인지질, 지용성 비타민 등은 장내 상피세포에서 작은 지방 알맹이인 암죽미립을 형성하여 암죽관이라는 림프관으로 흡수되었다가 다시 혈액으로 보내지는 과정을 거칩니다. 대략 80퍼센트가 이 과정을 거치는데 림프관이 영양소를 흡수하는 데도 큰 역할을 합니다.

담즙은 지방류의 소화 흡수에서 중요한 역할을 하지만 담즙의 가장 중요한 기능은 독소, 중금속, 호르몬, 노폐물, 콜레스테롤, 지용성 물질 등을 인체 밖으로 배출하는 것입니다. 담즙의 생성과 분비에 문제가 생기면 체내의 다양한 독소와 노폐물 배출이 제대로 되지 않기 때문에 건강에 치명타를 입는 것이죠.

장으로 분비되는 담즙이 부족해지면 소화되는 음식물이 장내에서 머무는 시간이 증가하기 때문에 만성 변비를 야기할 수 있습니다. 만성 변비는 독소와 노폐물이 장에 더 오래 머물게 하고, 이것은 또 장에 악영향을 끼칩니다. 담즙의 생성과 분비가 원활하지 않으면 체내뿐만 아니라 장에도 악영향을 끼치기 때문에 담즙의 원활한 생성과 분비가 건강한 삶을 유지하는 데 아주 중요합니다.

소장에는 영양소뿐만 아니라 각종 독소와 많은 미생물이 들어옵니다. 이뿐만 아니라 소화되는 과정에서도 많은 독소가 생성됩니다. 장내 상피세포는 이중으로 접혀 있는 구조이며 미세융모라는 돌기를 형성함으로써 방어벽을 구축하고 있습니다. 서로 오밀조밀하게 달라붙어 치밀한 장벽을 형성함으로써 적들을 방어합니다. 장내 상피세포에서는 항미생물펩티드라는 천연 항생제 물질을 적재적소에 분비함으로써 외부 미생물로부터 우리 장을 보호합니다.

항미생물펩티드는 백혈구뿐만 아니라 장, 췌장, 신장의 상피세포에서도 분비되는데, 인체는 천연 항생제 물질을 스스로 생성, 분비함으로써 우리 몸을 보호하는 것입니다. 이렇듯 치밀하게 형성된 장내 상피세포의 이중 방어벽 뒤에는 풍부한 림프구와 다양한 백혈구 세포가 포진된 점막고유층을 형성함으로써 방어 전선을 구축하고 있습니다. 거기에 더해 중간중간에는 파이어반이라는 림프 조직인 특수 부대가 주둔하면서 적들의 공격에 대비합니다.

파이어반은 림프구로 가득 찬 림프 조직으로 장에 존재하는 특수 부대 주둔지라 볼 수 있습니다. 파이어반에 있는 면역세포들은 맹장에 달린 충수에도 존재하며 호흡관, 편도 등에도 존재하는데, 우리는 이런 면역 기관을 너무나 하찮게 생각하는 것 같습니다.

한반도는 안타깝게도 70여 년 가까이 휴전선을 사이에 두고 대치하고 있습니다. 남북 분단의 비극이죠. 입에서 항문에 이르는 소화기관은 외부에서 들어온 음식물과 늘 대치하는 상황이기 때문에 남북을 가로지르는 휴전선과 유사하다고 할 수 있습니다.

휴전선을 따라 오밀조밀하게 한 치의 빈틈도 없이 이중 방어벽을 구축한 철책이 장내 상피세포의 이중 방어벽이라 볼 수 있습니다. 철책 뒤에서는 군인들이 경계 태세를 유지하며 철통 방어를 하고 있습니다. 이것은 점막고유층에서 림프구, 백혈구 부대원들이 방어하는 자세라고 볼 수 있습니다.

휴전선을 따라 최전방에는 많은 군부대가 주둔하는데, 이것은 파이어반이라는 면역 부대가 장을 따라 주둔하는 것으로 비유할 수 있습니다. 인체 면역세포의 70퍼센트가 소화기 계통에 존재합니다. 휴전선 부근에 많은 군부대가 주둔하는 것과 유사한 구조로 볼 수 있습니다. 소화기관에서는 크든 작든 늘 치열한 전투가 벌어지기 때문에 면역세포의 70퍼센트 이상이 주둔해서 방어할 수밖에 없는 것이죠.

최전방의 전선이 뚫리면 다음은 면역사령부인 간에서 방어합니다. 간의 방어까지 뚫리면 우리 몸 구석구석이 영향을 받는데, 다행히 후방에 있는 혈액과 림프의 백혈구 부대가 지원 사격을 해 줍니다. 이렇게 전방 부대와 후방 부대의 협동으로 건강을 지킬 수 있겠지만, 방어벽이 지속적으로 뚫리고 그 강도가 높아지면 우리의 건강도 위협받는 것이죠.

정제 탄수화물, 설탕, 액상과당, 과도한 단백질, 각종 화학 첨가제가 들어 있는 가공식품만 적게 먹어도 소장은 훨씬 더 건강을 유지할 수 있습니다. 설탕은 사탕수수로 만들지만, 액상과당은 옥수수에 화학 처리를 하여 만든 과당, 포도당 혼합액입니다.

액상과당의 영어 이름은 고과당옥수수시럽이며, 천연에서 나오는 과당이 아니라 인위적인 처리를 함으로써 과당으로 전환시킨 인공 감미료입니다. 액상과당은 자연에 존재하는 천연 과당과 다른 것으로 중독성이 아주 강하기 때문에 우리 인간이 푹 빠져 버렸습니다. 액상과당은 당도는 설탕보다 높고 가격은 설탕보다 저렴하기 때문에 대부분의 음료에 함유되어 있고 다양한 가공식품에도 들어 있습니다.

요즘은 식당에 가도, 치킨을 주문해도 음식이 너무나 달게 나옵니다. 예전에는 이렇게까지 달게 먹지 않았는데 우리가 점점 더 달콤함을 쫓아가서 그런 것 같습니다. 이런 식품을 먹으니 각종 대사증후군과 소화기 질환의 발병률이 높아질 수밖에 없는 것이죠. 이런 식품을 지나치게 먹으면 장의 방어 능력을 저하시키고 유해균과 독소로 무장한 적군에게 힘을 실어 주는 결과를 초래합니다.

아군의 방어력이 약해지고 적군의 힘이 강해지면 치열한 전투가 벌어지고, 결국 장 염증과 장 출혈 등을 일으킵니다. 이 방어 전투에서 계속 밀리면 장누수증후군이라는 결과를 불러올 수도 있습니다. 장의 방어벽이 완전히 뚫리는 게 장누수증후군입니다. 이렇게 되면 유해균과 독소들이 혈류를 타고 들어와 간에 과부하를 일으켜 간 손상을 야기하고, 다른 장기와 조직에도 해를 끼칩니다.

어느 정도 선에서는 간이 독소와 세균을 해독하고 중화시켜서 우리 몸을 보호합니다. 그런데 적군이 많아지면 문제가 생기는 것이죠. 과도한 당분 섭취는 간 기능의 과부하로 인한 간 손상, 당뇨병, 고혈압, 고지혈 등의 대사증후군을 유발하고 각종 장기와 조직에 염증을 일으키는 것입니다.

밀가루 속의 글루텐은 '셀리악병'이라는 자가 면역 질환을 일으킴으로써 장내 상피세포를 손상시켜 염증을 유발합니다. 셀리악병은 보통 1퍼센트 이하로 발병률이 낮다고 하지만 통계에 잡히지 않은 경우를 감안한다면 얼마나 될지는 아무도 모르는 것이죠. 밀가루 음식을 먹으면 장이 불편한 사람은 밀가루 음식을 피하는 것이 건강을 위한 선택이라고 생각합니다. 셀리악병이 자가 면역 질환이라고 이야기하지만 저는 자가 면역 질환이 아니라 면역 과잉 반응이라고 판단하며 장의 아토피 질환이라고 봅니다.

우리 장에는 아군도 많고 적군도 무수히 많습니다. 아군을 크게 키우면 좋겠지만 아군을 키우는 게 쉬운 일은 아니죠. 그보다 적군의 수를 줄이는 것이 현명한 선택입니다. 아군이 아닌 적군을 크게 양성하는 음식물 섭취를 줄여 가는 것이 건강을 위한 선택입니다.

세월이 흐르면서 양기가 떨어지면 인체 면역력이 약해지기 마련입니다. 나이가 들면 들수록 음식물 섭취에 더 신경 써야 건강한 삶을 유지할 수 있습니다. 독소의 종류는 아주 많습니다. 우리는 이제 어떤 것이 독소가 되는지 다 알고 있습니다. 하지만 잘 알면서도 행동하지 않는 게 우리 인간이죠.

장내에 있는 특별한 세포에서는 행복호르몬의 한 종류인 세라토닌을 합성합니다. 세로토닌은 우울감을 예방하고 행복감을 느끼게 해 주는 중요한 호르몬이며, 90퍼센트 이상 장에서 합성됩니다. 햇빛에 노출되면 세로토닌의 합성이 증가합니다. 햇빛을 많이 받으면 우울감이 사라지고 행복감이 커지기 때문에 태양을 피하지 말고 즐겨야 합니다. 하루 20분 정도 햇빛과 데이트를 즐기면 더 행복해질 수 있습니다.

낮에 생성되어 인체를 행복하게 해 주는 세로토닌은 해가 지고 밤이 되면 멜라토닌으로 변신합니다. 멜라토닌은 수면에 아주 중요한 호르몬입니다. 장에서 멜라토닌 합성이 건강하게 잘 이루어지면 우리 인체는 행복감을 더 느끼고 밤에는 편안한 숙면을 취할 수 있는 것입니다. 낮에는 잠깐이라도 햇빛과의 데이트를 즐기고, 늦은 밤에는 불빛과의 데이트를 피한다면 더욱더 건강한 생활을 유지할 수 있습니다.

장내 상피세포, 점막고유층, 림프 조직 등으로 치밀하게 방어벽을 구축한 소장은 최전방에서 적들의 공격으로부터 인체를 보호하고 있습니다. 장에 펼쳐진 방어 전선에서 적들의 힘을 키우고 아군의 힘을 약화시키는 음식을 줄여야 건강한 생활을 유지할 수 있습니다.

대장
이야기

소장에서 음식물이 소화되고 각종 영양소가 체내로 흡수되는데, 소화 흡수되지 않고 남은 음식물은 대장으로 흘러갑니다. 소장에서 소화되고 부패되는 과정을 거친 음식 잔해물은 대장으로 들어가는데 소장에 있을 때보다 훨씬 많은 독소와 유해균이 함유되어 있습니다.

소장에서 펼쳐진 전선은 대부분 아군이 우세하다면 대장에서 펼쳐진 전선은 우열을 가리기 힘들 정도로 적군이 많은 상황입니다. 말 그대로 똥덩어리 환경이 펼쳐지는 것이죠. 대장 입구는 소장의 소화 효소로 인해 막바지 소화가 일어나며 일부 비타민이 흡수되고, 대장에서는 수분과 전해질이 흡수됩니다.

대장의 초입은 맹장으로 시작하고 맹장에는 충수라는 돌기가 달려 있는데, 충수는 작은 림프 조직입니다. 맹장은 소장에서 들어온 음식물의 역류를 방지합니다. 가장 중요한 것은 유익균이 증식되는 장소로서 유익균의 아지트라는 점입니다. 초식동물일수록 맹장이 커서 닭, 소 등의 초식동물은 인간보다 2배 이상 크다고 합니다. 맹장으로 판단해 본다면 인간은 초식동물이 아니라 초식동물에 가까운 잡식동물인 것이죠.

저개발국가는 맹장염 발병률이 현저히 떨어지고 선진국은 맹장염 발병률이 높은데, 과도한 위생 청결로 인한 면역 과잉 반응의 결과일 수 있다는 보고서가 있습니다. 크론병과 비슷한 주장이죠. 크론병과 맹장염은 전혀 다른 질환 같지만 근본 원인은 유사하다고 볼 수 있습니다. 과도한 청결과 지나친 위생은 면역 경험 부족을 초래하고, 이것은 면역 과잉 반응을 일으키는 원인이 된다는 것이죠.

대장의 가장 큰 기능은 소장에서 넘어온 노폐물과 독소로부터 대장 점막을 보호하고 대장 연동운동을 통해 배변을 유도하는 것입니다. 독소와 노폐물, 세균으로 가득 찬 똥덩어리로부터 대장을 보호하고, 똥덩어리를 얼른 대장 밖으로 내보내는 것이 대장의 주요 기능이라는 겁니다.

음식물의 독소, 소화 과정에서 생긴 독소, 유해균, 담즙으로 분비된 독소와 대사 노폐물이 최종적으로 집결되는 곳이 대장입니다. 소장은 적군보다 아군의 병력이 우세한 전선을 형성하지만, 대장은 적군의 병력이 훨씬 많아지면서 치열한 전투가 일어나는 전선을 형성합니다.

대장에서 독소와 노폐물의 양이 많아지고 머물러 있는 시간 또한 길어지면 장내 아군과의 전투가 크게 벌어집니다. 이런 전투가 잦아지면 대장에 염증과 출혈을 유발하고, 전투에서 아군이 밀리면 장내 상피세포의 방어벽이 뚫려 버려 혈액까지 적들이 침투하는데, 소장보다 더 치열한 전투가 펼쳐지는 것이죠.

대장은 장을 보호하고 방어하기 위해 소장처럼 장내 상피세포가 촘촘히 방어벽을 이루고, 뒤로는 림프구를 비롯한 백혈구 부대가 포진하고 있습니다. 그리고 유해균과 맞서기 위해 아주 많은 유익균이 배치되어 우리 대장을 보호하는데, 바로 프로바이오틱스입니다. 유익균은 대장의 상피세포 사이를 더욱 견고하고 단단하게 결합시킴으로써 대장의 방어벽을 튼튼하게 유지할 수 있도록 합니다.

유익균은 다양한 효소를 분비하여 대장에 존재하는 독소와 유해균을 중화시킴으로써 대장의 건강을 유지해 줍니다. 유익균은 하루에 억 단위가 넘게 증식하기 때문에 건강한 사람은 프로바이오틱스를 섭취할 필요가 없을뿐더러 오히려 해가 될 수도 있습니다.

프로바이오틱스도 살아 있는 세균으로 증식하는 속도가 어마어마합니다. 아무리 좋은 기능을 하더라도 넘치면 문제를 일으키기 마련입니다. 과유불급인 것이죠. 요즘은 프로바이오틱스 제품뿐만 아니라 프리바이오틱스, 포스트바이오틱스 제품도 나오는데 냉철한 판단이 필요하다고 봅니다.

우리 인간은 기계가 아닙니다. 일반적인 대장에서는 생리학적으로 모든 것이 균형을 이루며 건강하게 잘 돌아가고 있습니다. 식이섬유만 충분히 섭취하면 다 해결되는 것이죠. 유익균의 먹이가 되는 식이섬유만 충분히 섭취하면 대장의 유익균은 스스로 증식해서 유해균과 균형을 이루고 대장을 건강하게 보호합니다.

유익균은 식이섬유를 먹이로 생명 활동을 하는데, 식이섬유의 분해 과정에서 단쇄지방산이라는 탄소고리 5개 내의 짧은 사슬 지방산이 생성됩니다. 이 단쇄지방산은 유해균의 증식과 활동을 억제하고 대장 점막을 보호함으로써 대장염과 대장암을 억제하는 기능이 있습니다. 또한 식이섬유는 대장에 존재하는 각종 유해 물질을 흡착하여 대변으로 배출하도록 유도함으로써 대장을 해독하는 역할을 합니다.

종합해서 요약하면, 식이섬유는 유익균의 먹이가 됨으로써 유익균의 생명 활동을 부여하며, 유해균의 증식을 억제하고 대장의 상피세포를 보호함으로써 각종 대장 질환을 예방하며, 배변을 원활하게 유도하여 변비를 예방하고 유해 물질을 흡착, 배출함으로써 대장을 건강하게 유지해 주는 참으로 고마운 아군입니다.

프로바이오틱스가 아니라 식이섬유를 많이 섭취해야 하는 이유를 보여 주는 것인데, 식이섬유가 이렇게 중요합니다. 식이섬유가 많이 함유된 풀만 잘 먹어도 우리 인체는 건강하게 유지할 수 있습니다. 하지만 우리 인간은 알든 모르든 행동을 잘 안 하죠.

단당류는 유해균의 먹이가 되기 때문에 정제 탄수화물, 설탕, 액상과당 등이 많이 함유된 식품은 피하는 것이 대장 건강에 큰 도움이 됩니다. 정제 탄수화물, 설탕, 액상과당 등의 과다 섭취는 소장뿐 아니라 대장의 건강에도 악영향을 끼치기 때문에 너무 단 음식은 피해야 합니다.

설탕, 액상과당을 과다 섭취하면 대장에서 각종 유해균의 증식이 높아질 뿐만 아니라 장내 상피세포의 방어 능력이 약해져 대장의 방어벽이 뚫려 버립니다. 대장의 방어벽이 뚫리면 1차로 대장에서 큰 전투가 벌어지고, 적이 주도적으로 일으킨 전투는 결국 대장에 염증과 출혈을 일으키는 것이죠.

식이섬유가 대장을 보호하는 아군이라면 정제 탄수화물과 설탕, 액상과당은 대장을 공격하는 적군입니다. 유해균의 먹이가 되는 정제 탄수화물과 설탕, 액상과당을 줄이고 식이섬유가 풍부한 채소와 과일을 충분히 섭취하면 대장을 한층 더 건강하게 유지할 수 있습니다. 대~장에서 대장은 프로바이오틱스가 아니라 바로 식이섬유입니다. 근데 우리는 대~장의 대장인 식이섬유를 대장으로 인정하지 않고 하찮게 생각합니다.

우리는 수천 년, 수만 년 동안 채식 위주의 식습관을 이어 온 민족이기 때문에 서양인보다 장이 훨씬 길 수밖에 없습니다. 이러한 체질인데도 현대사회에 접어들면서 채식보다 육식을 즐기고 가공식품을 즐깁니다.

체질적으로 감당하지 못할 정도의 과도한 단백질은 대부분 소장에서 부패 과정을 거쳐 대장으로 흘러갑니다. 인간이 섭취한 단백질의 30퍼센트 미만이 소화, 흡수되고 나머지는 부패되어 대장으로 간다고 하는데, 현대인은 단백질을 너무 많이 섭취한다는 것이 문제입니다.

이렇게 부패된 단백질은 대장으로 들어가 우리의 아군이 되는 것이 아니라 강력한 적군인 독소로 작용해서 대장의 건강을 위협합니다. 대장은 소장에 비해 적군이 훨씬 많아지는 환경이기 때문에 소장 질환보다 대장 질환이 많이 발생하는 것입니다.

대장에서 우리의 면역 부대가 치열한 전투를 벌이다 적군을 제압할 수 없는 환경이 발생하면 설사를 유도해서 불리한 환경을 없애 줍니다. 설사는 대장의 환경이 불리할 때 대장에 있는 유해 물질을 싹 밀어내어 대장을 건강하게 만들어 주는 인체의 방어 시스템입니다.

그런데 우리는 지사제를 너무 쉽게 복용합니다. 설사를 통해 대장 환경을 건강하게 만드는 것인데 지사제 복용으로 그것을 막아 버립니다. 화장실에 갈 수 없는 급한 상황이라면 지사제를 복용할 수도 있겠지만, 화장실에 갈 수 있는 상황이라면 지사제는 피해야 합니다. 우리 몸이 어떤 결과를 야기할 때는 다 이유가 있는 것입니다.

우리 인체는 자신을 공격하는 시스템으로 작동하지 않습니다. 우리 인체는 자신을 방어하고 보호하는 시스템으로 작동합니다. 대장의 가장 큰 질환은 설사가 아니라 바로 변비입니다. 변비를 가볍게 생각하는데 만성 변비는 큰 질환입니다. 아주 많은 유해 물질이 함유된 똥덩어리가 체외로 배출되지 못하고 대장에 계속 남아서 전투를 일으킵니다. 대변이 대장에 오래 머물면 머물수록 독소 발생률이 높아지고 적군의 힘은 갈수록 강해지기 때문에 아군에게 큰 부담이 됩니다.

음식을 아무리 신경 써서 잘 먹는다고 해도 만성적인 변비가 있으면 대장에 큰 부담이 됩니다. 정제 탄수화물, 설탕, 액상과당, 각종 화학 첨가제가 들어간 가공식품을 피하고, 전통적인 한식 밥상을 선택한다면 변비는 예방할 수 있습니다. 거기에 더해 백미가 아니라 현미+잡곡, 김치나 된장 같은 전통 발효 음식, 죽염, 식이섬유가 풍부한 채소, 과일, 해조류 등을 충분히 섭취하고, 쇠고기 같은 담백한 육류를 약간만 곁들인다면 건강한 대장뿐만 아니라 건강한 인체를 유지할 수 있습니다.

변비를 해결하기 위해 관장도 많이 합니다. 글리세린 관장, 마그밀 관장, 락툴로오스 관장, 커피 관장 등이 있습니다. 이런 관장은 변비를 해결하기 위함도 있겠지만, 대장을 미리 비움으로써 독소가 체내로 들어오는 것을 방지하기 위해 만성질환자들이 많이 합니다. 커피 관장은 만성질환자, 특히 간 질환자와 암 환자에게 널리 사용되는 관장법입니다.

왜 그런지 간단히 이야기하겠습니다. 커피에 함유된 팔미트산이 대장에서 간문맥을 통해 간으로 들어가는데, 팔미트산은 간의 전이 효소(글루타치온 전이 효소)를 활성화함으로써 간에서 독소 중화와 배출을 촉진하는 작용을 합니다. 글루타치온은 간 해독 작용과 항산화 작용을 함으로써 우리 몸을 보호하는 물질인데, 이 전이 효소의 도움이 없다면 글루타치온은 작동할 수가 없습니다. 팔미트산 외의 다른 물질은 혈관을 확장시켜 간으로 들어가는 혈류량을 높이고 담관을 확장시켜 담즙 분비를 촉진하는 작용을 함으로써 체내의 독소를 중화하고 배출하는 작용을 합니다. 한마디로 간 해독과 독소 배출을 위해 커피 관장을 시행하는 것이죠.

관장에서 살펴보았듯이 인체에 이로운 성분도 대장에 흡수됩니다. 하지만 인체에 해로운 다양한 독소도 많이 흡수되어 우리 몸을 위협합니다. 똥덩어리에 포함된 많은 독소가 대장의 건강을 위협하기도 하지만, 많은 독소가 자연스레 흡수되어 간과 우리 인체를 위협한다는 것입니다.

대장의 건강이 무너지면 간 건강에 과부하가 걸리고, 간 건강이 무너지면 혈액의 건강이 무너지고, 혈액의 건강이 무너지면 인체 세포의 건강이 무너지는 것입니다. 돌고, 돌고, 돌고, 다시 돌고, 도는 것이죠. 정리하자면 대~장의 대장은 프로바이오틱스가 아니라 식이섬유입니다. 인체에서 가장 중요한 장기인 간은 혈액을 관장하는 면역사령부이기 때문에 우리의 대장이라 할 수 있지만, 근원적으로 살펴보면 우리의 대~장이 대장입니다.

도시화가 진행될수록 비만이 크게 늘고 있습니다. 세계적으로 비만 하면 미국이 가장 먼저 떠오릅니다. 미국인의 3분의 1이 과체중이고, 3분의 1이 비만이라고 합니다. 미국인의 3분의 2가 체중 문제로 건강이 위협받고 있는 것입니다. 미국 사례로 본다면 동양인보다 서양인에게 비만율이 훨씬 높게 나타나는데, 근본적으로 음식 문화 때문입니다.

미국 음식 하면 햄버거가 떠오를 정도로 패스트푸드가 일반적인 나라가 미국입니다. 거기에 더해 음료 하면 콜라가 떠오를 정도로 가공식품의 천국이 미국입니다. 탄수화물, 단백질, 지질인 3대 영양소를 과다 섭취하여 인체가 병들고, 각종 화학 첨가제가 들어간 가공식품을 과다 섭취하여 인체가 병들고 있는 것입니다.

인체가 건강한 생명 활동을 하려면 외부에서 에너지원인 영양소를 공급받아야 합니다. 하지만 필요 이상으로 영양소를 섭취하면 잉여의 영양소가 인체에 정체됩니다. 어느 정도는 인체가 태워 없앨 수 있지만 그 한도를 넘은 영양소는 중성지방으로 저장됩니다.

양기가 충만한 20대는 미토콘드리아 에너지 대사 효율이 높기 때문에 영양소의 대사 작용이 활발하게 이루어집니다. 하지만 세월이 흐를수록 미토콘드리아 에너지 대사 효율이 떨어집니다. 예전과 똑같은 음식과 똑같은 양을 먹는데도 나이가 들면서 살이 찌는 건 미토콘드리아의 효율이 떨어진 것입니다.

중성지방으로 전환된 잉여의 영양소는 인체에 저장해야 하는데, 일단 인체에서 가장 안전한 복부 쪽에 저장해서 보관합니다. 지방세포에서 분비되는 렙틴호르몬은 음식을 섭취하면 혈액 농도가 높아지는데, 렙틴호르몬은 시상하부를 자극해서 식욕을 억제하고 포만감을 느끼게 하는 작용을 합니다. 한마디로 식욕 억제 호르몬이죠.

하지만 비만이면 렙틴호르몬의 농도가 높아도 포만감을 느끼지 못해서 식욕 억제 효과가 나지 않습니다. 이것을 렙틴저항성이라고 합니다. 인슐린 저항성과 같은 원리입니다. 위, 췌장에서 분비되는 그렐린호르몬은 공복감과 식욕을 증진시키는데 이 호르몬에만 반응하는 꼴이 됩니다.

렙틴저항성이 생기면 음식을 더 갈망하고, 그로 인해 몸이 더욱 비만해지는 악순환이 이어집니다. 칼로리를 엄청 강조하지만 칼로리가 모든 문제를 일으키는 것은 아닙니다. 우리가 섭취하는 음식물에는 인위적으로 합성된 화학 첨가제가 많이 들어 있습니다. 이런 인위적 화학 첨가제는 체내에서 모두 독소로 작용합니다.

음식물에 들어 있는 많은 독소가 간에서 해독되지 않고 장기간 혈액을 순환하면 장기나 조직에 해를 가합니다. 인체는 혈액을 순환하는 독소로부터 자신을 보호하기 위해 안전한 보관소인 지방세포에 독소를 저장합니다. 인체에서 가장 대사율이 낮고 안전한 곳이 지방세포이기 때문에 각종 독소를 지방세포에 저장해서 우리 몸을 보호하는 것입니다.

혈액을 순환하는 독소가 저장될 지방세포가 부족하면 인체는 자신을 보호하기 위해 지방 저장고인 지방세포를 생성하기 시작합니다. 몸속에 지방을 축적하는 것은 혈액에 있는 독소를 안전하게 저장하기 위한 인체의 방어 시스템이라 볼 수 있습니다. 혈액에 독소가 많아지면 지방세포를 합성해서 독소를 저장한다는 것인데, 독소 함유량이 많은 음식을 섭취해도 살이 찐다는 것입니다. 높은 칼로리뿐만 아니라 독소도 비만을 일으키는 주요 원인이라는 것이죠.

마른 체형인데도 중부지방 뱃살이 계속 나온다면, 독소가 많은 음식을 먹는 것은 아닌지 확인해 볼 필요가 있습니다. 비만의 문제는 2가지입니다. 칼로리가 문제냐, 독소가 문제냐. 답은 명확합니다. 칼로리냐 독소냐, 둘 다 문제로다!

과잉의 영양소도 지방세포를 합성시키고, 과잉의 독소도 지방세포를 합성시킵니다. 아무리 다이어트를 해도 살이 빠지지 않는 사람은 여러 가지 화학 물질이 들어 있는 음식물부터 피해야 합니다. 똑같은 칼로리를 섭취하더라도 화학 물질이라는 독소가 함유된 음식물을 많이 섭취하면 인체는 독소를 저장하기 위해 지방세포를 많이 합성합니다. 체내에서 독소가 되는 성분이 들어 있는 음식물만 피해도 비만을 예방하고 다이어트를 하는 데 아주 큰 도움이 됩니다.

만병의 근원인 스트레스도 줄여야 합니다. 스트레스를 받으면 코르티솔이라는 스테로이드호르몬이 분비됩니다. 코르티솔은 단백질을 포도당으로 전환해서 혈액의 포도당 수치를 올리는데, 이것은 인슐린 저항성뿐만 아니라 체지방 증가로 이어집니다. 스트레스가 근육을 줄이고 체지방을 늘리는 것이죠. 지방세포에서도 코르티솔이 분비되기 때문에 악순환이 계속 일어납니다.

간 기능이 저하되면 간의 글루코겐 저장 능력이 떨어집니다. 글루코겐으로 저장되지 못한 잉여의 포도당은 지방산으로 전환됩니다. 간 기능 저하는 영양소 대사 능력 저하로 이어져 많은 지방산이 축적되고, 이것은 또 지방세포의 합성을 유도합니다.

간 기능이 저하되면 혈액의 독소가 중화되어 처리되지 못하기 때문에 독소를 저장하기 위해 지방세포의 합성이 증가합니다. 비만을 해결하고 다이어트를 하는 과정에서도 간의 역할이 아주 큽니다. 간에 병사와 무기를 공급해서 간의 능률을 올려 주는 간장약을 복용하면 다이어트에도 도움이 됩니다. 비만에서 가장 중요한 포인트는 과잉의 영양소, 과잉의 독소, 간 기능 저하, 미네랄 부족, 물 부족, 운동 부족입니다.

비만하면 일단 혈액이 탁해지고 혈액순환 장애가 일어납니다. 혈액이 탁해지고 혈액순환에 문제가 생기면 간 기능에 과부하가 걸리고 대사증후군이 친구처럼 따라옵니다. 일반인보다 비만인이 간 기능 저하가 더 많이 발생하고, 간 질환에 더 잘 걸릴 수밖에 없는 상황이 벌어지는 것입니다.

간에 과부하가 걸려 간 기능이 떨어지면 혈액이 더욱더 탁해져서 인체를 구성하는 세포들의 건강도 위협받습니다. 간뿐만 아니라 모든 장기와 조직에 영향을 끼쳐서 아주 다양한 질병을 일으키는 것입니다.

비만인은 대사증후군과 암 발병률이 높다는 건 통계치를 보지 않아도 가늠할 수 있습니다. 곡류, 채소, 과일 외의 음식만 끊어도 살을 뺄 수 있습니다. 외부 공기와 차단된 밀봉 식품만 멀리해도 다이어트를 할 수 있다는 말입니다.

다이어트를 하려면 곡류 중에서 정제 탄수화물인 백미와 밀가루는 피해야 합니다. 〈대장 이야기〉에서 언급한 대로 먹고 운동까지 곁들인다면 굶지 않고 살을 뺄 수 있습니다. 물론 물을 충분히 마시는 건 기본입니다. 독소 배출을 돕는 가장 기본적인 물질이 물이기 때문에 물을 충분히 마시지 않으면 모든 노력이 무용지물이 되기 쉽습니다.

소화기관은 물론이고 모든 장기와 조직이 간과 연결되듯이 비만도 간이랑 긴밀하게 연결되어 있습니다. 모든 길은 로마로 통한다는 말이 있듯이 우리 인체에서 모든 길은 간으로 통한다, 라고 정리할 수 있습니다.

독소
이야기❷

옛날에는 영양소 결핍으로 인체가 병들었다면, 지금은 영양소 과잉으로 인체가 병들고 있습니다. 옛날에는 못 먹어서 인체가 병들었고, 지금은 잘못 먹어서 인체가 병드는 셈입니다. 높은 칼로리의 영양소 과잉과 독소가 되는 각종 화학 물질 과잉으로 인체가 몸살을 앓는 것이죠.

우리 인체에 해를 끼치는 모든 물질이 독소입니다. 인간이 만든 각종 화학 물질뿐만 아니라 자연에 존재하는 많은 물질이 독소로 작용합니다. 인공 색소, 향료, 화학 조미료, 인공 감미료, 방부제, 농약, 석유화학 제품, 인공 화학 물질, 정제염, 설탕, 액상과당, 단백질 독소, 활성산소, 세균, 바이러스, 진균류, 원충류, 약물, 중금속, 호르몬, 과도한 영양소, 최종당화산물 외에 많은 독소가 있습니다.

인간이 알고 있는 성분만으로 경우의 수를 생각해도 어마어마하게 나옵니다. 20개의 아미노산이 1000개 연결되면 20을 1000번 곱하는 경우의 수가 나옵니다. 거기에 탄소고리 하나가 붙고 떨어지고 탄수화물, 지질류, 미네랄 등이 붙고 떨어짐에 따라 경우의 수는 무한대로 나옵니다.

이렇듯 복잡하게 얽혀 있는 자연계에 존재하는 물질을 우리 인간이 다 알 수는 없는 노릇이라 극히 일부만 아는 것입니다. 이 모든 것은 우리 우주님만 알 수 있죠. 인간이 알 수 없는 수많은 단백질이 존재하는데, 어떤 단백질은 효소라는 아군이 되어 우리 몸을 보호하고, 어떤 단백질은 독소라는 적군이 되어 우리 몸을 위협합니다. 단백질뿐만 아니라 자연계에 존재하는 수많은 물질이 아군이 되기도 하고 적군이 되기도 합니다.

우리 인간이 좀 더 겸손해지는 것이 우주님을 대하는 예의가 아닐까 합니다. 나열한 독소 중에 최종당화산물이란 낯선 물질이 보입니다. 체내에 포도당, 과당 같은 당류가 많아지면 당에 아미노산이나 단백질이 달라붙어 기능적인 이상을 초래하는데, 이 반응이 당화 반응이고, 이 당화 반응으로 생긴 이상 물질이 최종당화산물입니다. 〈과당 이야기〉에서 살짝 언급한 당단백질이 최종당화산물입니다.

최종당화산물은 세포를 손상하고 만성 염증을 일으키며, 동맥에 손상을 일으켜 동맥질환을 유발할 수 있습니다. 인체 모든 조직에 영향을 미치는 것인데 과도한 활성산소와 유사하다고 보면 됩니다. 한마디로 발암 물질인 것이죠.

설탕, 액상과당, 화학 첨가제가 많이 함유된 가공식품도 당화 반응을 촉진시키고, 120도 이상의 고열로 요리할 때 당화 반응이 높아진다고 알려져 있습니다. 음식의 최적 건강 요리법은 물에 끓이거나 찌는 것입니다. 간접적인 불의 도움을 받아 뜨거운 물로 요리하는 것이 가장 건강한 요리법입니다.

당화 반응과 관련된 혈액 검사 항목이 있는데, 당화혈색소(HbA1c)입니다. 혈액의 포도당이 적혈구의 헤모글로빈과 결합해서 당화 반응을 일으킨 것입니다. 적혈구는 4개월 정도의 수명으로 교체되는데, 당화혈색소의 정도를 파악함으로써 몇 달 동안의 혈액 내 포도당 수치를 판단합니다. 적혈구의 주요 임무는 산소 사랑인데, 당화 작용으로 인해 헤모글로빈에 산소가 아닌 포도당이 붙어 버렸습니다. 당화혈색소 수치가 높으면 건강한 적혈구라고 할 수 없습니다.

당뇨를 아주 가볍게 생각하는 사람이 많은데 인체의 장기와 조직에 미치는 영향은 엄청 큽니다. 당뇨가 문제가 아니라 그 합병증이 큰 문제를 일으키기 때문에 몸 관리에 신경 써야 합니다. 우리 인간은 좋든 싫든 독소 물질에서 자유로워질 수 없습니다. 독소 없이는 살아갈 수 없는 것이죠. 인간과 함께 하는 다양한 독소는 인체에 해를 끼치는 적이 되기도 하고, 인체를 튼튼하게 만들어 주는 아군이 되기도 합니다.

고사리는 푹 삶아서 일정 시간 물에 담가 두어야 그 안의 독소가 빠져 안전하게 먹을 수 있습니다. 우리가 그냥 섭취하는 많은 종류의 채소류에는 독소가 없을까요? 당연히 독소가 존재합니다.

인간이 아는 성분이든 모르는 성분이든 모든 음식에는 독소가 존재합니다. 그 함량이 미량이기 때문에 인간의 건강에 큰 영향을 미치지 않는 것입니다.

인체로 들어온 미량의 독소는 간에서 가볍게 해독하여 배출하기 때문에 우리는 건강한 삶을 유지할 수 있습니다. 하지만 간의 해독 능력을 초과해서 독소가 들어오면 잉여의 독소는 혈류를 따라 모든 장기와 조직에 영향을 미칩니다. 인체에 들어오는 독소의 양도 문제겠지만 간의 해독 능력에 따라서 인체의 건강이 좌우될 수도 있기 때문에 간의 건강이 참으로 중요합니다.

인간이 너무 깨끗한 음식만 먹고 위생적으로 너무 청결하게 생활하면 오히려 면역력이 떨어진다는 것이 위생 가설입니다. 위생 가설은 대부분의 전문가가 인정하여 위생 정설이 되고 있으며 여러 실험에서도 확인되었습니다. 무균 상태에서 성장한 동물은 면역 기관이 제대로 발달하지 않는 게 대표적인 실험인데, 당연한 결과입니다.

인간이 태어나고 성장하는 동안 외부 환경에서 다양한 물질(영양소, 독소)과 세균, 바이러스 등을 접하는데 많이 접하면 접할수록 면역 경험이 높아집니다. 이렇게 성장하는 과정에서 독소, 세균, 바이러스, 등의 외부 환경에 노출된 만큼 인체의 면역 부대도 더 발달하고 튼튼해진다는 것입니다.

채식을 즐기는 동양인은 서양인보다 면역력이 높습니다. 독감 사망률을 봐도 서양인보다 동양인의 면역력이 높다는 걸 확인할 수 있습니다. 다양한 채소를 비롯해 김치, 된장, 간장 같은 발효 음식을 먹은 한국인이 서양인보다 면역력이 높습니다.

다양한 채소와 발효 음식의 관점이 아니라 독소의 관점에서 면역력을 비교해 볼 수도 있을 것 같습니다. 저만의 관점입니다. 우리가 먹는 많은 채소에는 인간이 아는 독소든 모르는 독소든 아주 다양한 독소가 함유되어 있습니다. 한국인은 어릴 때부터 채소를 많이 먹으면서 성장합니다. 채소와 더불어 다양한 독소도 많이 먹으면서 성장합니다. 채소에 함유된 다양한 독소가 체내에 들어옴으로써 인체의 면역 경험이 많아지고 면역력도 그만큼 튼튼해지는 것이죠.

정제 탄수화물과 인스턴트, 가공식품으로 넘쳐나는 서양인과는 비교할 수 없을 정도로 다양한 면역 경험을 하기 때문에 면역력이 우세할 수밖에 없습니다. 근데 한국도 서서히 서양 식단을 따라가니 문제입니다. 음식 문화로 본다면 한국이 강대국이라 볼 수 있습니다.

역사적으로 고구려 군대가 왜 그렇게 강하고 튼튼했는지 살펴보는 것도 좋은 비유일 것 같습니다. 좌로는 수나라와 당나라, 위로는 여진과 돌궐족 등의 북방 유목민, 남쪽으로는 신라와 백제의 위협을 받는 나라가 고구려입니다. 고구려를 둘러싼 나라들의 국방력은 인체의 외부 환경이고, 고구려 국방력은 인체의 면역력입니다.

외부 환경에 있는 적들과의 전투는 고구려 군대를 강하게 만들었고, 강해진 고구려는 누구도 쉽게 위협하지 못하는 존재가 되었습니다. 이처럼 막강한 고구려를 잘못 건드렸다가 망한 나라가 있으니 바로 수나라입니다. 부자지간에 왕국을 세우기도 하고 망하기도 했으니 참으로 보기 드문 역사입니다.

우리 인체도 독소를 포함한 다양한 외부 환경에 노출됨으로써 다양한 면역 경험을 겪습니다. 다양한 면역 경험은 면역력 상승으로 이어집니다. 크론병, 충수염, 아토피 등의 면역 과잉 질환은 인간의 면역 경험 부족으로 면역 부대가 제대로 훈련받지 않아서 일어나는 것입니다. 면역 경험이 제대로 이루어지지 않으면 인체의 면역 부대가 제대로 성장할 수 없는 것이죠.

비만을 비롯하여 인체를 논할 때 독소는 나쁘고 인체에 해롭다고 했는데, 여기서는 다양한 독소를 경험하라고 이야기합니다. 논리가 충돌하는 모양새입니다. 우리 인간은 태어나서 성장하는 동안 양기가 충만해지고 양기가 우세한 체질이 됩니다. 30대는 음양의 균형을 이루지만 40대가 되면 음양의 밸런스가 무너지고 서서히 양기도 떨어집니다. 태어나서부터 양기가 충만한 30대까지는 다양한 면역 경험을 통해 인체의 면역력을 튼튼히 하고, 양기가 떨어지는 40대부터는 간 능력에 과부하가 걸리지 않도록 조금씩 외부 독소를 줄임으로써 건강을 유지해 가면 됩니다.

20대, 30대도 건강에 문제가 있다면 외부 독소의 유입을 차단해서 건강을 회복해야겠죠. 면역 경험이라고 해서 독소가 들어 있는 음식을 많이 섭취하라는 게 아닙니다. 음식을 가리지 말고 이것저것 골고루 먹어서 면역 경험을 많이 하라는 것입니다. 양기가 떨어지고 나이가 들면 들수록 음의 음식보다는 양의 음식을 먹고, 독소가 들어 있는 식품을 줄여 간다면 한층 더 건강한 생활을 유지할 수 있습니다.

우리가 살아가는 인간사 역시 나쁜 환경이 약이 될 수도 있고, 좋은 환경이 오히려 독이 될 수도 있습니다. 체내의 독소도 인간사의 이치와 같습니다. 세상에는 좋은 것도 없고 나쁜 것도 없습니다. 다만 상황이 그렇게 만들 뿐입니다.

간염
이야기

간염은 모르는 사람이 없을 정도로 유명한데, 한마디로 간에 염증이 생기는 질환입니다. 너무 쉽죠? 간염을 일으키는 원인으로 바이러스, 약물, 독소, 알코올 등 여러 가지 외부 요인이 있겠지만 가장 중요한 것은 바이러스 간염입니다. 간염을 일으키는 바이러스의 종류가 대략 6가지라고 하는데, 더 많은 종류가 존재할 가능성도 높습니다. 바이러스는 변종을 쉽게 일으키는 놈이거든요.

보통 A형 바이러스, B형 바이러스, C형 바이러스를 말합니다. A형 바이러스 간염은 독감처럼 급성으로 지나가는 질환이고, C형 바이러스 간염은 혈액을 통해 감염되며 만성간염으로 진행되는 경우가 많습니다. A형이든 B형이든 C형이든 간염 바이러스의 종류와 상관없이 인체의 면역력만 튼튼하게 유지하면 항체는 저절로 생성되고 간염으로부터 인체를 보호할 수 있습니다.

B형 바이러스 간염이 가장 많은 비중을 차지하는 대표적인 간

염이기 때문에 B형간염에 대해 알아보겠습니다. 어떤 경로를 통해 B형간염 바이러스에 인체가 전염되면, 림프구 부대를 비롯한 백혈구 부대가 적을 감지하고 항체 생성과 더불어 바이러스를 물리칩니다. 그런데 면역 부대인 백혈구 부대의 대항력 부족으로 간염 바이러스에 제대로 대항하거나 제압하지 못하는 상황이 일어나기도 합니다.

이렇게 되면 간염 바이러스는 인체의 간세포와 동거하기 시작합니다. 이성과의 동거는 모르겠지만 간염 바이러스와의 동거는 아주 나쁜 것이죠. 간염 바이러스가 있는 듯 없는 듯 평생 조용히 동거하면 아무 문제가 없을 텐데, 동거를 벗어나 증식을 시작하여 주도권을 잡으려고 합니다.

증식된 바이러스는 간에만 머무르지 않고 혈류를 타고 인체를 돌아다니기 시작합니다. 혈류에 급격히 늘어난 바이러스를 감지한 우리의 면역 부대는 그제야 간염 바이러스의 주둔지인 간세포를 공격합니다. 간염 바이러스는 간염을 야기하는 원인이 될 뿐 간염을 직접 일으키는 것은 바이러스가 아니라 우리 인체의 면역세포입니다. 간염 바이러스를 초기에 진압하지 못하고 동거하다가 바이러스가 증식하자 위기감을 인지한 면역 부대가 간에서 전투를 벌이는 것이 간염입니다.

간에서 큰 전투가 벌어질수록 간세포가 많이 파괴되고, 그로 인해 간 수치가 높게 올라가는 급성 간염이 발생합니다. 이 전투에서 인체의 면역 부대가 주도권을 노리는 증식된 바이러스를 무난히 제압하고 다시 동거로 돌아가면 비활동성 간염이 됩니다. 증식된 바이러스뿐만 아니라 간에 주둔하는 바이러스의 근거지를 공격해서 동거 생활을 완전히 청산할 수도 있습니다. 이것이 간염을 완치하는 과정입니다. 항체 생성과 더불어 간염 바이러스에 면역력이 생기는 것이죠.

하지만 바이러스와의 전투가 장기전으로 치열해지면 간세포가 더욱 파괴되고 간염이 심해질 수도 있습니다. 이 상황이 만성 활동성 간염입니다. 활동성 간염이 장기간 지속되면 많은 간세포가 파괴되고, 그 자리를 빨리 복구하기 위한 시스템으로 간세포의 섬유화가 일어납니다. 흔히 말하는 간경화(간경변)입니다. 간 조직에 흉터가 생기는 것이 간섬유화인데, 피부 흉터는 인체 외부에 노출되어 있지만 장기의 흉터는 조직 내 세포들 간의 장애물이 됩니다.

간은 딱딱하게 섬유화된 간 조직을 보상하기 위해 간세포를 재생합니다. 이 재생세포가 섬유화된 간 조직 사이로 올라옵니다. 간경화가 더욱 진행되면 간이 울퉁불퉁해지는 현상이 일어나는 것입니다. 간세포 사이로 섬유화된 조직이 늘어나면 혈액의 이동 통로인 모세혈관이 차단됩니다. 세포의 환경이 되는 세포간질액은 혈액으로부터 산소를 제대로 공급받지 못하는 환경에 처합니다.

이렇게 되면 간세포도 산소를 제대로 공급받지 못하는 상황이 됩니다. 간세포가 외부로부터 고립되는 것이죠. 세포자멸사 프로그램에 의해 대부분의 고립된 세포는 자멸하는데, 그 상황을 뚫고 살아남은 세포가 바로 암세포입니다. 이렇게 생긴 암세포를 우리의 면역 부대가 깔끔하게 물리쳐 없애 주지만, 간경화 상태의 간은 그렇게 하지 못하기 때문에 암세포가 간 조직에 자리 잡고 증식합니다. 간암이 발생하는 것입니다. 간염, 간경화(간경변)와 연관 지어 간암을 설명했는데, 원인은 다를 수 있지만 과정은 비슷합니다.

B형간염은 항원, 항체 검사로 판단합니다. B형간염 바이러스(Hepatitis B Virus, HBV), 항원(Antigen, Ag), 항체(Antibody. Ab)로 표시하는데, 항체를 총칭해서 면역글로불린(immunoglobulin, Ig)으로 표시합니다. B형간염 바이러스를 나타내는 항원은 HBsAg와 HBeAg가 있습니다. HBsAg는 표면 항원으로 B형간염 바이러스의 감염 여부를 판단하는 항원입니다. HBeAg는 활동성을 확인하는 항원으로 바이러스가 활동성으로 증식하는지, 전염성이 있는지 확인하는 항원입니다.

B형간염 항체는 HBsAb, HBeAb가 있습니다. 표면 항원과 활동성 항원에 대한 항체가 있는지 확인하는 것인데, 만성 B형간염 보균자는 HBeAb를 통해 활동성 항원에 대한 항체가 있는가를 중요하게 봅니다. 보통 간염 항체가 생겼다고 하면 HBsAb가 생겼다는 말입니다. 인체의 면역 부대가 간염 바이러스를 물리치고 간염 바이러스에 대한 면역력이 생겼다는 것입니다.

B형간염 보균자가 간장약을 복용하여 항체를 생성하고 간염에서 해방되는 경우가 아주 많습니다. 간장약을 제대로 복용하면 짧게는 2개월에서 6개월, 길어도 1년 안에 대부분의 간염 환자가 항체를 생성할 수 있습니다. 물론 음식 습관과 생활 습관도 좀 바꿔

야겠죠. 삶을 살아가는 데도, 약을 복용하는 데도 마음가짐이 중요합니다. 반드시 치료할 수 있다는 마음가짐으로 복용해야 좋은 결과를 만들어 낼 수 있습니다.

간장약을 복용했지만 항체가 생기지 않는 경우도 있습니다. 사람마다 체질이 다르고 간의 상태가 다르기 때문이죠. 이때는 간장약 외에 추가 지원군을 투입하여 면역 부대에 좀 더 힘을 실어 줌으로써 항체 생성을 해결할 수도 있습니다. 모든 일에서 안 된다고 생각하면 될 일도 안 되고, 된다고 생각하면 안 될 일도 되게 만드는 것이 세상사의 이치입니다.

B형간염은 항체의 생성 유무가 치료 기준이 됩니다. 실제로 항체가 생성되면 대부분의 간염 환자는 간염에서 벗어납니다. 그런데 항체는 생겼는데도 항원을 완전히 제압하지 못한 항체가 (HBsAg-HBsAb, HBeAg-HBeAb) 항원과 팽팽하게 힘을 겨루는 경우도 있습니다. 이제껏 한 사람 봤는데 희한한 경우입니다.

40년 넘게 간염 바이러스에 주도권을 넘긴 채 동거해 온 인체가 드디어 면역 부대의 전력 상승을 이루어 냄으로써 동거를 청산하는 상황이 되었습니다. 동거를 청산하기 위해 항체도 만들고 바이러스에 대항하지만, 40년 넘도록 함께 동거해 온 바이러스도 쉽게 물러서지 않는 상황이라 볼 수 있습니다. 설마 그동안에 쌓인 정 때문에 인체의 면역세포가 양보하는 건 아니겠죠. 인체의 면역 부대와 바이러스가 팽팽하게 힘을 겨루는 상태로 보입니다. 우리 아군의 면역력만 조금 더 올려 준다면 이 팽팽한 균형이 무너지고 바이러스와의 동거를 완전히 청산할 수 있을 것입니다.

태어날 때부터 40년 넘게 B형간염 바이러스와 동거해 온 그 한 사람도 간장약을 복용함으로써 간염 항체를 생성했습니다. 간경화 상황에서 간경화를 물리치고 항체도 생성되었지만 바이러스를 완전히 소탕하기에는 면역력이 조금 부족했던 것 같습니다. 외부의 추가 도움을 받음으로써 조만간 면역 부대가 주도권을 쥐면 이 팽팽한 균형이 무너질 것입니다. 이제 간이 동거를 완전히 청산함으로써 간염 바이러스와 영원히 이별할 것입니다.

간세포의 재생을 돕고 간세포 하나하나의 능률을 올려 주면 간의 면역력이 높아질 수밖에 없습니다. 병사와 무기를 공급함으로써 간의 군사력을 높여 주는 것이 간장약입니다. 인체 건강을 위해 빼놓을 수 없는 면역증강제라 볼 수 있습니다. 간이 튼튼해지고 간세포의 능률이 올라가면 대사, 해독, 면역 기능이 향상되고 혈액 정화 능력도 향상됩니다. 혈액이 맑아지고 건강해지면 체내의 개개 세포도 균형 있고 건강한 생명 활동을 유지할 수 있습니다.

세포가 건강하게 유지되면 우리 인체도 건강하게 유지될 수밖에 없습니다. 남녀노소 불문하고 1순위 영양제는 간장약이라고 주장하는 이유입니다. 간 질환자나 만성질환자는 1일 3회, 1회 2캡슐씩 복용하면 되는데 상황에 따라 용량을 늘려도 됩니다. 특별한 질환은 없지만 음주가 잦거나 스트레스가 많은 사람은 1일 2회, 1회 2캡슐씩 복용하고, 건강을 자부하는 사람은 하루 2~3캡슐을 나눠서 복용하면 됩니다.

간장약을 꾸준히 복용하면 확실히 감기에 덜 걸립니다. 감기에 걸리는 빈도가 줄어들 뿐만 아니라 감기에 걸려도 증상이 가볍게 지나갑니다. 지금 전 세계적으로 코로나19 때문에 큰 문제가 되고 있습니다. 코로나19도 바이러스입니다. 앞에서 소개한 간장약을 복용하면 코로나19에 효과가 있을까요, 없을까요?

간에 어떤 질환이 발생하면 간뿐만 아니라 다양한 장기와 조직에 큰 영향을 미치기 때문에 간의 건강은 참으로 중요합니다. 간염 등으로 간 건강이 무너지면 간의 3대 주요 기능인 대사 작용, 해독 작용, 면역 작용에 문제가 생깁니다.

3대 작용 외에도 간은 혈소판 생성 인자와 혈액 응고에 관련된 다양한 물질을 합성합니다. 간에 문제가 생기면 지혈 작용이 떨어지고 체내에서 출혈이 발생합니다. 그러면 잇몸에서 피가 나고, 코피를 자주 흘리고, 멍이 자주 들고, 모세혈관 출혈에 의해 피부가 붉어지는 증상이 나타나기도 합니다.

간은 인슐린, 아드레날린, 에스트로겐 같은 호르몬을 파괴하는 작용을 하는데, 이 기능에 문제가 생기면 혈당 조절과 자율신경 조절이 어려워집니다. 남성에게도 분비되는 에스트로겐이 인체에 쌓이면 남성인데 여성형 유방이 생기고 암 발병 확률이 높아질 수 있습니다.

간 기능 저하로 에스트로겐 수치가 높아지고 혈액이 탁해지면 성욕 저하, 발기부전 등의 증상이 나타나 남성 정력 감퇴로 이어집니다. 간은 알부민 같은 혈액 속 단백질 농도를 조절함으로써 혈액의 삼투압을 유지해 주는데, 이것이 무너지면 혈압 조절에도 장애가 생기고 삼투압에 의해 복수도 차오릅니다. 복수는 간염 등으로 간이 폐색되어 간문맥 혈액이 정체되면서 차오르기도 합니다.

간 폐색으로 간문맥이 정체되면 비장, 췌장, 쓸개에서 정맥혈이 정체되어 장기 비대증을 유발하고 장기 출혈과 염증을 야기합니다. 위, 소장, 대장에서 간문맥혈이 정체되면 각종 장염과 장출혈이 일어나고 정맥 식도 출혈과 염증이 발생하는데, 정맥혈이 간문맥으로 들어가는 모든 장기가 영향을 받는 것입니다.

간의 기능이 500가지가 넘는다고 합니다. 하지만 우리 인간이 알아낸 수치일 뿐 간은 그보다 훨씬 많은 기능을 수행할 것입니다. B형간염 환자에게 간염 항체가 생성되면 B형간염이 치료되는 것이고, 간염은 더 이상 간경화, 간암으로 진행되지 않습니다.

B형간염의 근본 원인은 간염 바이러스가 아니라 인체 면역력입니다. 바이러스는 인간이 늘 함께 할 수밖에 없는 존재입니다. 감기든 독감이든 간염 바이러스든, HIV(에이즈 바이러스)든 어떤 바이러스에 걸려도 물리쳐 버리는 면역력만 충분하다면 건강을 유지할 수 있습니다.

면역에 관련된 문제는 어느 한 가지 방법으로 간단하게 해결할 수 있는 게 아닙니다. 하지만 면역력이 튼튼해지는 다양한 방법을 실천한다면 더욱 건강한 삶을 유지할 수 있습니다. 간은 우주님이 우리 인간에게 준 크나큰 선물입니다. 간의 소중함과 고마운 마음을 가슴 깊이 새겨야겠습니다.

캔서
이야기

인체는 수많은 대사 작용이 상호보완적으로 복잡하게 연결되어 일어남으로써 건강 밸런스가 유지됩니다. 세월이 흐르면서 유기적으로 잘 돌아가던 대사 작용이 조금씩 고장 나듯이 인체의 건강 밸런스도 조금씩 무너지기 시작합니다.

포도당이 미토콘드리아에 들어가서 산소 호흡(산화적 인산화 반응)을 거치면 ATP 에너지와 물, 이산화탄소로 대사되는 과정을 거칩니다. 이런 산소 호흡 경로로 가지 않고 바로 무산소 호흡인 발효 과정을 거치는 세포가 암세포입니다.

발효 과정을 거치면 에너지 생산이 엄청 비효율적이지만, 암세포는 이 비효율적인 에너지 방식에 적응하고 살아갑니다. 무산소 호흡인 발효 과정만 거치면 에너지 생산 효율이 떨어지기 때문에 에너지 보상을 위해 암세포는 더 많은 포도당을 흡입하고 젖산도 많이 쌓이는 것입니다. 암세포는 도대체 왜 이러는 걸까요? 산소가 세포로 공급되지 않는 척박한 상황에서 살기 위한 고육지책으로 보입니다.

또한 암세포는 에너지 생산 능력이 떨어지니 더 많은 포도당을 끌어들이기 위해 혈관을 새롭게 만들어 냅니다. 이것을 혈관신생이라고 부릅니다. 증식 속도도 일반 세포와는 비교할 수 없을 정도로 빠릅니다. 이것도 척박한 환경에서 살아남기 위한 방편으로 보입니다.

현대의학은 암을 유전적 결함에 의한 체세포 돌연변이라고 정의하며 염색체 이상의 관점으로 바라봅니다. 유전 요인에 의한 것으로 암을 정의하기 때문에 당연히 유전자 이상의 관점에서 치료할 수밖에 없는 겁니다. 유전자 돌연변이를 암의 원인으로 보기 때문에 현재의 항암요법을 사용하는 것이죠.

방사선과 화학요법으로 치료하면 정상적인 인체 세포도 큰 타격을 받습니다. 암세포와 싸워서 몸을 건강하게 유지해 주는 우리의 백혈구 부대도 큰 타격을 받기 때문에 면역력이 현저하게 떨어집니다. 한마디로 면역 부대가 초토화된다고 볼 수 있습니다.

한편 유전자 변이가 아니고 대사 관련 질환의 관점으로 바라보는 전문가도 많습니다. 암은 대사 질환이라고 설명하는 책도 다양하게 나와 있습니다. 저는 대사 관련 질환을 주장하는 의견에 전적으로 동의합니다. 대사 질환이기 때문에 식이요법, 영양요법, 자연요법, 한방요법 등으로 치료되는 사례가 많은 것이죠.

우리 몸은 하루에 수천 개에서 수만 개의 암세포가 생긴다고 합니다. 이런 수치는 정확하게 측정하기 어려워서 전문가에 따라 차이가 납니다. 하루에 수천 개가 생기든 수만 개가 생기든 하루에 몇 천 개의 암세포가 생긴다니 놀라운 사실입니다. 저도 그렇고 누구나 수천 개의 암세포가 생기는 것입니다. 현대의학의 관점으로 본다면 우리 모두 잠재적 암 환자입니다.

하지만 이렇게 생긴 암세포는 우리 몸을 순환하면서 정찰하고 방어하는 백혈구 면역 부대에 진압되어 사라집니다. 우리 인간은 면역 부대의 도움으로 몸의 밸런스를 유지하면서 건강하게 생활하는 것이죠.

방사선과 화학요법 치료를 하면 암세포를 조기에 진압해서 우리 몸을 건강하게 유지시켜 주는 백혈구 부대가 무장해제를 당해 버립니다. 항암요법으로 눈에 보이는 몇 센티미터짜리 암세포를 줄이기 위해 인체의 방어 시스템인 백혈구 부대를 약화시키고 무력화시키는 것입니다. 암 조직이 발생했다는 것은 누구나 생긴다는 수천 개의 암세포를 백혈구 부대가 진압하지 못한 것인데, 항암요법으로 약해진 백혈구를 더욱더 약하게 만들어 버리는 형국입니다.

암은 전이된다고 합니다. 모든 전문가가 전이된다고 합니다. 저는 생각이 다릅니다. 암은 전이되는 게 아니라 다른 조직에 새롭게 생기는 거라고 판단합니다. 암은 전이되는 것이 아니라고 주장하는 전문가는 어디에도 없습니다. 하지만 어딘가에 있을 거라고 생각합니다. 암 조직이 전이되는 게 아니라는 근거를 제시하라고 할수도 있습니다. 그런데 암이 전이된다는 명확한 근거도 없습니다.

그냥 암 조직이 떨어져서 혈관을 타고 다른 조직에 정착한다는 것입니다.

암 조직이 떨어져서 다른 조직에 자리 잡은 것이 암 전이인데, 적혈구가 겨우 통과할 수 있는 모세혈관을 뚫고 나가 백혈구가 득실거리는 혈액을 타고 심장을 거쳐 다시 다른 조직의 모세혈관을 뚫고 새로운 조직에 무사히 정착해야 암 전이가 됩니다. 림프구가 득실거리는 림프관을 통해 다른 조직으로 전이된다는 것도 마찬가지입니다.

누구나 하루에 수천 개의 암세포가 생기는 것인데, 암 전이는 다른 장기와 조직에 생긴 암세포가 새롭게 자리 잡고 증식한 것이라는 주장이 더 타당하지 않을까요?

대부분의 전문가는 암이 유전자 질환이기 때문에 타고난 체질과 물려받은 유전자에 의한 발생률이 높다고 말합니다.

기본적으로 타고난 유전자는 어쩔 수 없지만, 그 유전자가 암의 근본 원인이 아니라 인체의 대사 과정에서 문제가 생김으로써 특정 부위에 발생하는 것이 암입니다. 누구나 체질에 따라 강한 부위가 있고 약한 부위가 있기 마련입니다. 약한 부위에 질환이 왔다고 해서 체질 때문이라고 할 수는 없는 것이죠.

몸이 산성화되고 독소와 노폐물이 쌓이면 혈액이 탁해지고, 혈액이 탁해지면 다른 장기와 조직에 염증을 야기하고, 심해지면 세포로 산소를 공급하는 것도 막혀 버립니다. 그렇게 되면 암도 성장하는 것이죠.

제가 정리한 암 발생 원인 3가지를 이야기하겠습니다.

첫 번째, 혈액순환 장애로 인한 산소 결핍입니다.

다양한 원인에 의해 혈액이 탁해지고 혈액순환이 떨어지면 혈액은 장기 구석구석까지 도달하지 못합니다. 그럼 세포가 고립되는 것이죠. 고립된 세포는 혈액으로부터 각종 영양소와 산소를 제대로 공급받지 못합니다.

적혈구가 모세혈관으로 원활하게 들어가지 못하면 세포에 산소를 배달할 수 없습니다. 세포에 산소를 제대로 공급하지 못하면 체내 세포는 에너지원인 ATP가 부족하여 스스로 파괴됩니다. 산소가 제대로 공급되지 않으면 미토콘드리아에서 산화적 인산화 과정이 이루어질 수 없기 때문에 세포가 손상을 입고 자멸하는 것입니다. 지속적으로 이러한 과정이 반복되면 저항성이 생기는데 이러한 무산소 환경을 극복하고 살아남은 세포가 암세포입니다.

산소가 없는 척박한 환경이 되고 세포가 손상을 받으면 세포자멸사 프로그램에 의해 정상 세포는 파괴됩니다. 하지만 저항성을 획득한 세포는 종양 억제 물질에 저항성을 나타내고 종양 활성 물질을 분비하면서 증식해 나갑니다.

이렇게 해서 암이 증식하는데 포도당과 과당, 일부의 글루타민만 에너지원으로 이용하기 때문에 암세포는 부족한 에너지원, ATP를 보상받기 위해 포도당을 더욱더 흡입합니다. 암세포는 에너지 대사 효율이 떨어지기 때문에 더 많은 먹잇감을 확보하기 위해 혈관신생을 만들어 생명을 유지합니다.

암세포도 살아남기 위해 발버둥 친 결과로 볼 수 있습니다. 산소가 부족하기 때문에 다른 방법을 찾아 유전자 변이를 일으켜서 자기만의 생존 방식을 터득한 것이죠. 이런 척박한 상황에서 유전자 변이를 일으켜 살아남는 데 성공한 암세포는 자신만의 세계를 만들어 가며 증식합니다.

첫 번째 원인을 정리하자면, 외부로부터 고립된 인체 세포가 산소를 제대로 공급받지 못하는 척박한 상황에서 스스로 살아남기 위해 변이를 일으켜 정착한 것이 암이라 볼 수 있습니다. 암은 유전 질환이 아니라 대사 과정의 문제로 생긴 대사 질환이라고 보는 것이 타당합니다. 에너지 대사 과정의 문제만 제대로 해결한다면 암은 치료할 수 있습니다.

두 번째, 인체의 백혈구 부대인 면역 부대의 약화로 인한 면역력 저하입니다.

암세포가 1차로 생겼다 해도 우리의 백혈구 부대가 튼튼하고 면역력이 강하다면 충분히 제거할 수 있습니다. 누구나 하루에 수천 개가 생기는 것이 암세포인데, 우리 면역 부대가 암세포의 정착과 증식을 허락하지 않고 제압하기 때문에 건강한 생활을 유지하는 것입니다. 건강 유지를 위해 우리의 면역 부대가 이렇게 중요합니다. 그런데 암세포를 우리의 면역 부대가 제대로 제거하고 처리하지 못하면 암세포는 자리를 잡고 증식해 나갑니다.

두 번째 원인을 정리하자면, 백혈구라는 면역 부대의 힘이 약해짐으로써 인체의 암세포가 제압되지 못하고 증식, 성장한 것이 암 조직이라고 볼 수 있습니다. 암 표적 세포로 유명한 NK세포가 대표적인 림프구인데, NK세포를 비롯한 백혈구 부대의 종합적인 협동 작용으로 암세포를 충분히 물리칠 수 있습니다. 백혈구 부대를 강하게 만들고 면역력을 튼튼하게 만들면 암 조직을 파괴할 수 있는 것입니다.

세 번째, 신장에 붙어 있는 부신피질호르몬과 부신수질호르몬의 기능 저하입니다.

이것은 첫 번째, 두 번째 원인을 일으키는 간접적인 원인이라 볼 수 있습니다. 아드레날린과 스테로이드호르몬은 면역력과 관련해서 엄청 중요한 호르몬입니다. 이 두 호르몬은 신장에 붙어 있는 부신에서 분비되는데, 이 호르몬의 밸런스가 무너지면 암 발생의 원인을 야기할 수 있는 것입니다.

이 두 호르몬에 대해 가장 중요한 것은 스트레스입니다. 스트레스가 만병의 근원입니다. 우리가 마트에 가서 장을 볼 때도 이것저것 비교하며 선택하고, 중국집에 가서도 짬뽕을 먹을지 짜장면을 먹을지 선택합니다. 하지만 암이라는 중대 질환에 걸리면 선택의 문을 제대로 두드리지 않습니다. 대부분은 선택의 여지 없이 현대식 병원으로 가서 항암 치료를 받습니다.

의료 전문 분야라서 더욱 그럴 수도 있겠지만 그래도 조금은 신중하게 판단하고 신중하게 선택해야 합니다. 암 진단 기술이 발전해서 미세한 암 조직도 진단할 수 있으면 암 환자는 기하급수적으로 늘어날 것입니다. 아주 미세한 암 조직도 진단할 수 있으면 지금은 멀쩡한 사람도 암 환자로 진단받을 수 있다는 말입니다.

암 조직은 증식만 하는 것이 아니라 증식을 멈추기도 하고 생겼다가 없어지는 과정을 반복하기도 합니다. 대사 장애로 생긴 대사 질환이고 면역 장애로 생긴 면역 질환이기 때문입니다. 우리가 살아가면서 겪는 질환 중에서 뇌경색이나 심근경색 같은 질환이 가장 무섭다고 생각합니다. 이런 질환은 사랑하는 가족과 지인에게 인사 한마디도 못 하게 만들어 버리기 때문입니다.

하지만 암은 우리에게 충분한 시간을 줍니다. 현명한 선택을 한다면 치료할 수 있는 것이 암입니다. 체내에서 독소와 많은 노폐물의 생성을 유발하는 음식과 인체를 산성화하는 음식을 통제하고, 탁해진 혈액을 맑게 하고, 세포의 환경이 되는 세포간질액에 쌓인 독소와 노폐물을 제거해서 몸을 해독하고, 림프구를 비롯한 다양한 백혈구 부대를 튼튼하게 함으로써 인체의 면역 부대를 강력하게 만들고, 원활한 산소 공급을 위해 산림욕 등을 자주 하고, 찜질과 온신욕, 운동 등으로 체온을 수시로 올려 주고, 명상과 요가, 단전호흡 같은 부교감신경 활성화법을 통해 마음의 건강을 회복한다면 암은 자연스레 사라질 것입니다.

간단하게 정리하자면, 음식, 혈액, 체온, 산소, 마음의 문제만 해결한다면 몸은 회복할 수 있습니다. 우리 인간은 눈에 보이는 결과물에 집착하는 경향이 있는 것 같습니다. 눈에 보이는 결과물은 단순한 현상일 뿐입니다. 암 조직도 단순한 현상일 뿐입니다. 그 현상을 만들어 낸 원인을 찾아서 해결하는 것이 진정한 치료입니다.

이런 원인들을 해결하기 위해 적절한 식이요법, 영양요법, 자연요법, 한방요법 등을 시행하면 치료할 수 있습니다. 이런 요법을 통해 원인이 되는 것을 이중, 삼중으로 공격해서 근본적으로 없애 주면 해결된다고 믿습니다.

　우리 우주님은 질병이란 것을 주었지만 그 질병을 치료할 수 있는 방법도 주었다고 생각합니다. 우리 인간이 우매해서 아직 그 방법을 제대로 찾지 못한 것일 뿐 치료법은 반드시 존재한다고 믿습니다. 이런 치료법을 확실히 찾기 위해 틀에 박힌 우매한 사고를 벗어나 창의적이고 현명하게 사고해야겠습니다. 고 정주영 회장님의 말씀을 빌려서 정리하겠습니다. "모든 일은 가능하다고 생각하는 사람만이 해낼 수 있다. 이봐, 해 봤어?"

《간염 치료, 이렇게 쉬웠어?-PYD 면역 이야기》를 통해 65편의 이야기를 전개함으로써 우리 인간의 건강에 대하여 살펴보았습니다. 초고는 73편의 이야기였지만 분량이 너무 많아서 이야기 수를 줄이고 내용도 조금 줄여서 출간하게 되었습니다. 세상에는 많은 면역 질환자와 간염 환자가 육체뿐만 아니라 정신적으로 고통받고 있습니다. 이 책에 소개된 영양제를 선택해서 복용하고, 소개된 식이요법과 생활요법 등을 실천한다면 큰 도움이 될 것입니다. 간염으로 고통받는 모든 사람이 간염에서 해방되기를 바라며, 모든 국민이 더욱더 건강하고 행복한 삶을 영위할 수 있도록 우리 우주님께 기원합니다.

《간염 치료, 이렇게 쉬웠어?-PYD 면역 이야기》에 소개한 간장약이 동료 약사 선생님과 일반 국민에게 널리 알려져 대중적인 영양제로 거듭남으로써 모든 사람의 건강 증진에 도움이 되었으면 좋겠습니다. 좋은 것은 널리 알리고 서로 공유함으로써 다 함께 건강한 삶을 누릴 수 있다면 홍익인간의 이념이 실현되는 것입니다. 《간염 치료, 이렇게 쉬웠어?-PYD 면역 이야기》를 계기로 널리 인간 세계를 조금이라도 이롭게 하면 좋겠다는 바람을 가져 봅니다.

30여 년 전 대학 1학년 때 이야기를 하겠습니다. 1학기는 캠퍼스 생활을 만끽하고자 말 그대로 실컷 놀았습니다. 실컷 놀았는데도 학점이 그럭저럭 나오더군요. 2학기는 더욱더 캠퍼스 생활을 만끽하며 놀았습니다. 그 결과 10학점이나 날려 버렸는데, 유급이라는 초유의 사태에 맞닥뜨렸습니다. 너무 방심했고 너무 놀았기에 참담한 결과를 받은 것입니다.

3학점을 건져야 하는 상황이지만 정교수는 만나 주지도 않고 연락처도 주지 않았습니다. '역사의 이해' 2학점, '철학의 이해' 2학점을 건져야 하는데, 성적 정정 기간에 두 과목을 건진다는 것은 불가능해 보였습니다. 그렇지만 학과 행정실로 무작정 찾아갔습니다. 행정실 직원에게 사정사정해서 겨우 주소를 알아냈는데 신이시여, 선생님 두 분이 같은 아파트 같은 동 같은 라인에 사는 것이었습니다. 신은 존재합니다.

윗집과 아랫집을 오가며 선생님만 학점을 건져 주면 된다고 사정하여 겨우 학점을 받기로 했습니다. 그런데 아뿔싸, 두 분이 연락해서 알아 버린 겁니다. 한 과목만 성적을 건져 주면 된다고 빌었는데, 두 과목을 건져야 한다는 사실이 발각되어 다시 쫓겨나고 말았습니다. 놀이터 그네에 앉아 이런저런 생각을 하다가 다시 찾아가기로 결정했습니다.

이번에는 사모님께 무릎을 꿇고 사정했습니다. 입대가 한 달도 남지 않은 상황이고 이렇게 입대하면 사고 칠 수도 있으니 제발 한 번만 봐 달라고 빌었습니다. 빌고 빈 결과 허락을 받았습니다. 정교수 진급에 영향이 미칠 수 있음에도 불구하고 학점을 건져 주셔서 정말 감사드립니다. 두 과목 모두 D학점을 획득했고 군 생활도 편안한 마음으로 할 수 있었습니다.

제대하면 인사하러 가야지, 생각했는데 그러지 못했습니다. 철이 없었던 것 같습니다. 이 기회를 통해 꼭 연락이 닿아 감사의 인사를 전하고 싶습니다. 30여 년 전 경산 계양아파트에 사셨고 '철학의 이해'와 '역사의 이해'를 강의하신 선생님은 이 글을 보면 연락 주시기 바랍니다. 선생님과 사모님, 그때 너무나 감사했고 제대 후 연락드리지 못해서 죄송합니다. 꼭 연락 주시면 감사하겠습니다.

저는 20대부터 30대까지 어머니와 단둘이서 10년 넘게 농사를 지었습니다. 제대하고 아버지가 돌아가신 뒤 3000평이 넘는 농사를 지으며 어머니와 아웅다웅하던 시절이 생각납니다. 그때는 농사일이 힘들다는 생각을 많이 했는데 지금 돌이켜 보면 정말 소중한 추억이 된 것 같습니다. 농사일을 하면서 쌓인 어머니와의 많은 추억이 떠오르는데, 어머니에게 저는 아들이자 남편 같은 존재였다는 생각이 듭니다. 작년에 우주님의 품으로 가신 어머니께 감사의 말씀을 전하며 사랑하는 어머니께 이 책을 바칩니다. 엄마! 보고 싶다.

육체적 정신적으로 건강하게 자라 준 아들 박재훈과 딸 박수빈, 아내 이은경에게도 감사의 말을 전합니다.

이 글을 보는 모든 분에게 건강과 행복이 가득하기를 진심으로 기원합니다. 사랑합니다! 감사합니다! 행복합니다!

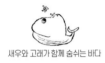
새우와 고래가 함께 숨쉬는 바다

간염 치료, 이렇게 쉬었어?
–PYD 면역 이야기

지은이 | 박용덕
펴낸이 | 황인원
펴낸곳 | 도서출판 창해

신고번호 | 제2019-000317호

초판 1쇄 인쇄 | 2020년 09월 18일
초판 1쇄 발행 | 2020년 09월 25일

우편번호 | 04037
주소 | 서울특별시 마포구 양화로 59, 601호(서교동)
전화 | (02)322-3333(代)
팩스 | (02)333-5678
E-mail | dachawon@daum.net

ISBN 978-89-7919-565-1 (03510)

값 · 18,000원

ⓒ 박용덕, 2020, Printed in Korea

이 도서의 국립중앙도서관 출판예정도서목록(CIP)은 서지정보유통지원시스템 홈페이지
(http://seoji.nl.go.kr)와 국가자료종합목록 구축시스템(http://kolis-net.nl.go.kr)에서 이용
하실 수 있습니다.(CIP제어번호 : CIP2020037872)

Publishing Club Dachawon(多次元)
창해 · 다차원북스 · 나마스테

2021 .05. - -